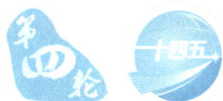

国家卫生健康委员会"十四五"规划教材

全国高等中医药教育教材

供中医学、针灸推拿学、中西医临床医学等专业用

中医基础理论

第4版

中醫

主　编　张光霁　张庆祥

副主编　马淑然　纪立金　战丽彬　曹继刚

人民卫生出版社

·北京·

版权所有，侵权必究！

图书在版编目（CIP）数据

中医基础理论 / 张光霁，张庆祥主编 . —4 版 . —
北京：人民卫生出版社，2021.8（2023.4重印）
ISBN 978-7-117-31549-4

Ⅰ.①中… Ⅱ.①张…②张… Ⅲ.①中医医学基础
－高等学校－教材 Ⅳ.①R22

中国版本图书馆 CIP 数据核字（2021）第 144305 号

| 人卫智网 | www.ipmph.com | 医学教育、学术、考试、健康，购书智慧智能综合服务平台 |
| 人卫官网 | www.pmph.com | 人卫官方资讯发布平台 |

中医基础理论
Zhongyi Jichu Lilun
第 4 版

主　　编：张光霁　张庆祥
出版发行：人民卫生出版社（中继线 010-59780011）
地　　址：北京市朝阳区潘家园南里 19 号
邮　　编：100021
E - mail：pmph @ pmph.com
购书热线：010-59787592　010-59787584　010-65264830
印　　刷：三河市君旺印务有限公司
经　　销：新华书店
开　　本：850×1168　1/16　印张：16
字　　数：399 千字
版　　次：2001 年 7 月第 1 版　2021 年 8 月第 4 版
印　　次：2023 年 4 月第 3 次印刷
标准书号：ISBN 978-7-117-31549-4
定　　价：59.00 元
打击盗版举报电话：010-59787491　E-mail: WQ @ pmph.com
质量问题联系电话：010-59787234　E-mail: zhiliang @ pmph.com

编　委（按姓氏笔画排序）

于东林（滨州医学院）　　　　　　张　挺（上海中医药大学）

马　晖（成都中医药大学）　　　　张光霁（浙江中医药大学）

马淑然（北京中医药大学）　　　　张庆祥（山东中医药大学）

史俊芳（山西中医药大学）　　　　张国华（南方医科大学）

冯志成（海南医学院）　　　　　　张明泉（河北中医学院）

师建平（内蒙古医科大学）　　　　郑　红（山东中医药大学）

刘红杰（暨南大学中医学院）　　　战丽彬（南京中医药大学）

刘晓艳（长春中医药大学）　　　　贺晓慧（宁夏医科大学）

刘凌云（广州中医药大学）　　　　袁卫玲（天津中医药大学）

刘富林（湖南中医药大学）　　　　高小玲（河南中医药大学）

孙　鑫（辽宁中医药大学）　　　　黄建波（浙江中医药大学）

纪立金（福建中医药大学）　　　　曹继刚（湖北中医药大学）

李冬华（首都医科大学）　　　　　章　莹（江西中医药大学）

李姿慧（安徽中医药大学）　　　　梁永林（甘肃中医药大学）

李翠娟（陕西中医药大学）　　　　隋　华（大连医科大学）

吴筱枫（贵州中医药大学）　　　　谢　薇（云南中医药大学）

张　丽（济宁医学院）

秘　书　黄建波（兼）　郑　红（兼）

数字增值服务编委会

修 订 说 明

为了更好地贯彻落实《中医药发展战略规划纲要(2016—2030年)》《中共中央国务院关于促进中医药传承创新发展的意见》《教育部 国家卫生健康委 国家中医药管理局关于深化医教协同进一步推动中医药教育改革与高质量发展的实施意见》《关于加快中医药特色发展的若干政策措施》和新时代全国高等学校本科教育工作会议精神,做好第四轮全国高等中医药教育教材建设工作,人民卫生出版社在教育部、国家卫生健康委员会、国家中医药管理局的领导下,在上一轮教材建设的基础上,组织和规划了全国高等中医药教育本科国家卫生健康委员会"十四五"规划教材的编写和修订工作。

为做好新一轮教材的出版工作,人民卫生出版社在教育部高等学校中医学类专业教学指导委员会、中药学类专业教学指导委员会和第三届全国高等中医药教育教材建设指导委员会的大力支持下,先后成立了第四届全国高等中医药教育教材建设指导委员会和相应的教材评审委员会,以指导和组织教材的遴选、评审和修订工作,确保教材编写质量。

根据"十四五"期间高等中医药教育教学改革和高等中医药人才培养目标,在上述工作的基础上,人民卫生出版社规划、确定了第一批中医学、针灸推拿学、中医骨伤科学、中药学、护理学5个专业100种国家卫生健康委员会"十四五"规划教材。教材主编、副主编和编委的遴选按照公开、公平、公正的原则进行。在全国50余所高等院校2 400余位专家和学者申报的基础上,2 000余位申报者经教材建设指导委员会、教材评审委员会审定批准,聘任为主编、副主编、编委。

本套教材的主要特色如下:

1. 立德树人,思政教育　坚持以文化人,以文载道,以德育人,以德为先。将立德树人深化到各学科、各领域,加强学生理想信念教育,厚植爱国主义情怀,把社会主义核心价值观融入教育教学全过程。根据不同专业人才培养特点和专业能力素质要求,科学合理地设计思政教育内容。教材中有机融入中医药文化元素和思想政治教育元素,形成专业课教学与思政理论教育、课程思政与专业思政紧密结合的教材建设格局。

2. 准确定位,联系实际　教材的深度和广度符合各专业教学大纲的要求和特定学制、特定对象、特定层次的培养目标,紧扣教学活动和知识结构。以解决目前各院校教材使用中的突出问题为出发点和落脚点,对人才培养体系、课程体系、教材体系进行充分调研和论证,使之更加符合教改实际、适应中医药人才培养要求和社会需求。

3. 夯实基础,整体优化　以科学严谨的治学态度,对教材体系进行科学设计、整体优化,体现中医药基本理论、基本知识、基本思维、基本技能;教材编写综合考虑学科的分化、交叉,既充分体现不同学科自身特点,又注意各学科之间有机衔接;确保理论体系完善,知识点结合完备,内容精练、完整,概念准确,切合教学实际。

4. 注重衔接,合理区分　严格界定本科教材与职业教育教材、研究生教材、毕业后教育教材的知识范畴,认真总结、详细讨论现阶段中医药本科各课程的知识和理论框架,使其在教材中得以凸显,既要相互联系,又要在编写思路、框架设计、内容取舍等方面有一定的区分度。

5. 体现传承,突出特色 本套教材是培养复合型、创新型中医药人才的重要工具,是中医药文明传承的重要载体。传统的中医药文化是国家软实力的重要体现。因此,教材必须遵循中医药传承发展规律,既要反映原汁原味的中医药知识,培养学生的中医思维,又要使学生中西医学融会贯通,既要传承经典,又要创新发挥,体现新版教材"传承精华、守正创新"的特点。

6. 与时俱进,纸数融合 本套教材新增中医抗疫知识,培养学生的探索精神、创新精神,强化中医药防疫人才培养。同时,教材编写充分体现与时代融合、与现代科技融合、与现代医学融合的特色和理念,将移动互联、网络增值、慕课、翻转课堂等新的教学理念和教学技术、学习方式融入教材建设之中。书中设有随文二维码,通过扫码,学生可对教材的数字增值服务内容进行自主学习。

7. 创新形式,提高效用 教材在形式上仍将传承上版模块化编写的设计思路,图文并茂、版式精美;内容方面注重提高效用,同时应用问题导入、案例教学、探究教学等教材编写理念,以提高学生的学习兴趣和学习效果。

8. 突出实用,注重技能 增设技能教材、实验实训内容及相关栏目,适当增加实践教学学时数,增强学生综合运用所学知识的能力和动手能力,体现医学生早临床、多临床、反复临床的特点,使学生好学、临床好用、教师好教。

9. 立足精品,树立标准 始终坚持具有中国特色的教材建设机制和模式,编委会精心编写,出版社精心审校,全程全员坚持质量控制体系,把打造精品教材作为崇高的历史使命,严把各个环节质量关,力保教材的精品属性,使精品和金课互相促进,通过教材建设推动和深化高等中医药教育教学改革,力争打造国内外高等中医药教育标准化教材。

10. 三点兼顾,有机结合 以基本知识点作为主体内容,适度增加新进展、新技术、新方法,并与相关部门制订的职业技能鉴定规范和国家执业医师(药师)资格考试有效衔接,使知识点、创新点、执业点三点结合;紧密联系临床和科研实际情况,避免理论与实践脱节、教学与临床脱节。

本轮教材的修订编写,教育部、国家卫生健康委员会、国家中医药管理局有关领导和教育部高等学校中医学类专业教学指导委员会、中药学类专业教学指导委员会等相关专家给予了大力支持和指导,得到了全国各医药卫生院校和部分医院、科研机构领导、专家和教师的积极支持和参与,在此,对有关单位和个人表示衷心的感谢!希望各院校在教学使用中,以及在探索课程体系、课程标准和教材建设与改革的进程中,及时提出宝贵意见或建议,以便不断修订和完善,为下一轮教材的修订工作奠定坚实的基础。

人民卫生出版社
2021 年 3 月

◆◆◆ 前　言 ◆◆◆

本教材是国家卫生健康委员会"十四五"规划教材暨全国高等中医药教育教材之一,是在 3 版教材基础上,由全国 31 所高等中医药院校及医学院校具有丰富教学经验的一线教师共同编写而成。

本教材主要内容与特点有以下几个方面:

1. 系统介绍了中医学形成的时代背景及其哲学基础、文化基础、学科基础和实践基础,使学生既能了解中医学的科学属性,又能进一步了解中医学的文化属性。

2. 从阴阳五行学说形成的时空条件入手,对阴阳五行学说的形成及基本内涵做了系统的阐述,不仅还原了阴阳五行学说这一彰显天人相应、万物一体、整体恒动的系统论思维的古代哲学思想的科学实质,更为中医学的科学性提出了令人信服的理论依据。

3. 系统阐发了精气与生命的关系及生命的起源,使学生可以更清晰地了解和把握精是生命之本原、神是生命之主宰、气是生命之动力,以及生命生存的基本条件和相互关系,引导学生更好地认知和理解中医学的生命科学观。

4. 中医学运用"象"思维,通过"司外揣内"等方法,构建了以五脏为中心的藏象理论。系统阐述了五脏、六腑、奇恒之腑的生理功能、生理特性及其与体、窍、志、液、时的关系,这对学生理解藏象学说的形成与特点奠定了重要基础。

5. 全面介绍了经络的基本概念,经络系统的组成,经络的循行及经络的生理功能和临床应用,帮助学生树立中医学独特的生命结构观,为进一步深入认识人体自身的整体性提供理论依据。

6. 对人的禀赋与体质做了系统阐发,不仅有利于帮助学生建立"以人为本"的理念,正确认知生命和疾病,更可帮助学生在今后辨证论治的过程中更好地理解和把握因人、因地、因时制宜及其相互关系。

7. 对养生与防病做了专门论述,强化了中医学治未病的理念和方法,同时对中医治疗学思想和方法做了重点介绍,从而更凸显了中医学的优势和特色。

8. 本教材在纸质教材的内容上增加了学习目标、复习思考题、思政元素、病案分析、知识链接、课堂互动等模块,有助于学生对课程内容的学习和理解,增强了教材内容的趣味性、广泛性和启发性。

9. 本教材以纸质教材为蓝本,开发了融合教材数字资源内容,包括 PPT 课件、微课、复习思考题答案要点以及模拟试卷等,以二维码随文放置在相应章节,这不仅便于学生进行自主学习,而且也充分体现了教材与时代融合、与科技融合的特色和理念。

在编写过程中,本教材充分借鉴和吸收了各版《中医基础理论》教材的成熟理论和先进之处,以及近年来中医理论的研究成果和最新进展。语言力求简明扼要,给课堂讲授留有余地。因此,本教材适用于全国高等中医药院校中医学、针灸推拿学、中西医临床医学等专业的本科生使用。

本教材绪论由张光霁、纪立金编写,张庆祥审阅修改;第一章由郑红、张丽、隋华、孙鑫编写,纪立金审阅修改;第二章由张庆祥编写,马淑然审阅修改;第三章由于东林、章莹、梁永林、刘凌云、高小玲、冯志成、李翠娟编写,战丽彬审阅修改;第四章由张挺、刘红杰、张国华编写,马淑然审阅修改;第五章由刘晓艳、曹继刚、张挺编写,纪立金审阅修改;第六章由黄建波编写,张光霁审阅修改;第七章由谢薇、马晖、冯志成、刘富林编写,张光霁审阅修改;第八章由史俊芳编写,曹继刚审阅修改;第九章由师建平、李冬华、李姿慧、战丽彬、张明泉编写,张庆祥审阅修改;第十章由吴筱枫、马淑然编写,曹继刚审阅修改;第十一章由袁卫玲、贺晓慧编写,曹继刚审阅修改。融合教材数字资源由黄建波、郑红审稿。全书(含融合教材数字资源)由张光霁、张庆祥、马淑然、纪立金、战丽彬、曹继刚统稿审定并完成定稿。学术秘书由黄建波、郑红担任。

本教材的编写历经三次会议讨论,数易其稿。但由于时间和水平有限,如有疏漏不妥之处,恳请同道批评指正,以期再版时修订完善。

编者

2021 年 3 月

◇◇◇ 目　录 ◇◇◇

◆◆◆ 绪 论 ◆◆◆

> ✎ **学习目标**
>
> 1. 掌握中医学的概念及其基本特点。
> 2. 掌握中医理论体系的概念及其确立标志。
> 3. 熟悉中医学的思维特点与方式。
> 4. 了解中医学的学科属性及中医学理论体系形成和发展概况。

中医学是中华民族几千年的健康养生理念及其医疗实践经验的总结,是中华民族优秀传统文化的重要组成部分,为中华民族的繁衍生息和健康做出了不可磨灭的贡献。中医学理论体系,是以中国传统文化为基础,以古代哲学思想为指导,并经过长期的医疗实践积累,逐步形成的独特医疗理论体系。

一、中医学的概念及学科属性

(一) 中医学的概念

中医学,是产生于我国古代的一门研究人体生理、病理、疾病的诊断、防治及养生康复等理论和方法,并以整体观念和辨证论治为基本特点的独具特色的医学科学。中医学从整体恒动的观点出发,研究人体各种内在联系和内外环境之间的相互关系,阐明人体生命活动的基本原理、疾病发生发展变化的基本规律及其防治方法,并在长期的医疗实践中,不断检验、充实、完善和提高,逐步形成了具有整体观念和辨证论治为基本特点的、疗法多样且疗效卓著的独特医学理论体系。

(二) 中医学的学科属性

中医学属于自然科学的范畴,同时具有浓厚的中国传统文化底蕴,是一门以自然科学知识为主体、与人文社会科学等多学科知识相交融的医学科学。

自然科学是研究自然界各种物质运动、变化和发展规律或本质的学科。中医学主要探索人体的生命活动规律,研究人体的形态结构、生理功能、病理变化、疾病防治规律及养生康复方法,因而具有自然科学属性。

中国古代哲学是中国优秀传统文化的重要组成部分。哲学是关于自然、社会和思维的普遍规律的科学,任何一门科学的发展都离不开哲学的指导。中医学发源于中国古代,深受当时哲学思想的影响。中医学在其形成与发展过程中,以整体恒动、系统思维的哲学思想为指导,从天地一体、四时一体、万物一体的观念出发,阐述生命、健康、疾病等医学问题,构建了独具特色的医学模式和医学理论体系。

　　中医学理论体系的形成和发展除受到中国古代哲学思想的深刻影响外，还与古代天文学、气象学、地理学、物候学、农学、生物学、植物学、矿物学、军事学、数学以及酿酒技术、冶炼技术等的影响与渗透密切相关。如气象学知识促进了六淫病因学说的产生；四时物候学知识促进了"天人相应"思想的建立。

　　中医学以人为本，从临床实践出发，融会了当时世界上最先进的自然科学、社会科学知识，用整体恒动、系统联系的综合分析思维方法，研究和探讨了人体在整体层次上的生理和病理反应状态及其运动变化规律，从而形成了以自然科学知识为主体，与人文社会科学等多学科知识相交融的科学知识体系。

二、中医学理论体系的形成和发展

　　中医学理论体系，是以整体观念为指导思想，以阴阳五行学说为哲学基础和思维方法，以脏腑经络和精气血津液等为生理病理基础，以辨证论治为诊疗特点的独特的医学理论体系。

（一）中医学理论体系的形成

　　1. 中医学理论体系的形成基础

　　（1）环境基础：黄河流域被称为华夏文明的发祥地，华夏文明和中医学都形成于黄河流域中下游一带，《黄帝内经》称为"中央"，意指天下之中。

　　黄河流域有着优越的自然地理条件，是农耕时代最适宜人类居住的地域。我们的祖先世世代代居住于此，对黄河中下游流域自然气候的变化规律有了深刻的认识。这里四季鲜明而夏天时间较长，夏季的前半时以热为气候特点，夏季的后半时雨量集中，以湿为气候特点，因而一年可分为春、夏、长夏、秋、冬5个时段。春温、夏热、长夏湿、秋凉（燥）、冬寒的循环往复和昼夜更替，以及相伴随的风、热、湿、燥、寒的气候变化，是自然界万物生、长、化、收、藏的重要条件。古人总结了黄河中下游流域的气候变化规律和万物随气候变化而变化的关联规律，并升华形成了中国古代的自然观——阴阳五行学说。阴阳五行学说是中国古代的世界观和方法论，是东方系统论哲学的核心内容。它不仅体现了古人在观察揭示自然规律方面所做出的巨大贡献，更重要的是体现了古人从天体的运动、天地的相互感召来认识气候的变化，以天地一体、四时一体、万物一体的整体恒动的观点来认识自然界所有的事物，以自然变化规律来分析探讨具体事物的内部变化规律的基本思想方法。这种思想方法对中医学理论体系的构建起到了积极的促进作用，且一直指导着中医学的发展。

　　（2）医学基础：古代解剖学知识、医药学知识以及不断积累的医疗实践经验，是中医学理论体系形成的医学基础。

　　古代解剖学知识是中医学理论体系建立的解剖基础。早在原始社会，人们通过宰杀动物和战争中掠来的俘虏，对动物和人体内部器官有了初步的观察和了解，这是古人认识人体结构的发端。随着社会发展以及治疗疾病的需要，古人对动物和人体内脏的观察逐渐变成了一种自觉的认识活动。通过对人体的解剖和直接的观察，既从形态上了解了人体内脏组织器官的位置结构，又在一定程度上认识到这些组织器官的主要功能及其对机体生命活动的意义。如《黄帝内经》记载的食管与肠道比例是1∶35，与现代解剖学的1∶37非常近似。又如胃肠之所以被称之为"腑"，正是依据其呈"管腔"的形态和"传化物而不藏，故实而不能满"的功能特点。《灵枢·玉版》："人之所受气者，谷也。谷之所注者，胃也。胃者，水谷气血之海也。"《素问·灵兰秘典论》："小肠者，受盛之官，化物出焉……大肠者，传道之官，变化出焉……膀胱者,州都之官,津液藏焉,气化则能出矣。"古人对这些器官的认识无一不是建立在解剖观察基础之上的。

长期生活、生产与医疗实践经验的积累和总结是中医理论体系形成的实践基础。药物起源于饮食。远古时代,人们在寻找食物的过程中不可避免地误食一些有毒的植物,导致恶心、呕吐、腹泻、昏迷甚至死亡等中毒现象,同样也发现某些食物具有治病作用,经过反复的医疗实践,这些食物被当做药物记载和流传下来。《淮南子·修务训》中"神农尝百草,一日而遇七十毒"就是古人发现药物、积累医疗经验的真实写照。我国现存文献中最早记载具体药物的书籍《诗经》收录药物达 100 多种;《山海经》《离骚》《五十二病方》等书中同样记载了丰富的药物学资料,其中《五十二病方》中所用药物达 247 种之多。因此,中药知识是我国劳动人民长期生活实践和医疗实践的结果。

根据殷代甲骨文的考证,当时已有了病名的记载,如瘕、疥、蛊、龋、耳鸣、下利、不眠、疾首、疾目、疾耳、疾鼻等。西周及春秋战国时期,对疾病的认识又有了进一步发展,如《山海经》中记载了 38 种疾病,《五十二病方》中,除载有病证 52 种以外,还提到不少病名,总计为 103 个。从周代起我国即有了初步的医学分科,据《周礼·天官》所载,有食医、疾医、疡医、兽医的医事分工。在治疗方法上,古人还创制了针砭、艾灸、醪醴、导引等疗法。这些都充分说明当时对于疾病的认识已经相当深刻,并已积累了较为丰富的医疗实践经验。

(3)自然科学基础:任何自然科学的发展,从来都是相互渗透、相互影响和相互促进的,中医学的发展同样如此。中医学形成和发展的过程中,始终受到同时代的天文学、历法学、气象学、地理学、物候学、声学、农学、数学等其他学科的渗透和影响。如中国古代的冶炼技术为针灸和外科的发展提供了治疗针具和手术器具,农业生产的进步促进了中药学的形成和发展。又如医和提出的"六气致病说"反映了当时医家汲取农学和物候学理论,开始认识自然界气候的异常变化对人体健康的影响。再如在认识脉搏的正常变化规律时,《黄帝内经》提出"冬至四十五日阳气微上,阴气微下;夏至四十五日,阴气微上,阳气微下"。这里的"冬至""夏至"纯粹是天文历法里的知识。相同的例证在《黄帝内经》中比比皆是。由此可见,古代自然科学各个门类的知识,已经被先贤们广泛运用到研究人体生命现象和疾病防治的实践之中,为中医学理论体系的形成奠定了自然科学基础。

(4)文化基础:中国传统文化历史悠久、博大精深,在漫漫的历史长河中,它深深地影响着中国社会的各个层面。伴随先秦诸子百家争鸣而来的精气、阴阳、五行各学说等哲学理论渗透到中医学,对中医学理论体系的形成产生了积极的影响。对中医学而言,中国传统文化也是其孕育和成形的土壤。而中医学的理论与方法,同样在中国传统文化史上写下了浓墨重彩的一笔,留下了辉煌的篇章。

1)道教文化:以老子、庄子为代表的先秦道家的"道"和"无为而无不为"的哲学思想,对于中医学理论体系的形成有着深远的影响。秉承道家学说而建立的道教与医学关系更为密切,古有"黄老之学""医道同源"之说。中医典籍《黄帝内经》中就蕴涵着丰富的道家养生康复思想。"恬惔虚无""无为而治",既是道家的思想境界,也是中医学养生的基本原则;"天人合一""顺应自然",既是道家哲学的理论法则,也是中医学"春夏养阳、秋冬养阴"的理论渊源。道家研习的各种炼丹术,对药物化学的发展起到了积极的作用,许多矿物药炼制成的丹药在中医外科临床中至今仍被广泛应用。传统道教注重修炼内丹术,对中医学养生理论方法的完备也起到了重要的作用,像"八段锦""易筋经"等功法不失为现代体疗和养生的重要方法。

2) 儒家文化:在中国的历史长河中,儒家文化对中医理论体系的形成和发展产生了深刻影响。主要表现在以下三个方面:首先是以人为本的人文精神,《礼记·礼运》:"人者,天地之心也,五行之端也。"儒家认为,人在天地间最宝贵,中医学在此基础上确立了人是整个医学主体的认识论。《素问·宝命全形论》:"天覆地载,万物悉备,莫贵于人。"其次是"天人合一"思想,儒家思想认为人与天不是处在一种主体与对象的关系上的,而是处在一种部分与整体的关系之中,《礼记·中庸》:"诚者,天之道也,诚之者,人之道也。"认为人只要发扬"诚"的德性,即可与天一致。汉代董仲舒则明确提出"天人之际,合而为一"(《春秋繁露·深察名号》)。受此影响,中医学强调人与自然是一个整体,《灵枢·邪客》:"人与天地相应者也。"再者是中庸之道对中医学的影响,宋代理学家朱熹认为"中者,不偏不倚,无过不及之名。庸,平常也。"(《中庸章句·集注》)中庸之道,指中和可以常行之道。方法即哲学之"致中和"的思想。中医学在理论上吸收了中和的观点,认为人体的气血阴阳不是一成不变的,而是在不停地运动中维持相对平衡的中和状态,只有保持了不偏不倚的相对平衡状态,人体才不会生病;如《素问·阴阳应象大论》之"阴平阳秘,精神乃治";而一旦失其度则病,那么治疗就当强调"谨察阴阳所在而调之,以平为期"等无不是"中和"思想的体现。

3) 佛教文化:佛教自汉朝传入中土,魏晋以后广为流行,与本土文化融合,迅速成为中国传统文化的重要组成部分。中医学根植于传统文化,是多学科融会贯通的结果,佛学对中医学产生了深远影响。如中医的天人合一理论吸取了佛教"百一"理论,从缘起论的角度观察了人的存在。佛教"四大"学说丰富、补充、发展了中医学五行理论,"五蕴"及"以心医疾"理论同样丰富了情志致病和中医心理疗法理论,"慈悲为怀、众生平等"的主张也给中医学医德带来了积极的作用。此外,中医学在吸收了佛教医药的某些内容后变得更加丰富,特别是在中医主流医药外出现了一些别开生面的新疗法、新技术,对民间医药风俗影响颇大。如中国浴室及医院的出现,与佛教传入密切相关;源于天竺眼论的针拨内障术,丰富和发展了中医眼科的治疗技术;瑜伽功法更为许多中医养生家所推崇与习用。

正是由于中国传统文化对中医学的渗透和影响,促使中医学由单纯的经验知识积累上升为具有完备理论框架的系统医学,并最终演化构成了不同于西方医学的独特的医学理论体系。

(5) 哲学基础:精气学说、阴阳学说和五行学说,是中国古代关于世界本原和发展变化的宇宙观和方法论,是中医学理论体系的形成和发展的主要哲学基础。任何一门自然科学的形成和发展都离不开哲学思想的指导和制约,尤其在自然科学不很发达的古代,医家们在整理长期积累的医疗经验,分析归纳其各种规律特性时,必然会采用逻辑思维推演等思辨模式,形成了朴素的唯物论和辩证法思想,这是中医学理论体系形成和发展的主要哲学基础。主要包括精气学说、阴阳学说和五行学说。精气学说作为古代哲学中朴素的唯物论思想,对中医学的唯物主义生命观的建立产生了积极的影响;阴阳学说和五行学说作为古代哲学中的辩证法思想,推动了中医学理论体系的形成,也促进了中医学方法学体系的建立。这些含有朴素唯物辩证思想的自然观和生命观,为中医学理论系统化、规范化阐明生命本质、人与社会、人与自然、健康与疾病等重大理论问题奠定了基础。

2. 中医学理论体系的确立　战国至秦汉时期的《黄帝内经》《难经》《神农本草经》《伤寒杂病论》等医学典籍的问世,标志着中医学理论体系的基本确立。

《黄帝内经》是中医基础理论体系形成的标志,是春秋战国至秦汉时期许多医家集体智慧的结晶,托名为黄帝。全书分《素问》和《灵枢》两部分,各81篇。书中以整体观念为指导思想,阐释了人体内外环境的统一性,对人体的生理、病理以及疾病的诊断和防治等都做了全面系统的阐述,并对当时哲学领域中一系列重大问题,诸如气、天人关系、形神关系等进行了深入的探讨。《黄帝内经》以人为本,以生命科学为中心,把自然科学与哲学理论有机地结合起来,融会多学科知识,构建了中医学的理论框架,奠定了中医学发展的基础。自它成书以来,历代中医学家和有创见的医学学派都是以《黄帝内经》的理论为指导,在实践的基础上不断补充和发挥,并丰富其内涵,至今《黄帝内经》的理论仍有效地指导着中医临床实践。

《难经》又名《黄帝八十一难经》,是对《黄帝内经》中81个疑难问题的解答,相传作者为秦越人(扁鹊)。该书采用问答的方式,阐述了人体的组织结构、生理功能,疾病的病因病机、诊断防治等,尤其是在藏象、脉学和针灸等方面补充了《黄帝内经》之不足,与《黄帝内经》同为指导后世临床实践的重要理论性著作。

《伤寒杂病论》成书于东汉末年,作者为张机(字仲景),是我国第一部临床学专著。张机继承前人的医疗成就,结合自己的经验,将理论和实践相结合,创立了辨证论治的诊治理论,为中医临床医学的发展奠定了基础。《伤寒杂病论》现分为《伤寒论》和《金匮要略》。《伤寒论》共22篇,记载113首处方(现存112首方),397条(治法),以外感病为主,以六经分证为辨证论治的总纲。《金匮要略》共25篇,以内伤杂病为主,记载40多种疾病,262首方,用脏腑病机理论进行证候分证。由于张机对中医学的杰出贡献,被后世尊称为"医圣"。

《神农本草经》成书于汉代,托名神农所著,为我国第一部药物学专著,书中收载药品365种,系统地总结了汉代及汉以前药物学理论知识。该书根据养生、治疗和有毒无毒,将药品分为上、中、下三品,并根据功效分为寒、凉、温、热四性,以及酸、苦、甘、辛、咸五味,为后世中药学理论体系的形成和发展奠定了基础。

总之,在这一段时期,中医学由零散的医学知识和医疗经验,上升为系统理论,已卓有成效地运用了药物、针灸等治疗方法与技术,形成了中医学理、法、方、药为一体的独特医学理论体系,为后世中医学的发展奠定了基础。

(二) 中医学理论体系的发展与创新

中医学理论体系的建立,促进了医学在理论和实践方面的发展,随着社会的发展与科学技术的进步,医学理论又不断创新,治疗技术也不断提高。中医学理论体系在汉代以后进入了全面发展时期。

1. 魏晋隋唐时期　魏晋隋唐时期是中医学理论体系充实、丰富、系统化的时期。这一时期,医学家们整理继承理论,总结临床经验,出现了众多名医名著,推动了中医学理论体系的发展。

晋代王叔和编撰的《脉经》,是我国第一部脉学专著。该书首次从基础理论到临床实践,对中医脉学进行了全面系统的论述:提倡"寸口脉诊法",明确了寸、关、尺三部脉位;描绘了浮、芤、洪、滑、数、促、弦、紧等24种病脉的脉象形态及所主病证,奠定了中医脉学理论的基础。

🔍 **知识链接**

寸　口　脉　法

独取寸口作为诊脉部位,始于《黄帝内经》,详于《难经》,阐发于《脉经》。寸口为手太阴肺经之动脉,百脉均朝会于肺,五脏六腑之气亦终始于此。另外,手太阴肺经起于中焦,与脾经同属太阴,而脾胃为后天之本,气血生化之源,故脏腑气血之盛衰都可反映于寸口,独取寸口可断五脏六腑及十二经脉的疾病。

独取寸口诊法虽然诊脉部位只有一个寸口,却将寸口以高骨(桡骨茎突)为标志,关前(腕端)为寸,关后(肘端)为尺,将其细分为寸、关和尺三部,每一部都和相应的脏腑或者身体某部位对应,内侧候脏,外侧候腑,并且每一部根据诊脉的指力轻重不同,又分为浮、中、沉三候,合起来又是三部九候。

寸关尺分候脏腑,历代医家说法不一,目前多以下列为准:左寸候心与膻中,右寸候肺与胸中;左关候肝胆与膈,右关候脾与胃,左尺候肾与小腹,右尺候肾与小腹。

由于将寸口脉位进行细分,独取寸口后获得的病位信息并不比遍身诊法和三部诊法逊色,因此得以取代它们。

晋代皇甫谧编撰的《针灸甲乙经》,是我国现存最早的针灸学专著。该书系统论述了藏象、经络、腧穴、标本、九针、刺法、诊法、病证、治法等内容,集魏晋以前针灸、经络理论之大成,为后世针灸学的发展奠定了良好基础。

隋代巢元方编撰的《诸病源候论》,是我国第一部病因病机证候学专著。该书描述各种病证的临床症状,较全面、系统地论述了疾病的病因、病机,尤其重视病源的研究,对一些传染病、寄生虫病、妇科病证、儿科病证、外科手术等方面都有不少精辟的论述,发展了中医病因病机和病证理论。

唐代孙思邈编撰的《备急千金要方》和《千金翼方》详述了唐以前的医学理论、方剂、诊法、治法、食养等,代表了盛唐时期的医学发展水平。很多方剂至今还指导着临床治疗。

2. 宋金元时期　宋金元时期是中医学创新发展的鼎盛时期。这一时期,医学发展迅速,且流派纷呈,建树较多,对后世医学的发展影响很大。

北宋钱乙著《小儿药证直诀》,成为中医儿科的奠基著作,该书详细论述了小儿生理、病理特点,开创并完善了小儿脏腑辨证理论及治疗。

宋代陈言著《三因极一病证方论》,提出"三因学说",是对宋代以前病因理论的总结,对后世病因学的发展影响深远。

金元时期的刘完素、张从正、李杲、朱震亨,对中医学理论的发展做出了重要贡献,被后人尊称为"金元四大家"。刘完素从临床出发,为纠正时弊,倡导"火热论",他认为外感病中"六气皆从火化",化火化热是外感病的主要病机,而内伤病中"五志过极,皆为热甚",对火热病机多有阐发;在治疗中力主寒凉清热,后人称其为"寒凉派"。张从正主张"病由邪生""邪去则正安",因而倡导以汗、吐、下三法攻邪而祛病,后人称其为"攻邪派"。李杲则提出"胃虚,元气不足,诸病所生"的论点,认为疾病的发生,多与脾胃内伤有关,对脾胃升降理论多有阐发,后人称其为"补土派"。朱震亨倡导"相火论",谓"阳常有余,阴常不足",认为生理上的相火有"生生不息"的功能,"人非此火不能有生",而相火妄动,即属病理的邪火,能煎熬真阴,因此治疗上主张"滋阴降火",后人称其为"滋阴派"。金元四大家之论,各有创见,从不同角度丰富和发展了中医学理论。

3. 明清时期　明清时期是中医学理论的综合整理和深化发展阶段,医家们既对医学理论和经验进行综合整理,编撰了大量的医学全书、丛书和类书,又有许多新的发明和创见,深化发展了中医理论。

明代命门学说的产生,为中医学的藏象理论增添了新的内容。张介宾、赵献可等医家,认识到明代"寒凉时弊"的危害,反对以寒凉药物攻伐人体阳气,强调温补肾阳和滋养肾阴在养生康复与防治疾病中的重要性。张介宾更是针对朱丹溪之"阳有余阴不足论",提出了"阳非有余,阴常不足"的见解,主张命门之病重在补养肾阳与肾阴。赵献可认为命门为人身之主,强调"命门之火"在养生防病中的重要意义。命门学说对中医学理论和临床各科的发展产生了较大的影响,尤其在养生防病以及慢性疾病和老年病的康复治疗方面,有着重要的指导意义。

明清时期温病学说的成熟,是对中医学理论的创新与突破。温病是多种急性外感温热病的统称,多具有传染性和流行性。温病学说源于《黄帝内经》《难经》及《伤寒杂病论》,后经历代医家的不断补充和发展,至明清臻于成熟。在温病学说的形成与发展过程中,明代的吴有性及清代的叶桂、薛雪、吴瑭等都做出了卓越的贡献。

吴有性(字又可)著《温疫论》,创"戾气"说,对温疫病的病因有卓越之见。他指出,温疫的病因为"戾气",而非一般的六淫病邪;戾气多"从口鼻而入",往往递相传染,形成地域性大流行,症状、病程多类似;不同的疫病,有不同的发病季节;人与禽畜皆有疫病,但多各不相同。在细菌和其他微生物被人类发现之前 200 余年,吴有性对传染病的病因有如此深刻的见解,确实是难能可贵的。

叶桂(字天士)著《温热论》,阐明了温热病发生发展的规律,提出"温邪上受,首先犯肺,逆传心包",及"卫之后方言气,营之后方言血"的卫气营血辨证理论,对温病学说的发展起着承前启后的作用。

薛雪(字生白)著《湿热条辨》,对湿热病(温病中之一类)的病因、症状、传变规律、治则治法等,做了精要阐述,对温病学说的发展亦做出了贡献。

吴瑭(字鞠通)著《温病条辨》,创立了温热病的三焦辨证理论,指出"凡病温者,始于上焦,在手太阴";"上焦病不治则传中焦,胃与脾也";"中焦病不治,即传下焦,肝与肾也"。使温病学说得到进一步发展,逐渐走向系统与完善。

另外,清代王清任著《医林改错》,改正了古医籍中在人体解剖方面的某些错误,肯定了"灵机记性不在心在脑",并发展了瘀血理论,创立了多首治疗瘀血病证的有效方剂,在中医学气血理论方面颇有建树。

4. 近代与现代　鸦片战争后,随着西学东渐,西方科技和文化传入中国,中西医学出现碰撞,中医学理论的发展呈现出新旧并存的趋势。一是继续走收集和整理前人的学术成果之路,如 20 世纪 30 年代曹炳章主编的《中国医学大成》,是一部集古今中医学大成的巨著;二是出现了中西汇通和中医学理论科学化的思潮,以唐宗海、朱沛文、恽铁樵、张锡纯为代表的中西汇通学家,认为中西医各有优劣,可以殊途同归,主张汲取西医之长以发展中医,如张锡纯所著的《医学衷中参西录》,即是中西汇通的代表作。而陆渊雷等人主张要实现中医的科学化。

新中国成立后,国家大力提倡中西医结合,继而倡导以现代多学科方法研究中医,并取得了很大成绩。特别是近 20 年来,中医基础理论已成为一门独立的基础学科,在理论的系统整理和实验研究等方面都取得一定成果,尤其是运用现代科学技术来研究和探讨某些中医理论的本质,亦显示出一些可喜的苗头,例如关于阴虚、阳虚及寒热本质的研究,肾本质、脾本质的研究,经络实质的研究,方剂的配伍和证候的规律研究等,都取得了一定进展,并已引起国内外医学界学者的极大兴趣。而中医基础理论的发展,势必将促进和推动中医学的发展和中医理论体系的不断完善,从而为生命科学研究的深入和发展做出重要贡献。

三、中医学的基本特点

中医学的基本特点包括整体观念和辨证论治两个方面。

(一) 整体观念

整体观念,是中医学关于人体自身的完整性及人与自然、社会环境的统一性认识。整体观念源自中国古代的"天人相应"思想。在这一思想指导下,中医学认为,人体是一个由多层次结构构成的有机整体,构成人体的各个部分之间,各个脏腑形体官窍之间,结构上不可分割,功能上相互协调、彼此为用,病理上相互影响。人生活在自然和社会环境中,人体的生理功能和病理变化,必然受到自然环境、社会条件的影响,机体的生命活动与天地自然服从于同一规律。

整体观念是中国古代哲学思想在中医学中的具体体现,是同源异构及普遍联系思维方法的具体表达,它要求人们在观察、分析有关生命、健康和疾病等问题的同时,必须注重人体自身的完整性及人与自然社会环境之间的统一性和联系性。整体观念贯穿于中医学关于生理、病理,以及疾病的诊法、辨证、养生、防治等各个方面,是中医学基础理论和临床实践的指导思想,也是最突出的特点之一。

1. 人体是一个有机整体

(1) 结构上整体联系:中医学认为,人体是由五脏六腑四肢百骸等组织和器官组成的,各脏腑组织和器官之间彼此联系,不可分割,缺少任一组织器官,人体结构就不完整。人体结构上的整体联系是以五脏为中心,通过经络系统,把六腑、形体、五官九窍、四肢百骸等全身组织器官联结起来,构成了五大系统。如肝、胆、筋、目等构成"肝系统",心、小肠、脉、舌等构成"心系统",脾、胃、肉、口等构成"脾系统",肺、大肠、皮、鼻等构成"肺系统",肾、膀胱、骨、耳和二阴等构成"肾系统"。每一个系统,都是以脏为核心联系其相关的腑、体、窍而构成。通过精、气、血、津液和经络的作用,共同完成人体统一协调的生命活动。

(2) 功能上彼此为用:中医学认为,各脏腑组织功能都是人体整体功能的一部分。人体正常的生理活动一方面依靠各脏腑组织发挥自己的功能作用,另一方面又要靠脏腑组织之间相辅相成的协同作用和相反相成的制约作用维持其生理上的平衡。每个脏腑都有各自不同的功能,但又都是整体活动下的分工合作和有机配合,这就是人体局部与整体的统一。如人体五大系统既具有各自独特的生理功能,又在心的主宰下分工合作,既相互资生,又相互制约、密切配合,共同完成人体整体生命活动。正如《素问·灵兰秘典论》所说:"心者,君主之官也,神明出焉";"凡此十二官者,不得相失也。故主明则下安,以此养生则寿";"主不明则十二官危,使道闭塞而不通,形乃大伤,以此养生则殃。"

(3) 病理上相互影响:由于人体脏腑组织器官之间在结构上整体联系,功能上彼此为用,因而在病理上也会相互影响。如脏腑病变通过经络反映在体表形体官窍,体表形体官窍受邪,也会通过经络内传于脏腑;同时,脏与脏、脏与腑、腑与腑之间也可以通过经络相互影响,相互传变。如外感风寒,皮毛受邪,会出现恶寒、发热等症状,风寒之邪循经内传于肺,还会出现鼻塞、咳嗽、胸痛等症状。肝气犯胃,会出现胁肋胀痛、胃痛、恶心等。这些都是脏腑形体官窍病变之间的相互影响。

(4) 诊断上整体分析:中医学不仅从整体方面来探索生理病理规律,而且在认识和分析疾病时,也是着眼于整体,始终把人看成一个有机的整体,从整体上来认识局部的病变,认为局部病变是整体功能失调的局部反应,既重视局部病变和与之直接相关的脏腑、经络,又不忽视病变的脏腑、经络与其他有关脏腑之间的相互影响,从整体上把握病机、把握疾病的标本病传。如目赤肿痛,中医责之于肝火上炎;发怒引起泄泻,中医辨证为"肝气乘脾"等,都是诊断上的整体分析。

(5) 治疗上整体调节:正因为人体是一个有机的整体,所以治疗局部病变也必须从整体出发,采取适当的治疗方法和措施,进行综合调理,才能获取较好的疗效。如心开窍于舌,心与小肠相表里,所以可用清心热、泻小肠火的方法治疗口舌生疮。其他如"从阴引阳,从阳引阴,以右治左,以左治右"(《素问·阴阳应象大论》),"病在上者下取之,病在下者高取之"(《灵枢·终始》)等,都是在整体观念指导下确定的治疗原则。

综上所述,中医学在分析人体组织结构、阐述人体生理功能、病理变化以及疾病的诊断和治疗时,都贯穿着"人体是有机的整体"这一基本观点。

2. 人与自然环境的统一性　人体的生命过程,与天地自然的变化息息相关,与天地自然服从于同一规律,这就是人与自然环境的统一性。

人类是自然界的产物,自然界的阳光、空气、水、食物等,构成了人类赖以生存、繁衍的外在环境。《周易·系辞上》:"天地氤氲,万物化醇。"《素问·宝命全形论》:"天地合气,命之曰人。""人以天地之气生,四时之法成。"因此,自然环境的各种气候,如寒暑的更替、地域的差异必然对人体生理、病理产生直接或间接的影响。故《灵枢·邪客》说:"人与天地相应者也。"自然环境主要包括四季变化、昼夜晨昏、地区方域。人与自然环境的统一性主要表现在人对自然环境变化的适应性调节、自然环境变化对人体病理上的影响、诊治上的三因制宜。

(1) 人对自然环境变化的适应性调节

1) 四季气候:气候是天地相互作用而产生的阶段天气征象。一年间气候变化的规律一般是春温、夏热、秋凉、冬寒。自然界的生物在这种规律性气候变化的影响下,出现春生、夏长、秋收、冬藏等相应的适应性变化,而人体生理也随季节气候的规律性变化而出现相应的适应性调节。如在汗尿排泄方面:表现为冬季多尿少汗,夏季多汗少尿的适应性改变,正如《灵枢·五癃津液别》说的"天暑衣厚则腠理开,故汗出……天寒则腠理闭,气湿不行,水下留于膀胱,则为溺与气";在气血运行方面:表现为春夏趋于体表,秋冬趋于体内的适应性改变,正如《素问·八正神明论》所言"天温日明,则人血淖液,而卫气浮""天寒日阴,则人血凝涩,而卫气沉";在脉象变化方面:表现为春弦、夏洪、秋毛、冬石的适应性改变,如《素问·脉要精微论》说的"四变之动,脉与之上下""春日浮,如鱼之游在波,夏日在肤,泛泛乎万物有余,秋日下肤,蛰虫将去,冬日在骨,蛰虫周密"。明代李时珍《濒湖脉学》也指出了四时脉象的规律性变化:"春弦夏洪,秋毛冬石,四季和缓,谓之平脉。"这些表明人体的生理功能随季节气候的变化而有相应的规律性调节。

2) 昼夜晨昏:不仅四季气候变化对人体生理活动有影响,一日之内的昼夜阴阳更替也会影响人体而产生相应的变化。《素问·生气通天论》说:"故阳气者,一日而主外,平旦人气生,日中而阳气隆,日西而阳气已虚,气门乃闭。"这种人体阳气白天趋于体表,夜间潜于内里的运动趋向,反映了人体随昼夜阴阳二气的盛衰变化而出现的适应性调节。

3) 地区方域:地理环境是人类生存环境的要素之一,主要指地势的高低、地域性气候、水土、物产及人文地理、风俗习惯等。地域气候的差异,地理环境和生活习惯的不同,也影响着人体的生理活动和脏腑功能,形成不同地域人群的不同体质特点,即所谓"一方水土养一方人"。我国的地理特点是,西北地势高而东南地势低,西北偏于寒凉干燥而东南偏于温热湿润。江南多湿热,人体腠理多稀疏;北方多燥寒,人体腠理多致密。长期居住某地的人,一旦迁居异地,常感到不适应,或生皮疹,或生腹泻,俗称"水土不服"。这是由于地理环境的改变,机体暂时不能适应之故;经过一段时间后,也就逐渐适应了。这充分说明不仅地理环境对人体生理能够产生一定影响,而人体的脏腑也有适应自然环境的能力。

人对生存环境的适应不是消极的、被动的,而是积极的、主动的。随着科学技术的发展,人们对客观世界的认识逐渐深入,人类自身不仅能主动地适应自然,而且能在一定程度上改造自然,美化环境,使大自然为人类服务。然而,人类适应自然环境的能力是有限的,如果气候变化过于剧烈或急骤,超越了人体的适应能力,或机体的调节功能失常,不能对自然环境的变化做出适应性调节时,就会导致疾病的发生。因此,疾病的发生关系到人体正气的适应、调节、抗邪能力与自然界邪气的致病能力两个方面。若人体正气充沛,适应、调节及抗病能力强,能抵御病邪的侵袭,一般不会发病;若气候特别恶劣,而人体正气相对不足,抵御病邪的能力相对减退,病邪就会乘虚侵入而致病。

(2)自然环境变化对人体病理上的影响:四时气候的变化,是生物生化收藏的重要条件,但是有时亦会成为生物生存的不利因素。自然环境的变化,超过了人体调节功能,或超出机体的调节能力时,就会发生疾病。人与自然界统一的整体观反映在病理方面主要表现在以下三方面:

1)季节气候对疾病的影响:在四时气候的异常变化中,每一季节都有其不同特点。因此,常可发生季节性多发病或时令性流行病。如《素问·金匮真言论》说:"春善病鼽衄,仲夏善病胸胁,长夏善病洞泄寒中,秋善病风疟,冬善病痹厥。"在疾病发展过程中,或某些慢性疾病恢复期中,也往往由于气候剧变或季节交替而使病情加重、恶化或旧病复作。如关节疼痛的病证,常在寒冷或阴雨天气时加重。也有一些疾病,由于症状加重而能预感到天气即将发生变化或季节将交替等,如《素问·风论》指出头风病"先风一日则病甚"。

2)昼夜晨昏对疾病的影响:《灵枢·顺气一日分为四时》:"夫百病者,多以旦慧、昼安、夕加、夜甚……朝则人气始生,病气衰,故旦慧;日中人气长,长则胜邪,故安;夕则人气始衰,邪气始生,故加;夜半人气入脏,邪气独居于身,故甚也。"中午之前,人身阳气随自然界阳气的渐生而渐旺,正气旺则胜邪气,故病趋于减轻;午后至夜晚,人身阳气又随自然界阳气的渐退而渐衰,正气衰则邪气进,故病趋于加重。

3)地区方域对疾病的影响:地理环境的不同,对疾病的形成也有一定的影响,某些地方性疾病的发生,与地理环境的差异之间密切相关。《素问·异法方宜论》:"东方之域,天地之所始生也,鱼盐之地,海滨傍水,其民食鱼而嗜咸,皆安其处,美其食,鱼者使人热中,盐者胜血,故其民皆黑色疏理,其病皆为痈疡。南方者,天地所长养,阳之所盛处也,其地下,水土弱,雾露之所聚也,其民嗜酸而食胕(指腐制食物),故其民皆致理而赤色,其病挛痹。"就指出,东方傍海而居之人易得痈疡,南方阳热潮湿之地易生挛痹等。挛痹即湿热郁结,筋脉拘急,麻木不仁的病证。隋代巢元方《诸病源候论·瘿候》指出,瘿病的发生与"饮沙水"有关,已认识到瘿病的发生与地域水质的密切关系。

(3)诊治上的三因制宜:中医诊断学强调诊察疾病必须结合致病的内外因素,进行全面考察,对任何疾病的症状和体征都不应孤立地看待,应联系到四时气候、地方水土、生活习惯、性情好恶、体质强弱、年龄性别、职业特点等,运用四诊(望、闻、问、切)方法全面了解病情,把病因、病位、病性,及致病因素与机体反应状态联系起来综合分析方能做出正确诊断和正确治疗,即所谓因人、因地、因时制宜。故《素问·疏五过论》说:"圣人之治病也,必知天地阴阳,四时经纪……八正九候,诊必副矣。""四时经纪",指四时气候变化的规律;"八正九候",指四时八正之节气和三部九候之脉法。认为只有这样诊察,才能全面而准确。可以看出,中医学的诊病方法,充分体现了人与自然界相统一的整体观念。

关于疾病的防治,中医学同样强调人与外在环境的统一,其治疗用药,强调必须遵循人体内外环境相互统一的客观规律,必须适应四时气候、昼夜晨昏及地区方域的变化,方能获取较好的疗效。首先,古人提出了"春夏养阳,秋冬养阴"等养生防病的原则,其治疗用药则又指出"必先岁气,无伐天和"(《素问·五常政大论》)等观点,并制定了因时、因地制宜的论治法则,即是"天人相应"的整体观在治疗实践中的具体体现。

3. 人与社会环境的统一性　人生活在复杂的社会环境中,其生命活动必然受到社会环境的影响,人必须适应社会,才能维持生命活动的平衡协调,这就是人与社会环境的统一性。人不仅是生物个体,而且是社会中的一员,具备社会属性。政治、经济,文化、宗教、法律、婚姻、人际关系等社会因素,通过与人的信息交换影响着人体的心理、生理活动和病理变化。一般来说,良好的社会环境、有力的社会支持、融洽的人际关系,可使人精神振奋、勇于进取,有利于身心健康;而不利的社会环境,可使人精神压抑或紧张、恐惧,而危害身心健康;社会地位高者,易使人骄纵,如《灵枢·师传》指出养尊处优的"王公大人,血食之君,骄恣纵欲轻人"。社会地位低者,易使人自卑,从而影响人体脏腑的功能和气血的流通。政治、经济地位的不同,还可影响个体体质的形成。如明代李中梓指出"大抵富贵之人多劳心,贫贱之人多劳力……劳心则中虚而筋柔骨脆,劳力则中实而骨劲筋强"(《医宗必读·富贵贫贱治病有别论》)。社会地位、经济条件剧变也会对人体脏腑经络功能产生较大影响,损害身心健康。如《素问·疏五过论》指出"尝贵后贱"可致"脱营"病,"尝富后贫"可致"失精"病。

由于社会环境的改变主要是通过影响人体的精神情志而对人体的生命活动和病理变化产生影响,因而预防和治疗疾病时,必须充分考虑社会因素对人体心理的影响,尽量避免不利的社会因素对人的精神刺激,创造有利的社会环境,获得有力的社会支持,并通过精神调摄提高对社会环境的适应能力,以维持身心健康,预防疾病发生,并促进疾病向好的方面转化。

4. 整体观与现代医学模式　医学模式是医学对人的生命、健康和疾病的理论认识,是医学科学领域中一切实践活动的指导思想。

生物医学模式,是在生物科学的基础上,把人视为纯生物体,运用分析实验的方法,认为疾病可以用偏离正常的可测量的生物学变量来说明,并据此而形成的关于生命、健康、疾病以及疾病防治的医学模式。现代医学在此思维模式指导下,运用"医学还原论"的科学方法建立起特异性病因学、器官病理学、细胞病理学、分子生物学等,故"生物医学"表达了现代医学发展的轨迹和赖以取得成就的科学方法论,概括了现代医学的总特征。

随着科学的发展,生物医学越来越暴露出其自身的局限性,由于生命是一个非常复杂的系统,把复杂的生命现象仅仅归结为单纯的物理、化学过程是不够的,社会的、心理的因素在生命过程中起到非常重要的作用,生物医学的明显缺陷是它忽视了人的社会属性,在它的框架中,没有给患者的社会、心理和行为方面留下余地。故在 20 世纪 70 年代,医学界提出了医学模式的转换,将单纯的"生物医学"模式转换为"生物 - 心理 - 社会医学"模式,以指导医学的发展。

笔记栏

中医学不仅认为人体本身是一个有机整体,而且认为人与自然、社会也是一个统一体,故在《黄帝内经》时代即提出了"形 - 神 - 环境"医学模式。它以人为中心,以自然和社会环境为背景,用同源性和联系性思维对生命、健康、疾病等重大医学问题做出说明,阐述了人与自然、人与社会、精神与形体以及形体内部的整体性联系,认为人体自身的结构和功能的统一,"形与神俱"以及人与自然、社会环境相适应则健康,反之则发生疾病。因此,中医学在防治疾病的过程中,不仅着眼于人体自身,而且重视自然环境和社会环境对人体的各种影响。要求医者"上知天文,下知地理,中知人事"(《素问·著至教论》),既要顺应自然法则,因时因地制宜,又要注意调整患者因社会因素导致的精神情志和生理功能的异常,提高其适应社会的能力。

与西医学模式相比较,中医学"形 - 神 - 环境"医学模式,不仅从宏观上勾画出了现代医学模式的全部构架,而且增添了鲜明的特色——"整体恒动"观的思维模式。

(二)辨证论治

1. 辨证论治的概念　辨证论治是中医学认识疾病和治疗疾病的基本原则,也是中医学的基本特点之一。

"证",即证候,是机体在疾病发展过程中某一阶段的病理概括,包括病因、病位、病性、病势等,反映了机体当时阶段抗病反应能力和整体反应状态,因此,是疾病发展过程中某一阶段的病理变化的本质。

辨证,就是将通过四诊(望、闻、问、切)所收集到的信息资料(证据),运用中医学理论进行综合分析和提炼归纳,明确病因、病位、病性、病势等,最后判断为某种性质的"证候"。论治,又称施治,就是根据辨证的结果,确立相应治则治法与方药的过程。可见,中医的治法和方药是以"证"为前提的。即使是同一个疾病,不同阶段出现了不同的"证",也应分别采取不同的治疗方法;不同的疾病,如果出现了相同的"证",可以采取相同的治疗方法,这就是同病异治和异病同治的原理所在。

辨证和论治,是诊治疾病过程中相互联系不可分割的两个方面,辨证是论治的前提和依据,论治则是治疗疾病的手段和方法,也是对辨证是否正确的实践检验。所以,辨证论治的过程,实质上就是中医认识疾病和治疗疾病的过程。

2. 病、症、证的区别　"病",是指在一定病因和条件作用下,机体正邪相争,阴阳、气血、津液、脏腑经络等发生病理变化的全过程,具有特定的病因、发病形式、病变机制、变化规律和症状、体征。"症"是疾病的临床表现,包括症状(病人的主观感觉)和体征(医生检查获得的客观表现)。而"证"则是对人体疾病发展过程中某一阶段的病理概括,"证"的概括是通过对疾病过程中"症"的分析而做出的。由于"证"概括了疾病当时阶段的病因、病位、病性与病势等,能将症状、体征与疾病联系起来,揭示其内在联系,所以能够反映疾病发展过程中某一阶段的病理变化本质,因而,它比症状能更全面、更深刻、更准确地揭示出疾病发展规律和本质,并且具有临床可操作性。

中医在临床上认识和治疗疾病时,既辨病又辨证,并通过辨证而进一步认识疾病。例如,感冒是一种疾病,临床可见恶寒、发热、头身疼痛等症状,病在表;但由于致病因素和机体反应性的不同,则又常表现为风寒感冒和风热感冒等不同的证,故选用辛温解表或是辛凉解表的不同方法,以给予正确的治疗。由此可见,辨证论治既区别于见痰治痰、见血治血,或头痛医头、脚痛医脚的局部对症治疗方法,又区别于那种不分主次、不分阶段、一方一药对一病的治病方法。

3. 辨证论治的应用　辨证论治,是指导临床诊治疾病的基本法则,它能辩证地看待病和证的关系,认为一种疾病可以包括几种不同的证,不同的疾病在其发展过程中也会出现相同的证,因此在临床治疗时,可以采取"同病异治"或"异病同治"的方法来处理,即证同治亦同,证异治亦异。

(1) 同病异治:是指同一种疾病,因时、因地、因患者机体的反应性不同,或处于不同的发展阶段,表现出不同的证候,则采取不同的治疗原则。如暑季感冒,由于多为感受暑湿之气,故治疗常用解暑化浊之品,与其他季节的感冒用药明显不同。再如麻疹,由于病变发展的阶段不同,其治疗方法也各异:初起未透,宜发表透疹;中期肺热明显,则需清解肺热;后期多为余热未尽,肺胃阴伤,则又需以养阴清热为主。

(2) 异病同治:是指不同的疾病,在其发展过程中出现了相同的"证",从而采用相同方法治疗的原则。如久泄脱肛和子宫下垂,本是不同的疾病,但如果均表现为"中气下陷"证候,就都可以用"升提中气"的方法来治疗。

由此可见,中医治病不是着眼于"病"的异同,而是"证"的区别,凡相同的证,就可以用基本相同的治法,不同的证,就必须采用不同的治法,即所谓"证同治亦同,证异治亦异"。这种针对疾病发展过程中不同质的矛盾用不同的方法来解决的做法,就是辨证论治的思想精髓。

四、中医学的思维方法

中医学是与西医学不同的独特理论体系,其中存在着与之相应的认识健康与疾病的思维方法,因此,掌握中医学特有的思维方法是学习中医学的重要条件。中医学主要从宏观角度,运用哲学的思维,在整体上用普遍联系的、动态的观点对人体的健康和疾病进行研究,归纳起来,常见的有司外揣内、取象比类、揆度奇恒、试探与反证、内景返观等方法。

(一) 司外揣内

司外揣内,又称"从外知内"或"以表知里",是指通过观察、分析人体外部表现,以测知其体内的生理、病理变化的思维方法。

《孟子·告子下》中的"有诸内必形诸外",是说事物的现象与本质之间存在着对立统一的辩证关系,本质决定现象,现象反映本质。古代医家把这一哲学观点应用于医学,认识到人体内部的生理活动、病理变化必然在人体外部以一定的形式表现出来。因此,通过对人体外部现象的观察,就能测知人体内部的生理、病理状况。于是,"司外揣内"这一认识健康与疾病的思维方法便逐渐形成并确立。临床上,通过四诊收集症状和体征均属"司外";对上述临床表现进行辨证思维,以审察病机,辨识证候,就是"揣内"。正如《灵枢·本脏》所说:"视其外应,以知其内脏,则知所病矣。"如通过观察人体爪甲的荣枯,来推知肝血的盛衰,也是"司外揣内""以表知里"来认识人体生理功能的思维方法。

(二) 取象比类

取象比类,又称"援物比类",是以具体的形象或现象为基础进行抽象,并与已知相似事物进行类比,进而推出其相似性状特点的思维方法。《素问·示从容论》说"援物比类,化之冥冥""不引比类,是知不明也"。取象比类方法是中医学重要的认识生理、病理现象的思维方法。

知识链接

象与象思维

从汉字发生学而论，"象形"是汉字的主要构造法，除通常汉字造字以外，也源于对中医药学知识、实践的客观描摹。如"㣺"即是古人源于对心的解剖观察，而达到汉字与所指事物的形似或神似。从思维发生学而论，《周易》以"象"为基本观念，观察各类事物的不同形象、征象，归纳为天下深邃之道理。《易·系辞上》："圣人有以见天下之赜，而拟诸其形容，象其物宜，是故谓之象。"

如何把握其"象"呢？一般有以下两个方面：

1. 对"象"的直接观察　对人体生命现象的观察细致、真实而且可靠，是《黄帝内经》发现客观事实，提出理论的关键。经络现象及其理论的形成就是一个典型例子，《灵枢·邪气脏腑病形》中的"中气穴，则针游于巷"，就是针刺人体某一部位，针感沿着一定的路线传导现象。

2. 对"象"的比较观察　《黄帝内经》运用比较法，寻求现象之异同，以达到认识事物之本质，事物的现象有相同，又有不同，同中又有异，异中又有同，运用比较观察法，寻求相关现象的共同本原，发现相同现象的不同本质，有利于理论观点的提出。《黄帝内经》提出肾主藏精，主持人体生长发育和生殖，开窍于耳及二阴的理论，成功地解释了人体生长发育这一过程的全部现象。

五行学说认为宇宙间的一切事物，都是由木、火、土、金、水五类气候和物候条件所产生的，事物的发生、发展、变化，都是这五类气候和物候条件的运动和相互作用的结果。中医学采用取象比类的方法，把人体的脏腑组织功能特性按照五行的各自特性相配属，如将心、小肠、脉、舌等归属于火，将肝、胆、筋、目等归属于木，脾、肺、肾等内脏依此类推，从而形成了人体的肝、心、脾、肺、肾五大生理、病理系统。《素问·五脏生成》就是运用取象比类法建构藏象理论，提出"五脏之象，可以类推"的观点。

中医学还运用取象比类的思维创造了很多行之有效的治疗方法。如治疗火热上炎的"釜底抽薪法"、治疗肠燥便秘的"增水行舟法"、治疗小便不利的"提壶揭盖法"等。

(三) 揆度奇恒

揆度奇恒，又称"以常衡变""以常达变"，是用比较的方法对事物进行鉴别，找出不同或相同之处，从而发现其规律的思维方法。

《素问·玉版论要》说"揆度者，度病之浅深也；奇恒者，言奇病也""五色脉变，揆度奇恒"。表明"揆度奇恒"，即是特殊与一般，或异常和正常的比较与鉴别。因此，通过比较进行鉴别认识，是中医学分析人体生命活动、病理变化常用的方法，在中医学的临床实践中普遍应用。如《素问·平人气象论》所说："人一呼脉再动，一吸脉亦再动，呼吸定息，脉五动，闰以太息，命曰平人。平人者，不病也。常以不病调病人，医不病，故为病人平息以调之为法。"又说："人一呼脉一动，一吸脉一动，曰少气。人一呼脉三动，一吸脉三动而躁——人一呼脉四动以上曰死。"这即是通过对脉率的比较，以区分和鉴别平脉、病脉和危重病脉的方法。再如，《素问·经脉别论》："水精四布，五经并行，合于四时五脏阴阳，揆度以为常也。"即是在讨论人体津液代谢时提出的要结合四时寒暑的变易与五脏阴阳的变化，揆测其运行规律是否正常的原则与方法。中医学正是通过对大量的人体生理、病理现象进行比较,并结合自然现象进行比较,加以鉴别分析,依据其存在的共同之处和不同之点,来认识人体生理病理机制,这是中医学理论系统化、科学化的基础。

(四) 试探与反证

试探,是指对复杂的研究对象先提出设想,根据尝试性措施的结果,调整、完善或修订原有设想,以决定下一步措施的一种逐步深入探求实质的思维方法。反证,是指从结果来追溯原因并加以证实的逆向思维方法。这两种方法既有联系又有所区别,首先它们都是从结果来反推其原因,此为其同;而试探则要求事先采取一定措施,以引起反应,而反证则无此环节,此为两者之异。试探与反证这两种思维方法,在中医学理论的形成和发展过程中具有重要的地位和作用。

试探和反证在中医临床实践中也有广泛应用,如《景岳全书·传忠录》指出:"若疑其为虚,意欲用补而未决,则以轻浅消导之剂,纯用数味,先以探之。消而不投,即知为真虚矣。疑其为实,意欲用攻而未决,则用甘温纯补之剂,轻用数味,先以探之。补而觉滞,既知其有实邪也。假寒者略温之,必见烦躁;假热者略寒之,必加呕恶;探得其情,意自定矣。"此即寒热虚实进行试探而言。这些见解,不仅体现了临床应用"试探"一法的重要性,而且体现了中医学反复试验验证的科学态度。

中医学认识病因的"审证求因",即是典型的反证法,如患者表现有恶寒、无汗、头身痛、鼻塞、流清涕、舌淡红、苔薄白等症状或体征者,再结合其发病时令和患者的衣着和居住环境,即可反推出系"寒邪"为病,并可以根据运用祛寒疗法的效果,来反证或修正原先的推论。反证法除用于认识病因外,其在基础理论的形成和发展,以及指导临床处方用药等方面起着积极的作用,特别是在认识复杂的事物或现象时,仍具有一定的意义。

(五) 内景返观

内景返观,又称"内视法""内照法"。是指机体在某种特殊状态下(通常是气功功能态),人的自我感知能力可在一定的程度内体察或感知机体自身的内在景观(通常指内部的功能状态),或做出某些适度调控的思维方法。

明代李时珍《奇经八脉考》指出:"内景隧道,唯返观者能照查之。"即脏腑内景和经络隧道,只有某些经过特殊修炼,能内视返观的人方能体察而感知。中医藏象、经络学说的形成都与内景返观方法密不可分。如命门学说、纳气归元(肾)说和太极图说等,都可以借助这一方法获得某些现象学的依据,从"内景返观"中找到实践的根源。我国历代医家文献中,记载"内视"的实例很多,如某些气功家练功时常能清晰地体察到自己"内气"的运行情况,若能使之沿任脉、督脉环行,则成"小周天"功法;若能使之沿十二经脉环行,则成"大周天"功法;若能加以引导调控,则还能起到某些治疗作用,获得某种特殊功效。可见所谓大、小周天功法实际上就是一种内景图像导引功法,而气功则是一种内在自我调控的方法。这一特殊的认知方法为中医学增加了许多独特的学术内容,其重要性不容忽视。

五、《中医基础理论》的主要内容和学习方法

中医基础理论主要是阐述中医学理论体系结构框架和思维模式,讲解对人体的生理、病理的基本认识和疾病病因、病机、防治原则等基础理论知识的课程,内容包括绪论、中医学的哲学基础、精气神与生命、藏象、气血津液、经络、禀赋与体质、病因、发病、病机、养生与治未病及治则与治法。

　　学习中医药学,要树立强烈的时代责任感;要有为继承、发扬、振兴中医药学遗产和为人类保健事业服务的明确学习目标;学习中医学理论体系,应坚持以辩证唯物主义和历史唯物主义为指导,充分认识学习中医学基础理论的重要性和必要性,并做到理论联系实际,注意结合临床实践及中医养生方法体验,以加深对基础理论内涵的理解;要遵循学习的规律,培养严谨的治学态度;要讲究学习方法,掌握各具体学习环节。由于中医学与西医学是两个不同的医学理论体系,分别产生于不同历史背景和文化背景下,故要求在学习过程中,既要切实掌握中医学模式和常用的思维方法,也要加强对现代科学多学科知识的学习与涉猎,以拓宽思路。对中西医学基本概念的理解,既不能生搬硬套,对号入座,也不能将二者对立起来,更不能不加分析地予以肯定或否定。要以科学求实的态度加强对中医学理论体系的深入理解。

（张光霁　纪立金）

复习思考题

1. 何为中医学? 其基本特点有哪些?
2. 中医理论体系确立的标志是什么?
3. 中医学常用的思维方法有哪些?

第一章

中医学的哲学基础

　　精气、阴阳、五行学说是中国古代的自然观和方法论,主要用以认识和解释宇宙本原和发展、变化的规律,是古代先哲在当时的时空条件下总结自然规律而逐步形成的哲学思想。

　　战国至秦汉时期,"诸子蜂起,百家争鸣",精气、阴阳、五行学说不仅盛行于天文、地理、政治、兵法、农业等领域,且对中医学理论体系的形成和发展产生了深刻的影响。中医学运用精气、阴阳、五行学说作为说理工具,用以阐释人体的形态结构和功能活动,疾病的病因、病机、诊断以及防治等,成为中医学理论体系的重要组成部分。

第一节　精　气　学　说

　　精气学说,是研究精气的内涵及其运动变化规律,并用以阐释宇宙万物的本原及其发展变化的中国古代哲学思想。精气学说源于先秦时期,两汉时期被"元气说"同化,对中医学理论体系的构建与形成有着深刻的影响。

一、精与气的基本概念

(一) 精的基本概念

　　在中国古代哲学中,精的基本内涵有二:其一,是指充塞于宇宙之中的无形且运动不息的极细微物质,是构成宇宙万物的本原;其二,是指气中的精华部分。

　　"精"在《说文解字》中的解释是"精,择米也"。其本义是指经过择选的纯净好米,后引申为精细、精粹等。有关"精"的文献记载,首见于《道德经·二十一章》"道之为物,惟恍惟惚。惚兮恍兮,其中有象;恍兮惚兮,其中有物;窈兮冥兮,其中有精。其精甚真,其中有信。"认为道生万物,而精是道的核心。《管子·心术下》中有"一气能变曰精"的论述,认为精即是精微的、能够运动变化的气,故此后诸家多把"精"与"气"合称为精气。《周易·系辞》中亦云"精气为物",认为宇宙万物皆是由精气化生。

此外,在某些情况下"精"的内涵是特指气中的精华部分。如《管子·业内》中说"精也者,气之精也"。同时,精亦是构成人类的本原,如《淮南子·精神训》中提到"烦气为虫,精气为人"。这里将精分为精气与烦气两类,表明人类是禀受精纯之气而生,而动物类则是禀受繁杂之气而成,故人与动物不仅在形体上有别,而且人的精神、情感、智慧也为动物所不及。

"精"概念的产生,源于"水地说"。古人在长期的生活实践中通过观察自然界中万物的生长变化,认识到自然界的水即天地之精,是万物赖以生长发育之根源,如《管子·水地》中记载"地者,万物之本原,诸生之根菀也。"又说:"水者,何也? 万物之本原也,诸生之宗室也。"此外,古人通过观察人类自身的繁衍,认识到新的生命个体是男女生殖之精相结合而成,如《管子·水地》说:"人,水也。男女精气合而水流形。"《周易·系辞》说:"男女构精,万物化生"。因此,古人在"水地说"的基础上进一步引申抽象,嬗变"精"为宇宙万物之原的哲学概念。

(二) 气的基本概念

在中国古代哲学中,气是指无形的运动不息的极精微物质,是构成宇宙万物的本原。

"气"在《说文解字》中的解释是"气,云气也。"古人在长期的生产劳动和日常生活之中,通过"取象比类"的思维方法,将直接观察到的自然之云气、雨气,饮食之蒸气、热气,以及人体之汗气、呼吸之气等加以总结概括,抽象出气的哲学概念,即气是无形而动的细微物质,是宇宙万物生成的本原。

"气"概念的产生,源于"云气说"。在气概念的形成过程中,先秦时期的先哲们抽象出冲气、天地之气、精气等不同的概念。如老子称气为冲气,"万物负阴而抱阳,冲气以为和"(《道德经·四十二章》)。庄子继承和发展了老子的哲学,以阴阳论气,"阴阳者,气之大者也"(《庄子·则阳》)。《国语》称气为天地阴阳之气,"夫天地之气,不失其序……阳伏而不能出,阴迫而不能烝,于是有地震"(《国语·周语上》)。荀子认为,气是自然之气,天地万物的生灭变化,是阴阳二气的交感运动造就的,"天地合而万物生,阴阳接而变化起"(《荀子·礼论》)。

📖 知识链接

冲 气

"冲气"一词见于《道德经·四十二章》:"道生一,一生二,二生三,三生万物,万物负阴而抱阳,冲气以为和。"历代对其的理解有不同见解。在中医思维中,"冲气"二字包含如下见解:①冲气指阴阳之气在运动过程中达到的一种和谐平衡的状态。明代唐顺之言:"冲气也者,所谓人受天地之中以生者也。"②冲气指阴阳二气相互冲击。③五行之气相冲克而达到某种平衡者。《汉书·五行志中之上》曰:"凡貌伤者病木也,木气病则金诊之。冲气相通也。"④"冲气"描述人身之气的一种运动状态。⑤病症名,冲脉之气或脏腑之气上逆的疾病。尽管中医学从不同角度对"冲气"有多重认识,但从思维模式来看,"冲气以为和"的"和"赋予了中医学的"和"观念和动态疾病观,理解中医"冲气"之意,需从"中医之气"的理论及哲学渊源上去探究。

先秦时期出现的各种气的概念被两汉时期的"元气说"所同化。如东汉哲学家王充在《论衡·谈天》中提出了"元气未分,混沌为一"以及"天地合气,万物自生"(《论衡·自然》)的认识。他认为元气是宇宙万物的本原,是构成宇宙万物最基本、最原始的物质。这就是后世所谓的"元气一元论"。

二、精气学说的基本内容

精气学说是关于宇宙万物生成及发展变化规律的一种古代哲学思想。它认为精气是宇宙万物的本原,人类作为宇宙万物之一,亦由精气构成;精气是存在于宇宙中的运动不息的极细微物质,其自身的运动变化,是天地万物相互联系的中介,推动着宇宙万物的发生发展与变化。

(一) 精气是构成宇宙万物的本原

精气学说认为天地万物皆由精气构成。如《周易·系辞》中指出"精气为物"。《淮南子·天文训》中亦认为"宇宙生气,气有涯垠。清阳者薄靡而为天,重浊者凝滞而为地。……天地之袭精为阴阳,阴阳之专精为四时,四时之散精为万物。"《列子·天瑞》中也强调了"清轻者上为天,浊重者下为地,冲和气者为人;故天地含精,万物化生。"

两汉时期,精气学说被元气说所同化,并逐渐发展为"元气一元论"。"元气一元论"认为,万物皆由气化生,气是最原始的物质,是宇宙唯一的本原,故称气为"元气"。西汉董仲舒指出"元者,为万物之本"(《春秋繁露·重政》),开辟了以元气为万物本原的思路。东汉王充认为元气是天地间自然存在的精微物质,是宇宙万物的唯一本原。东汉何休认为元气为天地万物的最初本原,"元者,气也。无形以起,有形以分,造起天地,天地之始也"(《公羊传解诂·隐公元年》)。

精气生万物的机制,古代哲学家常用天地之气交感,阴阳二气合和来阐释。精气自身的运动变化,分为天地阴阳二气。即所谓"积阳为天,积阴为地"(《素问·阴阳应象大论》)。天之阳气下降,地之阴气上升,二气交感相错于天地之间,氤氲和合而化生万物。如《周易·咸象》说:"天地感而万物化生。"

精气的存在形式,通常分为有形与无形两类:其中精细、弥散、肉眼难见且运动的气,为无形,正如北宋张载所说"太虚无形,气之本体"(《正蒙·太和》)。而成形、凝聚的、肉眼可见的实体,即有形。一般把弥散之气称为气,有形实体称为形。《素问·六节藏象论》亦云"气合而有形",指出无形而弥散的是气之常态,有形而凝聚是形之常态,人体亦是气聚而成形之体,故此《医门法律·先哲格言》说:"气聚则形存,气散则形亡。"

(二) 精气的运动与变化

精气是天地万物的本原,精气的运动也是宇宙万物的生成、发展、变化的内在依据。正是通过精气的上下流行,天地万物才有了圜复周行的运动变化。《吕氏春秋·圜道》中记载"精气一上一下,圜周复杂,无所稽留,圜道也。"精气的上下、周复运动,形成了天道的斗转星移、寒来暑往,万物的生长收藏、聚散离合的更替。如《吕氏春秋·孟春纪》中提到"天气下降,地气上腾,天地和同,草木繁动。"

气的运动,称之为气机。在自然界,气的运动形式主要概括为升、降、聚、散、出、入。升与降、聚与散、出与入,它们对立并存,但同时相互间保持着协调平衡的关系,如《素问·六微旨大论》说:"气之升降,天地之更用也……升已而降,降者为天;降已而升,升者为地。天气下降,气流于地;地气上升,气腾于天。故高下相召,升降相因,而变作矣。"聚与散也是精气的运动形式,宋代张载说:"气之聚散于太虚,犹冰凝释于水。"又说"太虚不能无气,气不能不聚为万物,万物不能不散而为太虚"(《正蒙·太和》)。气的升降出入运动普遍存在于宇宙万物的发生、发展、变化之中,故《素问·六微旨大论》所说:"出入废则神机化灭,升降息则气立孤危……是以升降出入,无器不有。"气的升降出入运动一旦停止,事物的存在和发展就会失去生机,继而导致事物的衰退和消亡。

在气的作用或参与下,宇宙万物在形态、功能或形式上产生了各种变化,称之为气化。如《周易·系辞》说:"天地氤氲,万物化醇。"《素问·六微旨大论》中提出"物之生从于化,物之极由乎变,变化之相薄,成败之所由也。"

气化的表现形式主要有以下四种:

一是气与形之间的转化,如无形之气与有形之物聚散转化。无形之气交感聚合成有形之物,是"气生形"的气化过程;有形之物死亡消散,化为无形之气,乃是"形化气"的气化过程。

二是形与形之间的转化,如有形之物在气的推动与激发下亦可相互转化,如水之寒化为冰霜雨雪,热化为云气等。

三是气与气之间的转化,如无形之气之间也可发生转化,天气下降于地,可变为地气;地气上腾于天,又变为天气,如《素问·阴阳应象大论》所说"地气上为云,天气下为雨。"

四是有形之体自身的变化,如植物的生长收藏,人体的生长壮老等,皆是有形之体自身不断更新的气化过程。

气化过程分为"化"与"变"两种不同的类型。《素问·天元纪大论》说:"物生谓之化,物极谓之变。"不管化,还是变,皆取决于气的运动。一旦气的运动停止,则各种变化也就终止。故说气的运动是产生气化过程的前提和条件,而在气化过程中又寓有气的各种形式的运动。气的运动及其维持的气化过程是永恒的,不间断的,它们是宇宙万物发生、发展与变化的内在机制。

(三) 精气是天地万物相互联系的中介

精气运行于天地万物之间,是信息传递的重要媒介。通过精气的中介作用,将天地万物联结为一个有机整体。如《吕氏春秋·本生》云"精通乎天地……其于物无不受也,无不裹也"。气别阴阳,以成天地;天地交感,以生万物。天地万物之间是相互联系,相互作用的。人生活在天地万物之间,通过气的中介作用,与天地万物息息相应,因此,日月、昼夜、季节、气候等变化也会对人的生理、病理产生影响。故《灵枢·岁露》说:"人与天地相参也,与日月相应也。"

气充塞于宇宙之中,运动不息,《庄子·知北游》提出天地万物"通天下一气耳。"气亦是天地万物之间相互感应、相互作用、相互联系的基础和中介。如《吕氏春秋·应同》中提出同类事物之间存在着"类同则召,气同则合,声比则应"的相互感应。在自然界中,事物间的相互感应是普遍存在的现象,各种物质形态的相互影响、相互作用都是感应,如磁石吸铁、乐器共鸣、日月吸引海水形成潮起潮落,以及日月、昼夜、季节气候变化影响到人的生理和病理变化等,都是通过气的中介作用而实现的。由于形由气化,气充形间,气能感物,物感则应,故以气为中介,有形之物间,有形之物与无形之气间,不论距离远近,皆能相互感应。

(四) 天地之精气化生为人

人类是宇宙演化到一定阶段的产物,天地精气是构成人类生命的本原。人之形体由精化成,由气充盈,由神主宰,并依赖天地之气以维系。故《管子·内业》中记载"人之生也,天出其精,地出其形,合此以为人。"《淮南子·天文训》认为"烦气为虫,精气为人",《素问·宝命全形论》亦云:"人以天地之气生,四时之法成。"

人由天地精气凝聚而生,人死又复散为气。如《庄子·知北游》说:"人之生,气之聚也。聚则为生,散则为死。"《论衡·论死》说:"阴阳之气,凝而为人;年终寿尽,死还为气。"人的生死过程,也就是气的聚散过程。

三、精气学说在中医学中的应用

精气学说奠基于先秦至秦汉时期。这一时期正值中医学理论体系的形成阶段,故古代哲学的精气学说渗透到中医学中,对中医学理论体系的形成,尤其对精气生命理论和整体观念的构建,产生了深远的影响。

(一) 构建中医学精理论

中医学的精理论,来源于古人对人类生殖繁衍过程的观察与体验,是由对生殖之精的认识发展而来。中国古代哲学的精学说,对中医学的精理论的产生,起到了重要的方法学作用。

中国古代哲学认为精是宇宙万物的共同构成本原,这种哲学思想渗透到中医学中,认识到人体内的精是人的形体和精神的化生之源,是构成人体和维持人体生命活动的最基本物质。人体的各脏腑形体官窍,均是由精化生,它们之间存在着密切的联系;推动和调控人体生命活动的气与神,也由精化生,精是气和神的化生本原。如《素问·金匮真言论》说:"夫精者,身之本也。"《灵枢·经脉》说:"人始生,先成精,精成而脑髓生。"精充气足,则生命活动正常;精亏气虚,则生命活动异常,出现各种病证。

(二) 奠基中医学气学说

中医学的气概念,虽然源于古人运用"近取诸身,远取诸物"(《周易·系辞下》)的观察思维方法,对人体各种显而易见但至关重要的生命现象如呼吸之气、体内散发的"热气"、体内上下流动之气的观察、体悟、抽象和纯化,但与古代哲学精气学说的渗透与影响密切相关。

精气学说认为,精气的升降交感运动为宇宙万物发生、发展、变化的动力,由此中医学认为,气是构成人体和维持人体生命活动的动力。人的五脏六腑、形体官窍、血与津液等,都是气聚而成形之物,而其功能的发挥则依赖于无形之气的推动和激发,如心之行血、肺之呼吸、脾胃之运化等,都离不开气的推动和温煦作用。另一方面,气的运动不断推动着物质与物质、物质与能量之间的相互转化,即"气化",并由此推动气血运行、促进吐故纳新,维系着机体的生命活动。

受"元气一元论"思想的影响,中医学认为人体内的各种气也有共同的化生之源。即一身之气由精化生,并与吸入的自然界之清气相融合而成;人体内的各种气,包括元气、宗气、营气、卫气和各脏腑经络之气,都是一身之气的分化。此即所谓的"气本一气说"。

古代哲学中的气别阴阳,以成天地,天地之气升降交感,阴阳上下合和而生养万物的观点,对中医学气学理论中关于人气分阴阳,阴阳之气的升降出入运动协调维持人体生命进程等理论的产生,起了积极的影响。由精化生并与吸入的自然界清气相结合而形成的一身之气,《黄帝内经》称为"人气",根据其运动趋势和所发挥的作用,可分为阴气与阳气,阴阳二气的运动和功能有序谐和,平衡稳定,人体则健康无病。如《素问·调经论》说:"阴阳匀平……命曰平人。"

对人体之气升降出入运动的认识,可能来源于古人在"导引""气功"锻炼中对自身之气上下运行的体悟,但也与古代哲学的气学思想的渗透有关。古代医家运用类比思维,将人体比作一个小天地,认为人体内的气,与宇宙中的天地之气相同,也在人体内不断地升降出入运动,以维持机体的生命活动。宇宙中的天地之气的运动规律是天气下降,地气上升,即阳降阴升,交感合和,协调有序。人气的运动规律也类同天地之气,在下之气升,在上之气降,即阴升阳降,协调共济,畅达有序。如心火下降,肺气肃降,犹天气下降;肾水上济,肝气升发,犹地气上升。如此则维持了心肾水火协调共济,肺肝二气运行有度。而脾气主升,胃气主降,斡旋诸气于人体之中,是人体气机升降之枢。人体之气的运行协调有序,称为"气机调畅",标志着人体的生命活动稳定有序。若升与降、出与入运行失常,则气机不畅,脏腑功能失常,而变生诸病。

中国古代哲学关于气的中介作用而使宇宙万物得以相互感应的认识,渗透到中医学,对人体之气感应传递生命信息理论的产生,提供了一种类比思维的方法。中医学认为人体中的气是感应传递信息的载体。人体内各种生命信息,皆可通过在体内升降出入运行的气来感应和传递,从而构建了人体之内各脏腑经络形体官窍之间的密切联系。如内在脏腑的功能正常与否,其信息可以气为载体,以经络为通路反映于体表相应的部位,"心气通于舌""肝气通于目""脾气通于口""肺气通于鼻""肾气通于耳"。气为精化,色随气华,脏腑精气的盛衰及其功能的强弱常变,皆可通过气的运动将信息传递而反映于面部、舌部等体表部位。脏腑之间的各种生命信息,还可以气为载体,以经脉或三焦为通路而相互传递,以维护脏腑之间的功能协调。外部体表感受到的各种信息和刺激,也可由气向内在的脏腑传导。如针刺、艾灸和按摩等刺激,就是通过运行于经络之中的经气以传导于脏腑而发挥整体调节作用的。

(三)构建中医学整体观念

精气学说认为,精气是宇宙万物的本原,人类为自然万物之一,与自然万物有着共同的化生之源;运行于宇宙中的精气,充塞于各个有形之物间,具有传递信息的中介作用,使万物之间产生感应。这些哲学思想渗透到中医学中,促使中医学形成了同源性思维和相互联系的观点,构建了人体自身完整性及人与自然社会环境统一性的整体观念。自然、社会环境的各种变化,对人体的生理、病理具有一定的影响。自然万物禀天地之气生长收藏,亦产生不同的寒热温凉、升降浮沉等性味归经之偏,故可以药食之偏性,调节人体之偏病,以使人体重归协调平衡状态。

总之,古代哲学的"精气"与中医学的"精气"既有共通之处又有不同的内涵,绝不能把二者混为一谈。中医学的精气理论有其自身固有的研究对象与范围,是古代哲学的精气学说所不能替代的。它既是古代哲学精气学说在中医学中的具体应用,又是对古代哲学精气理论的丰富和发展。在中国古代哲学中,精与气的概念是极为抽象的,其内涵是同一的,均是关于宇宙万物本原的认识;而在中医学中,人体精与气的内涵是具体的,且二者的概念是有区别的。精是生命的本源,是构成人体和维持人体生活动的最基本物质;气是由精所化,是人体生命的动力,是维持人体生命活动的根本。

第二节　阴 阳 学 说

一、阴阳学说的基本概念

阴阳学说是总结天地四时与昼夜寒暑的运转规律而抽象形成的一种自然观,也是用于解释自然界具有对立统一属性的各种事物运动变化的方法论。

(一) 阴阳的基本概念

阴阳是对自然界相互关联的某些事物或现象对立双方的属性概括。阴阳既可概括宇宙中相互对立且相互关联的两个事物或现象,又可代表同一事物内部相互对立又相互关联的两个方面,属于中国古代哲学的范畴。

(二) 阴阳学说的基本概念

阴阳学说是研究阴阳的基本内涵,以及阴阳之间的运动变化规律,并用以解释宇宙万物发生、发展和变化的哲学理论,体现了朴素的唯物论和辩证法思想。

阴阳学说认为,自然界中的一切事物都存在着相互对立的阴阳两个方面,这两个方面的运动变化乃是一切事物发生、发展和变化的根本原因。阴阳的对立统一乃是物质世界运动变化的总纲。如《素问·阴阳应象大论》说:"阴阳者,天地之道也,万物之纲纪,变化之父母,生杀之本始,神明之府也。"

阴阳学说作为中医学特有的思维方法贯穿于医学的各个领域,用以阐释人体的生理功能、病理变化,指导疾病的诊断、防治,说明药物的药性理论等,是中医理论体系的重要组成部分。

(三) 阴阳的特性

阴阳作为中国古代解释自然界事物和现象的一对哲学概念,具有不同于自然辩证法中"矛盾"范畴的基本特性,具体表现在以下四个方面:

1. 规定性　所谓规定性是指阴阳两个方面是具有特定属性的,用阴阳划分事物或现象的属性时,必须依据这个规定的属性进行,不能随意颠倒。

一般说来,阳所代表的是趋于动的、向外的、上升的、温热的、明亮的、亢奋的事物或现象,阴所代表的是趋于静的、内守的、下降的、寒冷的、黑暗的、抑制的事物或现象。如以阴阳来言天地,则天为阳,地为阴;以阴阳来言水火,则水为阴,火为阳;言运动,则上升、向外者为阳,下降、向内者为阴;言人体的生命活动,则凡具有推动、温煦、兴奋等作用的物质和功能属于阳,具有凝聚、滋润、抑制等作用的物质和功能属于阴。具体见下表(表1-1):

表1-1　阴阳属性规定性归纳表

属性	空间	时间	季节	亮度	温度	湿度	重量	性状	动态
阳	天、上、左、外	昼	春夏	明	温热	燥	轻	清	动、升、兴奋、亢进
阴	地、下、右、内	夜	秋冬	暗	寒凉	湿	重	浊	静、降、抑制、衰退

2. 相关性　所谓相关性是指用于划分阴阳的相互对立的事物和现象必须处在同一范畴、同一层次、同一统一体中,即具有相关性才可以划分阴阳。

如天与地之所以能划分阴阳,在于天地相互对立,天在上,地在下,同时,天地都属于方位范畴,具有相关性;气血之所以能划分阴阳,在于气无形而主动,血有形而主静,二者性质与作用相反相成,都属于处于人体内的物质层次,具有相关性;水与火之所以能划分阴阳,在于水性寒凉、走下,而火性温热、炎上,可作为寒热的征象代表,具有相关性。天与血之所以不能划分阴阳在于天属于自然界方位范畴,而血属于人体内物质范畴,二者不在一个统一体内,也不属于同一范畴,更不属于同一层次,所以不能划分阴阳。

3. 相对性　所谓相对性是指事物和现象阴阳属性的划分不是绝对的、一成不变的,而是相对的、可变的。它可以通过与自己的对立面相比较而确定,如随着时间、地点等条件的变更而发生改变。故《局方发挥》指出："阴阳二字,因以对待而言,所指无定在。"所谓"无定在",即是指阴阳属性的相对性而言,非指特定的物质。一般来讲,阴阳的相对性主要体现在阴阳的相互转化和阴阳的无限可分两个方面。

(1) 阴阳的相互转化:阴阳的相互转化是指在一定的条件下,事物的阴阳属性可以相互转化,即阴可以转化为阳,阳可以转化为阴。如在人体物质和功能代谢过程中,两者在生理条件下是相互转化的,功能要不断地转化为物质,物质又不断地转化为功能。营养物质属阴,脏腑功能属阳;脏腑的功能活动要靠营养物质的支撑才得以发挥,营养物质又是靠脏腑的功能活动才可以不断地从饮食水谷中消化吸收而来。而且正是这种物质与功能之间的相互转化(即阴阳转化),才保证了生命活动的正常进行。

(2) 阴阳的无限可分:所谓无限可分性,是指事物或现象的阴阳两方面,随着归类或划分条件、范围的改变,可以无限地一分为二,即阴阳的每一方面又可再分阴阳。例如就昼与夜而言,昼为阳,夜为阴。但昼与夜之中还可以再分阴阳,即白天的上午为阳中之阳,下午为阳中之阴;黑夜的上半夜为阴中之阴,下半夜为阴中之阳(图1-1)。再如就心、肾而言,心在上具火性,肾在下为水脏,故心为阳,肾为阴。而心肾内部又各有阴阳,即心阴、心阳,肾阴、肾阳。这就是中医学所说的"阴中有阳,阳中有阴",阴阳之中再分阴阳。这种阴阳之中再分阴阳的情况,说明了阴阳的属性不仅普遍存在于众多事物或现象之中,而且每一事物或现象的阴阳又都是可以一分为二的。故《素问·金匮真言论》说:"阴中有阳,阳中有阴。"《素问·阴阳离合论》:"阴阳者,数之可十,推之可百,数之可千,推之可万,万之大,不可胜数,然其要一也。"

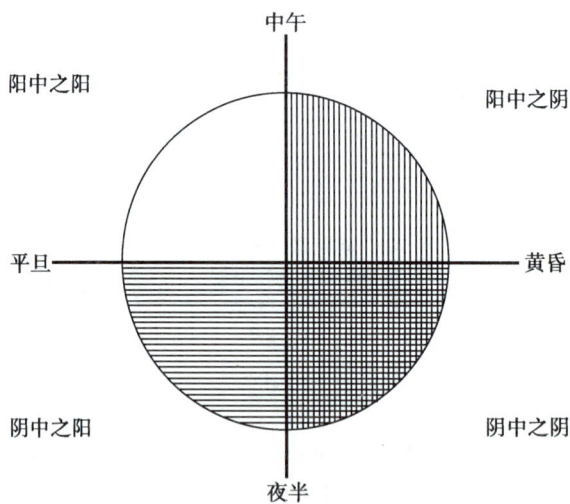

图 1-1　昼夜划分阴阳示意图

4. 普遍性　所谓普遍性是指阴阳不特指某一具体事物,而是代表自然界中普遍存在的既相互对立而又互相关联的众多事物。

阴阳的概念是在天地运转、四时寒暑往来、昼夜循环更替中从众多自然现象和事物中抽象出来的有名而无形的一对哲学范畴,是一个抽象的概念,它不特指某一具体事物,而是对很多事物对立而又相关的属性的概括,在整个宇宙中具有普遍适用性,因此,《素问·阴阳应象大论》云:"阴阳者,天地之道也,万物之纲纪,变化之父母,生杀之本始,神明之府也,治病必求于本。"即是说,阴阳是天地变化的基本规律,是归纳万物的纲领、是解释事物变化的根本、是事物产生和灭亡的根本原因。整个自然界变化莫测的根源正在于阴阳的相互作用,因此治疗疾病必须抓住阴阳失调这个根本。

二、阴阳学说的形成

阴阳学说萌芽于远古,奠基于周初,成熟于春秋。是古人在对日光向背这一自然现象的直观认识的基础上,对随着昼夜更替、四季往来而产生相应变化的自然规律加以抽象升华而形成的。

(一) 阴阳特性的认识来源于对阳光照射现象的直接观察

远古时期,华夏初民在数万年的狩猎、农耕过程中体验到阳光的宝贵价值,他们择阳而居,向阳而耕,形成了最初的向日为阳,背日为阴的原始阴阳明暗观念。这种阴阳观念的最早提出,其原本含义是很简单的,仅指阳光照射到与照射不到这两种自然现象,即"明"与"暗"的相对概念。所以,《说文》说:"阴,闇(闇,即暗)也。""阳,高明也。"可见,古人对阴阳的最初理解,仅仅是对阳光多少的直观认识而已。

后来人们逐渐发现,凡是阳光照射到的地方相对温暖,而阳光照射不到的地方相对寒凉;太阳出来有阳光照射就是白天,太阳落下无阳光照射就是黑夜;在有阳光的相对明亮、温暖的白天,地气向上蒸发,而没有阳光的相对黑暗、寒凉的夜晚,则天气向下沉降;位于南面和上面的地方光照充足而明亮温热,位于北面和下面的地方光照不足而黑暗寒凉;人和各种动物多是白天出动而夜间安静……随着人们对这两类自然现象的观察不断深入,阴阳概念的内涵也就不断地扩展,阴阳的概念中便逐渐增加了热与寒、昼与夜、上与下、升与降、南与北、动与静等属性内涵。

(二) 阴阳相互关系的认识源于对昼夜循环、四季往来等自然变化规律的抽象归纳

人们逐渐发现昼夜更替无端,四时往来如环,而昼夜的更替、四时的往来又与天体的运转亦即天上的日月星辰与地球的相互运动密切相关,是地球和太阳等天体的相互作用导致了昼夜、寒暑的交替,形成了风、热、暑、湿、燥、寒的气候变化。是昼夜的更替、四时的往来左右着自然界明与暗、寒与热、升与降、动与静的变化,孕育了山川草木和芸芸众生,构成了纷繁的大千世界。如《管子·四时》云:"阴阳者,天地之大理也。四时者,阴阳之大经也。"大千世界中各种事物的生息变化,时刻受到天地自然气候变化的影响。于是,人们渐渐萌生了是天地之气的相互感应而化生了万物。因此,万物的生息变化均服从于天地自然变化的同一规律思想,当这种思想被越来越多的事实证明以后,先哲们终于认识到:要探索自然、认识自然界的各种事物,必须首先把握天地自然变化的基本规律,然后再依这个基本规律去剖析认识各种具体事物及其变化,如《周易大传·恒》:"天地之道,恒久而不已也。"古人正是在这种思想指导下总结归纳天地自然变化的规律,逐渐抽象形成了阴阳学说。

阴阳学说的形成是"道法自然"的结果,是先哲们经过漫长的思索,总结四时寒暑与昼夜阴阳的运转规律而抽象形成的。阴阳之理就是天地自然变化之理,天地四时、昼夜更替的循环往复规律就是阴阳基本法则的由来。至此,"阴阳"已成为一种哲学概念,用以解释自然和研究自然界事物变化规律的方法论。

阴阳学说形成以后,被广泛运用于自然科学领域和社会科学领域的各个方面,并指导着各个领域的科学研究。特别是渗透到中医学中以后,有效地指导着中医学对人体的生理、病理、疾病的诊断和防治等各个方面的认识,成为中医学理论体系的说理工具,在中医理论体

系中占有主导地位。

三、阴阳学说的基本内容

(一) 对立制约

对立,即相反。制约即抑制、约束。阴阳的对立制约,是指属性相反的阴阳双方在一个统一体中相互抑制、相互约束。

阴阳学说认为,自然界一切事物或现象都存在着相互对立、相反相成的阴阳两个方面,如上与下,左与右,天与地,动与静,出与入,升与降,昼与夜,明与暗,寒与热,水与火等。阴阳既是对立的,又是统一的。对立是二者之间相反的一面,统一是二者之间相成的一面。没有对立也就没有统一,没有相反,也就没有相成。

阴阳两个方面的相互对立,主要表现于它们之间的相互制约,而相互制约,则在阴阳相互消长中体现。即是说,性质相反的阴阳双方并不是互不相干地处在一个统一体中,而是时刻处在相互制约、相互消长的过程中。阴与阳是在相互制约和消长的过程中达到统一,即取得了动态平衡,称之为"阴平阳秘"。如春、夏、秋、冬四季有温、热、凉、寒的气候变化,春夏之所以温热,是因为春夏阳气上升抑制了秋冬的寒凉之气;秋冬之所以寒冷,是因为秋冬阴气上升抑制了春夏温热之气的缘故。这是自然界阴阳之气相互制约、相互消长的结果。《类经附翼·医易》也说"动极者镇之以静,阴亢者胜之以阳",即说明了动静、阴阳的变化蕴涵有阴与阳相互制约、相互消长的关系。人的机体之所以能进行正常的生命活动,就是阴与阳相互制约、相互消长取得统一(动态平衡)的结果。只有阴与阳之间相互制约、相互消长,事物才能发展变化,自然界才能生生不息。

如果阴阳之间的对立制约关系失调,事物的动态平衡就会被破坏,则标志着灾害或疾病的发生。可表现为"制约太过"的"阳胜则阴病、阴胜则阳病",或表现为"制约不及"的"阴虚则热、阳虚则寒"。因此,阴阳对立制约是自然界阴阳相互作用维持协调平衡的基本规律。

(二) 互根互用

阴阳的互根互用,是指阴阳之间互为根本、相互依存并互相资生、促进、助长的关系。

阴阳互根,即互为根本、相互依存,古人又称为"相成",即是说阴和阳任何一方都不能脱离另一方而单独存在,每一方都以对方的存在作为自己存在的前提或条件。也就是说,没有阴也就无所谓阳,没有阳也就无所谓阴;上为阳,下为阴,没有上也就无所谓下,没有下也就无所谓上。故《素问·四气调神大论》王冰注"阳根于阴,阴根于阳",《医原·阴阳互根论》进一步指出:"阳不能自立,必得阴而后立,故阳以阴为基,而阴为阳之母;阴不能自见,必待阳而后见,故阴以阳为统,而阳为阴之父。根阴、根阳,天人一理也。"《景岳全书·传忠录》亦说:"阴阳之理,原自互根,彼此相须,缺一不可。"这说明阴阳相互作用的道理在于阴阳彼此相互依存,互为根本,彼此缺一不可。

阴阳互用,即互相资生、促进、助长,是指阴阳在相互依存的基础上,还具有相互资生、相互为用的特点。如《素问·阴阳应象大论》指出:"阴在内,阳之守也;阳在外,阴之使也。"指出阳以阴为基,阴以阳为偶。阴为阳守持于内,阳为阴役使于外,阴阳相互为用,不可分离。《素问·生气通天论》:"阴者,藏精而起亟也;阳者,卫外而为固也。"即是说,藏于体内的阴精,不断地化生为阳气;保卫于体表的阳气,使阴精得以固守于内。正如王冰注《素问·生气通天论》:"阳气根于阴,阴气根于阳。无阴则阳无以生,无阳则阴无以化。"

正是由于阴阳不断的互根互用,才推动着事物的运动、发展和变化,并维持着事物发展的动态平衡。如就构成人体的物质基础精气而言,精有形而属阴,气无形而属阳,通过"精能化气,气能生精"的互根互用关系维持着人体阳气与阴精的协调平衡;就人体兴奋和抑制的功能而言,白天人体阳气旺盛而兴奋功能占主导地位,但必须以夜晚充足的睡眠(抑制)为前提;夜晚人体阳气衰少而阴气旺盛,抑制功能占主导地位,但必须以白天充分兴奋为条件,从而维持人体睡眠觉醒的正常节律。

如果阴阳之间互根关系失常,则会导致"孤阴不生""独阳不长",甚则"阴阳离决,精气乃绝"(《素问·生气通天论》)而死亡。如果互用关系失常,则会出现"阴损及阳"和"阳损及阴"的阴阳两虚的病理变化,最终导致亡阴、亡阳而死亡。因此,阴阳互根互用亦是自然界阴阳相互作用维持协调平衡状态的基本规律。

(三) 消长平衡

消即减少、消耗。长,即增多、增长。阴阳的消长平衡,是指阴阳是在彼此消长过程中维持的一种相对的动态平衡。

事物或现象对立制约、互根互用的阴阳两个方面并非处于静止的状态,而是处于不断的运动变化之中,阴阳双方在彼此的消长运动中保持着动态平衡。阴阳消长包括由阴阳相互制约所造成的此长彼消,此消彼长及由阴阳互根互用所造成的此长彼长,此消彼消两个方面。

1. 此长彼消,此消彼长　即阴长则阳消,阴消则阳长。如从四季气候变化而言,由春至夏,气候由温渐热,是不断地"阳长阴消"的过程;由秋至冬,气候由凉变寒,是不断地"阴长阳消"的过程;但从一年总体来说,则阴阳处于相对的动态平衡状态。从人体生理功能而言,人体阴阳的消长亦与自然界相应,日间"阳长阴消",功能偏于兴奋状态;夜间"阴长阳消",功能偏于抑制状态,但从一天总体上来说,人体兴奋与抑制保持着相对的动态平衡,从而维持其相对的平衡。可见,阴阳之间互为消长是不断进行着的,绝对的;而阴阳之间的平衡是相对的,是动态的平衡。

2. 此长彼长,此消彼消　即阴长阳亦长,阴消阳亦消。就自然界四季气候变化而言,春夏阳气生而渐旺,阴气也随之增长,天气虽热而雨水增多;秋冬阳气衰而渐少,阴气随之潜藏,天气虽寒而降水较少,如此维持自然界的气候相对稳定,即《素问·阴阳应象大论》所谓"阳生阴长,阳杀阴藏"。就人体生理活动而言,人体阴精和阳气相互依赖和资助,一方旺盛,则可促进另一方亦随之增长;一方不足,无力资生助长对方,则对方亦随之消减而虚弱。临床上常见到气虚引起血虚,血虚导致气虚,阳损及阴,阴损及阳,皆属此类。常用的补气以生血,补血以养气,阳中求阴,阴中求阳等治法,皆据此而立。

阴阳消长平衡是阴阳运动变化过程的一种表现形式,大多指的是阴阳在数量或程度上的变化,属于量变过程,其根本原理则是阴阳既对立制约又互根互用。自然界与人身之阴阳时刻都在消长变化之中,阴阳的消长变化稳定在一定限度内就是处于平衡状态。若消长平衡被破坏,在自然界则形成灾害,在人体则产生病变。如临床上所谓"阳胜则热,阴胜则寒""阴胜则阳病,阳胜则阴病"以及"阴虚则热,阳虚则寒"皆属阴阳对立制约失常所导致,而前述"阴损及阳、阳损及阴""气血两虚"则属阴阳互根互用关系失常所导致。因此,阴阳之间的消长运动形式对于维持协调平衡状态具有重要意义。

(四) 相互转化

阴阳的相互转化,是指事物或现象的阴阳属性,在一定条件下可以向其相反的方面转化。如就自然界而言,白天可以转化为黑夜,黑夜可以转化为白天;夏天可以转化为冬天,冬天又可转化为夏天;天气可下降为雨,地气可上升为云。就人体而言,脏腑功能可摄入并消化吸收饮食水谷变成人体所需的精微物质,精微物质亦可不断转化为脏腑功能。就阴阳失调的疾病而言,在一定条件下,热证可以转化为寒证,寒证又可以转化为热证。

阴阳转化必须具备一定的条件。《灵枢·论疾诊尺》:"四时之变,寒暑之胜,重阴必阳,重阳必阴,故阴主寒,阳主热,故寒甚则热,热甚则寒,故曰:寒生热,热生寒,此阴阳之变也。"《素问·阴阳应象大论》:"寒极生热,热极生寒。"所谓的"重""甚""极",即是指阴阳消长发展到了极限或顶点,具备了促进转化的条件,或达到了一定的阶段。也就是说,阴阳有了"重"这个条件即可以相互转化,寒热到了"极"这个阶段即会互相转化。可以看出,在这些转化过程中,条件是必不可少的,没有"一定"的条件,事物不发展到"重"或"极"的程度,即不会出现转化。

阴阳的转化,大多数情况有一个由量变到质变的渐变发展过程,但有时可能以突变的形式发生。如一年四季之中的寒暑交替,一天之中的昼夜转化,人体新陈代谢过程中物质与功能的转化,在疾病发展过程中一定条件下的表证与里证、寒证与热证、虚证与实证、阴证与阳证的相互转化等,均属于由量变到质变的渐变过程。而在某些疾病状态下,如急性热病中,患者邪热壅盛,表现为高热、面红、咳喘、气粗、烦渴、脉数有力等,属于阳热实证;若邪热盛极,大量耗伤人体的正气,可突然出现面色苍白、体温骤降、四肢厥冷、精神萎靡、脉微欲绝等虚寒表现的阴证。再如寒邪束表的表寒证,若失治误治,寒邪可入里化热,转化为邪热内盛的里热证。前者为热邪盛极的"由热化寒",后者为"寒邪入里化热",则是阴阳在一定条件下相互转化的突变过程。

阴阳转化是自然界阴阳相互作用的一种质变形式,是阴阳消长的结果,其原理在于,阴阳双方消长运动达到一定阶段,事物内部阴与阳的比例出现颠倒,则该事物的属性就发生转化。阴阳相互转化,一般都产生于事物发展变化的"物极"阶段,即所谓"物极必反"。转化是阴阳消长到一定程度的结果,因此,在事物的发展过程中,如果说阴阳消长是一个量变的过程,则阴阳转化是在量变基础上的质变过程。

阴阳转化的内在根据是因为相互对立的阴阳双方中的任何一方都含有另一方,即阴中藏阳,阳中藏阴,称之为"阴阳互藏"。《类经·运气类》说:"天本阳也,然阳中有阴;地本阴也,然阴中有阳。此阴阳互藏之道。"由于万物所禀受和互含的阴阳之气的多少不同,决定了事物或现象的阴阳属性的划分。一般来说,表达事物或现象属性的某种成分占绝对大的比例,呈"显性状态",即是该事物或现象的整体阴阳属性。而被寓藏于事物或现象内部所占比例较小的成分,其属性虽不易显露,表现为"隐性状态",却对事物或现象本身的生长、发展和变化有着极其重要的调控作用,且能维持阴阳之间的协调与稳定。因此,阴中藏阳,阴才有向阳转化的可能性;阳中藏阴,阳才有向阴转化的可能性。阴阳双方在消长过程中,一旦事物或现象的"隐性状态"属性的比例超过了原来的"显性状态"属性,即导致了阴阳的转化。

值得指出的是,阴阳之间还存在着一种特殊的关系,即阴阳交感,它是指阴阳二气在运动中具有相互感应而交合的作用,二者彼此交通相合,交感相错,是宇宙万物赖以生成和变化的根源。正所谓"天地合而万物生,阴阳接而变化起。"(《荀子·礼记》)。《素问·天元纪大论》:"在天为气,在地成形,形气相感而化生万物矣。"《易传》并引申到雌雄男女之精的结合,如《易传·系辞下》说:"天地氤氲,万物化醇。男女构精,万物化生。"说明生命体的产生和代代相传,亦是天地阴阳二气交感的产物。阴阳交感也是宇宙万物发展变化的内在动力,在整个宇宙自然界,任何事物的发生、发展规律都离不开阴阳交感。如天之阳气下降,地之阴气上升,天地阴阳二气相互交感形成的阳光雨露,与大地水土共同滋润养育万物,自然界的生物才得以生发成长。

另外,阴阳之间之所以能对立制约、互根互用、消长平衡、相互转化,其内在深层机制乃是由于宇宙自然和人体都存在"阴阳自和"的动力和趋势,即阴阳双方自主、自觉地走向要维持整体协调平衡的"目标"。如果阴阳自我调和能力障碍或缺失或紊乱,则在宇宙自然就是连年不断的自然灾害,在人体就是阴阳不能自和的疾病状态。因此,阴阳自和,可以揭示宇宙自然界和人体内维持正常生化过程的内在深层机制。同时,有助于揭示异常情况下的自然灾害的自然恢复机制,以及人体疾病"自愈"的内在变化机制。《伤寒杂病论》:"凡病,若发汗,若吐,若下,若亡血,亡津液,阴阳自和者,必自愈。"这就明确指出,各种疾病之所以好转或痊愈在于机体存在阴阳自我调和的能力,如果阴阳能够自我调和者,即使得病,也能向愈。这是治疗必须依靠的力量,也是人体维持健康的根本所在。因此,阴阳自和无论对于自然界还是对于人体,都是阴阳相互维持协调平衡作用的深层次规律。

综上所述,阴阳的对立制约、互根互用、消长平衡、相互转化是从不同的方面和角度来阐述阴阳的相互关系和运动变化规律的,从而表达了阴阳之间的对立统一关系。阴阳的对立制约、互根互用是阴阳之间相互作用的最基本规律,说明了事物之间既相反又相成,从而保持阴阳平衡的关系;阴阳的消长与转化则是事物运动的两种基本形式。其中,阴阳消长是在对立制约、互根互用基础上表现出的量变过程,是阴阳转化的前提。而阴阳转化则是消长的结果,是在消长运动的量变基础上的质变过程;阴阳互藏是阴阳消长转化运动的内在根据;阴阳交感是宇宙万物生成根源和发展变化的内在动力;阴阳的动态平衡是由阴阳之间的交感互藏、对立制约、互根互用、消长转化来维系,而阴阳自和表达了其自动维持和自动恢复这一动态平衡的能力和趋势,是阴阳相互作用的深层规律。如果阴阳之间的这种动态平衡被打破,又失去自和能力,表现于宇宙自然界,则会出现反常现象,体现于人体,则会导致疾病发生甚或死亡。

四、阴阳学说在中医学中的应用

阴阳学说作为一种自然观和方法论,广泛应用于中医学的各个方面,主要用以说明人体的组织结构、生理功能、病理变化,并用来指导疾病的诊断和防治。

(一) 说明人体的组织结构

根据阴阳对立统一的观点,认为人体是一个有机整体,人体内部充满着阴阳对立统一的关系。人体所有的组织结构,既是有机联系的,又可划分为相互对立的阴阳两部分,主要表现在形体部位分阴阳、脏腑组织分阴阳、经络系统分阴阳三个方面。

1. 形体部位分阴阳　中医学根据人体形体结构所在部位不同,将其划分为阴阳两大类。人体的上部为阳,下部为阴;体表为阳,体内为阴;背部为阳,腹部为阴;四肢的外侧为阳,内侧为阴。

2. 脏腑组织分阴阳　就五脏与六腑而言,由于五脏"藏精气而不泻",六腑"传化物而不藏",故五脏属阴、六腑属阳;就五脏而言,心肺居上为阳,肝、脾、肾居下为阴等。由于脏腑功能的差异及其与自然界四季通应关系的不同,在其阴阳属性之中还可再分阴阳:心肺居上为阳,然心主血,在五行属火,与夏季通应,其气主升,肺主气,在五行属金,与秋季通应,其气主降,故心为阳中之阳,肺为阳中之阴;肝脾肾居下为阴,然肝主疏泄,在五行属木,与春季通应,其气主升,肾主藏精纳气,在五行属水,与冬季通应,其气以藏为主,故肝为阴中之阳,肾为阴中之阴。而脾主运化升清,为脏腑精气赖以生成的后天之本,在五行属土,与长夏季通应,其气以化为特点,所以称为"阴中之至阴"。每一个脏腑又有阴、阳之分,如心有心阴、心阳;肺有肺阴、肺阳;肝有肝阴、肝阳;肾有肾阴、肾阳;胃有胃阴、胃阳等。

3. 经络系统分阴阳　连属脏腑的十二经脉,有手足三阴三阳的不同。属腑的经脉循行于肢体的外侧面,为阳经;属脏的经脉循行于肢体的内侧面,为阴经。奇经八脉中的跷脉与维脉,行于身之内侧者称阴跷、阴维,行于身之外侧者称阳跷、阳维。督脉行于后背正中线,有总督人体阳经的功能,故属阳,并被称为"阳脉之海";任脉行于腹部正中线,有总任人体阴经的作用,故属阴,并被称为"阴脉之海"。

总之,中医学根据人体形体部位、脏腑经络等组织结构的上下、内外、表里、前后及其相对的功能活动特点,运用阴阳学说来概括其阴阳属性,说明它们之间对立统一的辩证关系。

(二)概括人体的生理功能

阴阳学说认为人体的生理功能活动的各个方面均离不开阴阳。阴阳可用来说明人体生命活动的物质基础、生命活动的基本形式、脏腑生理功能及其相互关系、机体的防御功能,并认为阴阳关系协调平衡才能维持健康状态。

1. 说明生命活动的物质基础　精、气、血、津、液,是构成人体和维持人体生命活动的基本物质。其中,气无形,具有温煦、推动、兴奋等生理作用,主"动"主"外",故属阳;精、血、津、液有形,具有滋养、濡润等作用,主"静"主"内",故属阴。气又可再分阴阳,卫气慓疾而滑利,具有护卫肌表的作用,故称为卫阳,营气具有化生血液、濡养脏腑组织的作用,故称为营阴。在津液中也可再分阴阳,质清稀而薄的津属阳;质稠厚而浊的液属阴。

2. 概括生命活动的基本形式　人体的各种生理功能,均是通过气的升降出入而实现的。升降出入,是人体之气运动的基本表现形式。用阴阳来概括,则升属阳,降属阴;出属阳,入属阴。升与降、出与入是相辅相成、相互制约、相互为用的,气的升降出入协调平衡,就是阴阳和合,则人体生命活动正常;反之,则变生疾病。

3. 说明脏腑生理功能及其相互关系　五脏属阴、六腑属阳,每一脏腑的功能也可用阴阳来说明,如心阴具有濡润、滋养心脏的作用,心阳具有温煦、推动心脏气血作用,二者相辅相成,共同维持心脏功能的正常。同理,肾阴具有濡润、滋养的作用,肾阳具有温煦、推动的作用,二者相辅相成,共同维持肾脏功能的正常。而心肾阴阳之间存在着"阴阳相交""水火既济"的关系,即心阳下温肾阳,则肾水不寒;而肾阴上济心阴,则心火不亢,从而维持正常的心肾阴阳水火关系。

4. 说明机体的防御功能　行于体表,具有卫外功能、保护机体内部组织器官的气属阳,称为阳气;藏于体内,为阳气不断地提供能量补充的气属于阴,称为阴精。正如《素问·阴阳应象大论》所说:"阴在内,阳之守也;阳在外,阴之使也。"《素问·生气通天论》亦说:"阴者,藏精而起亟也;阳者,卫外而为固也。"卫阳营阴相互协调配合,共同完成护卫肌表,抗御外邪的作用。

5. 说明人体的健康状态　人体内阴阳二气在升降出入、交感相错中推动和调控着生命进程,在对立制约、互根互用、消长转化中维系着协调平衡,人体的健康状态才得以维持。反之,如果阴阳二气不能维系平衡而分离,则导致疾病的产生甚至生命的终结。正如《素问·生气通天论》指出:"阴平阳秘,精神乃治,阴阳离决,精气乃绝。"

(三)阐释人体的病理变化

阴阳学说认为各种原因导致机体阴阳失衡,即"阴阳失调",是疾病发生的根本原因。

阴阳学说用来阐释人体的病理变化,主要包括分析病因的阴阳属性及说明疾病病理变化的机制。

1. 分析病因的阴阳属性　阴阳学说认为疾病的发生是邪气作用于人体,导致机体阴阳偏颇的结果。《黄帝内经》认为邪气可划分为阴邪和阳邪两大类。《素问·调经论》说:"夫邪之生也,或生于阴,或生于阳。"对比来说,外感六淫邪气属阳,饮食居处、七情内伤邪气属阴;六淫之寒邪、湿邪属阴,风邪、暑邪、热(火)邪属阳。

2. 说明疾病变化的机制　疾病的发生发展过程就是邪正斗争的过程,阳邪侵犯人体,正气中的阴气与之相斗争;阴邪侵犯人体,正气中的阳气与之作斗争,如此邪正相搏,导致了机体的阴阳失调,其病理变化主要包括阴阳的偏胜、偏衰,阴阳互损和阴阳转化。

(1) 阴阳偏胜:"胜"是指邪气亢盛。指阴邪或阳邪偏盛,即阴或阳的任何一方超出正常水平的病理状态。主要表现为"阴胜则阳病,阳胜则阴病,阳胜则热,阴胜则寒"(《素问·阴阳应象大论》)。

1) 阴胜则寒,阴胜则阳病:阴胜,是阴邪侵犯人体,或"邪从寒化"而表现为阴寒亢盛的一类疾病,即所谓"阴胜则寒"。如寒邪直中太阴,可出现形体寒冷、脘腹冷痛、大便清稀、舌淡苔白、脉沉迟或沉紧等寒邪入里的证候。由于阴阳相互制约,故阴胜时首先制约机体的阳气而导致其功能被抑制,即所谓"阴胜则阳病"。若治疗不当,随着病情的发展,阴邪必然会损耗阳气,导致阳气虚损,可出现肢冷、蜷卧、下利清谷、脉迟伏或细微欲绝等"阴胜伤阳"或"阴胜阳衰"的证候。

2) 阳胜则热,阳胜则阴病:阳胜,是阳邪侵犯人体,或"邪从热化"而表现为阳热亢盛的一类疾病,即所谓"阳胜则热"。如温热之邪侵犯人体,或寒邪入里化热,则可出现高热、烦躁、面赤、脉数等热证。由于阳能制约阴,故阳胜时必然会制约甚至损耗机体的阴津,使津液亏乏,而出现滋润不足的干燥表现,即所谓"阳胜则阴病"。如外感温热病过程中,往往会出现口干舌燥、小便短赤、舌红少津等"阳胜伤阴"的证候。

(2) 阴阳偏衰:"衰"是指正气虚衰。是指人体阴或阳的任何一方低于正常水平的病理状态,称之为阴虚、阳虚。其临床常表现为"阴虚则热""阳虚则寒"。

1) 阴虚则热:阴虚,是指人体阴气的虚衰。阴虚不能制阳,则阳相对偏胜而出现热象,临床表现为潮热、盗汗、五心烦热、口干、舌红少苔、脉细数等虚热证。

2) 阳虚则寒:阳虚,是指人体阳气的虚衰。根据阴阳相互制约的原理,阴或阳任何一方不足,无力制约对方,必然会导致另一方的相对偏胜。阳虚不能制阴,则阴相对偏胜而出现寒象,临床表现为面色苍白、畏寒肢冷、神疲蜷卧、自汗、苔白、脉微细等虚寒证。

值得注意的是,阴阳偏胜是邪气亢盛所形成的病证,属于实证。阳邪偏胜则导致实热证,阴邪偏胜则导致实寒证;而阴阳偏衰是正气不足所导致的病证,属于虚证,阴虚则出现虚热证,阳虚则出现虚寒证。故《素问·通评虚实论》说:"邪气盛则实,精气夺则虚。"

(3) 阴阳互损:由于阴阳之间互根互用,所以当阴阳偏衰到一定程度时,亦可出现阴损及阳、阳损及阴的阴阳互损情况。

1) 阴损及阳:根据阴阳互根原理,当阴虚至一定程度时,因阴虚不能生阳,可逐渐出现阳虚的证候,称为"阴损及阳"。如具有腰膝酸软无力、五心烦热症状的肾阴虚病人,当发展到一定阶段,可因阴虚不能化生阳气而导致阳气的虚衰,出现畏寒、蜷缩等肾阳虚的症状,即为"阴损及阳"。

2) 阳损及阴:当阳虚至一定程度时,根据阴阳互根原理,因阳虚不能生阴,可逐渐出现阴虚的证候,称为"阳损及阴"。如具有腰部畏寒冷痛、四肢厥冷等肾阳虚症状的病人,当发展到一定阶段,可因阳虚不能化生阴液而导致阴气的化生不足,出现口干口渴、五心烦热等阴虚症状,即为"阳损及阴"。

"阴损及阳"及"阳损及阴"的结果均是"阴阳两虚"。阴阳两虚是阴阳双方处于低水平的异常状态,并不是低水平的阴阳平衡。阴阳两虚可有偏于阳虚或偏于阴虚的不同。

(4)阴阳转化:在疾病的发展过程中,阴阳偏胜偏衰的病理变化可以在一定的条件下,各自向相反的方向转化。包括阴证转化为阳证和阳证转化为阴证两个方面。

1)阴证转化为阳证:外感受寒湿之邪,出现恶寒、头身酸痛、流清涕、鼻塞、脉浮紧等外感寒湿证(阴证),当失治、误治或因体质偏于阳热,邪从热化,出现高热、咽痛、黄涕、咳吐黄痰、脉洪数,则为实热证(阳证),此为阴证转化为阳证。

2)阳证转化为阴证:感受热邪或寒邪入里化热,出现高热、汗出、烦渴、舌红苔黄、脉洪数等阳热实证(阳证),当失治、误治,出现体温突然下降、四肢厥冷、脉微欲绝等"虚寒之象"时,即为阳证转化为阴证。

阴证阳证之间的相互转化是由一定条件的,其内在原因在于侵害人体的邪气(阳邪与阴邪)与人体正气(阳气与阴气)的斗争的进退变化,而治疗的正确与否则往往是促使转化的外部条件。

(四)用于疾病的诊断

由于疾病发生、发展变化的内在机制是阴阳失调,所以任何疾病尽管临床表现错综复杂,千变万化,但都可以用阴阳来加以概括和说明,故曰"善诊者,察色按脉,先别阴阳"(《素问·阴阳应象大论》)。阴阳学说用于疾病的诊断主要包括分析四诊资料的阴阳属性、辨别病证的阴阳属性两个方面。

1. 分析四诊资料的阴阳属性　用阴阳对望闻问切四诊所得来的资料判断分析其属性包括以下几个方面。就色泽而言,黄、赤色属阳,青、白、黑色属阴;色泽鲜明属阳,晦黯属阴。就声息而言,语声高亢洪亮者属阳,语声低微无力者属阴;呼吸有力而声高气粗者属阳,呼吸微弱而声低气怯者属阴。就症状而言,身热属阳,身寒属阴;口干而渴属阳,口润不渴属阴;躁动不安属阳,蜷卧静默属阴。就脉象而言,以部位分,则寸为阳,尺为阴;以频率分,则数者为阳,迟者为阴;以形态分,则浮洪滑大为阳,沉涩细小为阴。

2. 辨别病证的阴阳属性　在诊病辨证的过程中,首先要辨清疾病的阴、阳属性,是诊断疾病的重要原则。在"八纲辨证"辨证方法中,阴阳为八纲的总纲,统率表里、寒热、虚实。即表、热、实属阳,里、寒、虚属阴。在脏腑辨证方法中,脏腑的虚证属阴,实证属阳;而脏腑的虚证中阴虚证因有热象又属阳,阳虚证因有寒象又属阴。

总之,在临床诊断疾病过程中,无论是望闻问切四诊还是辨别分析证型,首先要分清病因、病位、病性的阴阳属性,才能准确把握疾病的本质,从而奠定正确施治的基础。正如《景岳全书·传忠录》所说:"凡诊病施治,必须先审阴阳,乃为医道之纲领,阴阳无谬,治焉有差?医道虽繁,而可以一言蔽之者,曰阴阳而已。故证有阴阳,脉有阴阳,药有阴阳……设能明彻阴阳,则医理虽玄,思过半矣。"

(五)用于指导疾病的防治

由于疾病发生、发展变化的内在机制是阴阳失调,因此,调理阴阳,使之恢复阴阳平衡,是防治疾病的基本原则。故曰"谨察阴阳所在而调之,以平为期"(《素问·至真要大论》)。阴阳学说用于指导疾病的治疗,主要包括指导养生防病和指导疾病的治疗两个方面。

1. 指导养生防病　中医学十分重视养生和对疾病的预防,强调"上工治未病",不仅用阴阳学说来阐发养生学说的理论,而且养生的具体方法也是以遵循阴阳变化的基本规律和阴阳平衡协调的基本法则为依据的。

(1) 阐释养生防病理论　中医学认为"人以天地之气生,四时之法成"(《素问·宝命全形论》),所以养生的关键在于顺应自然,调和阴阳。亦即是使人体中的阴阳与四时的阴阳变化相适应,以保持人与自然界的协调统一,达到延年益寿的目的。《素问·四气调神大论》说:"夫四时阴阳者,万物之根本也,所以圣人春夏养阳、秋冬养阴,以从其根,故与万物沉浮于生长之门。逆其根,则伐其本,坏其真矣。"指出了顺应四时阴阳的盛衰来调养人体阴阳的基本原则及其重要性。同时,中医学还认为保持人体自身内部的阴阳调和也是养生防病的关键。如《素问·生气通天论》云:"阴不胜其阳,则脉流薄疾,并乃狂,阳不胜其阴,则五脏气争,九窍不通。是以圣人陈阴阳,筋脉和同,骨髓坚固,气血皆从。如是则内外调和,邪不能害,耳目聪明,气立如故。"又说:"凡阴阳之要,阳密乃固,两者不和,若春无秋,若冬无夏,因而和之,是谓圣度。"

(2) 指导养生的原则方法　根据中医养生"调和阴阳"的基本理论,在养生原则方法上主张顺应自然,春夏养阳,秋冬养阴,四气调神,饮食有节,起居有常,做到"法于阴阳,和于术数"(《素问·上古天真论》),借以保持机体内部以及机体内外环境之间的阴阳平衡,达到增进健康,预防疾病的目的。

2. 指导疾病的治疗　由于"阴阳失调"是疾病的基本病机,因此,调整阴阳,补其不足,泻其有余,恢复阴阳的相对平衡,就是治疗疾病的基本原则。故曰"谨察阴阳所在而调之,以平为期"(《素问·至真要大论》)。阴阳学说用以指导疾病的治疗,主要表现在确定治疗原则和归纳药物的性能两个方面。

(1) 确定治疗原则:主要包括阴阳偏胜和阴阳偏衰两个方面的治疗原则。

1) 阴阳偏胜的治疗原则:阴阳偏胜,即阴邪或阳邪的过盛有余,属于实证范畴。故其治则为"损其有余",又称"实则泻之"(《素问·通评虚实论》)。包括寒者热之和热者寒之两个方面。

寒者热之:阴胜则寒,属实寒证,宜用温热药以制其阴,治寒以热,即"寒者热之"。如用辛温解表药治疗表寒证,用温热药治疗中寒证。

热者寒之:阳胜则热,属实热证,宜用寒凉药以制其阳,治热以寒,即"热者寒之"。如用辛凉解表药治疗表热证,用苦寒药治疗里实热证。

2) 阴阳偏衰的治疗原则:阴阳偏衰,即阴气或阳气的虚损不足,属于虚证范畴。故其治则为"补其不足",又称"虚则补之",包括滋阴壮水和扶阳益火两个方面。

滋阴壮水:阴虚不能制阳而致阳亢者,属虚热证,一般不能用苦寒药直折其热,须用"壮水之主,以制阳光"(《素问·至真要大论》王冰注)的方法,即用滋阴壮水之法,以抑制阳亢火盛,又称阳病治阴。

扶阳益火:若阳虚不能制阴而导致阴胜者,属虚寒证,不宜用辛温发散药以散阴寒,须用"益火之源,以消阴翳"(《素问·至真要大论》王冰注)的方法,即用扶阳益火之法,以消退阴胜,又称阴病治阳。

此外,对阴阳偏衰的治疗,张景岳根据阴阳互根的原理,还提出了"阴中求阳,阳中求阴"的治法,即所谓"善补阳者,必于阴中求阳,则阳得阴助而生化无穷;善补阴者,必于阳中求阴,则阴得阳升而泉源不竭"(《景岳全书·新方八阵》)。阴中求阳即是指在治疗阳虚证用补阳药时,须适当兼用补阴药;阳中求阴是指在治疗阴虚证用补阴药时,须适当加用补阳药,以发挥其互根互用的生化作用。

总之,治疗阴阳偏胜偏衰的基本原则是泻其有余,补其不足。阳盛者泻热,阴盛者祛寒;阳虚者扶阳,阴虚者补阴,以使阴阳偏胜偏衰的病理表现复归于协调平衡的正常状态。

(2)归纳药物的性能:临床治疗疾病,就是要调整阴阳的偏胜偏衰。所以,必须根据药物的性能,明确药物的阴阳属性,才能根据不同的病性选用适宜的药物,以取得良好的临床疗效。

药物的性能主要包含气(性)、味和升降浮沉,而药物的气(性)、味和升降浮沉又皆可用阴阳来归纳说明。

四气,又称四性,指药物的寒、热、温、凉四种药性。其中寒凉者属阴,温热者属阳。一般来说,能减轻或消除热证的药物,大多属于寒性或凉性,如栀子、黄芩、桑叶等。反之,能减轻或消除寒证的药物,一般属于热性或温性,如附子、干姜、麻黄之类。

五味,即指酸、苦、甘、辛、咸五味。有些药物具有涩味等,所以实际上不止五种,但是习惯上仍然称为五味。其中辛、甘、淡属阳,酸、苦、咸属阴。故《素问·至真要大论》说:"辛甘发散为阳,酸苦涌泄为阴,咸味涌泄为阴,淡味渗泄为阳。"

升降浮沉,是指药物在体内发挥作用的趋向性。升是上升,降是下降,浮为发散,沉为收敛、固藏和泄利二便。大抵具有升阳发表、祛风、散寒、涌吐、开窍等功效的药物,多上行向外,其性多升浮,升浮者为阳;而具有泻下、清热、利尿、重镇安神、潜阳息风、消导积滞、降逆、收敛等功效的药物,多下行向内,其性皆沉降,沉降者为阴。

总之,阴阳学说在疾病的防治方面有重要的指导作用。在养生防病方面,必须根据四时阴阳的变化情况"法于阴阳",在治疗疾病方面,则是根据病证的阴阳偏胜偏衰情况,确定治疗原则,再结合药物性味的阴阳属性,选择相应的药物,以纠正由疾病引起的阴阳失调状态,从而达到治愈疾病的目的。

第三节　五　行　学　说

一、五行学说的基本概念

知识链接

五行学说的渊源

五行学说的渊源最早可追溯到商代的"五方说"。根据甲骨文的记载,五方说把商朝的所在领域称为"中商"与"东土""南土""西土""北土"并举,说明当时已经有了用"东西南北中"五方总括整个空间方位的概念。此为五行学说的重要思想来源。

同时,古人不仅认识到方位风雨对农业生产的影响,而且进一步认识到时间季节及天体变化对农耕稼穑的影响,因而在观测四时气候变化与天体运动的基础上,将天气的运行分为五个时节,形成"五时说"。《左传·昭公元年》:"分为四时,序为五节"。并与天体五星的运行联系起来,形成"五星说",《史记·历书》:"黄帝考定星历,建立五行。"可见,五行又是古人观星定历的产物,反映了四时季节气候物候变化的规律、特点及其生化特征。五行的最初含义就是天地阴阳之气的运行,即五个季节的气候物候变化。

继"五方说""五时说""五星说"之后,同时出现"五材说"和"元素说"。五材指自然界木、火、土、金、水五种生产生活必需的基本物质。《左传·襄公二十七年》:"天生五材,民并用之,废一不可。"在此基础上,古人又发展为"元素说",认为木、火、土、金、水乃五种物质元素,是构成宇宙万物的本源。五材说与五元素说的出现说明古人试图从五种物质与元素的结构关系上来把握一切有形事物的整体联系,这是五行学说的很大发展。

五行作为哲学概念,最早见于《尚书·洪范》:"五行,一曰水,二曰火,三曰木,四曰金,五曰土。水曰润下,火曰炎上,木曰曲直,金曰从革,土爰稼穑。润下作咸,炎上作苦,曲直作酸,从革作辛,稼穑作甘。""五材"易名为五行,实现了由实体到抽象的升华过程,从而标志着五行作为哲学概念的形成。春秋以后,古代思想家开始探索五行之间的关系,逐渐确立了五行之间存在着既相克又相生的内在联系。

五行学说是总结四季五时的气候运转规律及与相应的物候变化之间的相互关联规律而抽象形成的一种自然观,是用以解释自然界相关事物之间的运动变化规律的方法论。

(一) 五行的概念

五行,是指木、火、土、金、水五种基本物质及其运动变化,即认为木、火、土、金、水是构成自然界的五种基本物质,这五种物质各有特性,五行便是它们之间的运动变化。事实上,五行是对自然界五时气候和物候运行规律和特点的概括,古代思想家是用木、火、土、金、水的特性来概括和归纳黄河中下游流域春、夏、长夏、秋、冬五时的气候特点和与之相应的物候特点及其运转规律,以及自然气候风、热、湿、燥、寒之间的正常的相互制约规律和异常的相互制胜规律,并把这种规律抽象为木、火、土、金、水的生克制化和乘侮规律,用来解释自然界相互关联的事物之间的相互关系及其运动变化特点,是古代从关联角度认识自然的又一思维模式。可见,五行是对自然界五时气候和物候的运转规律以及风、热、湿、燥、寒五种气候之间相互制约和制胜规律的概括。

(二) 五行学说的概念

五行学说,是指用木、火、土、金、水的功能属性来归类事物或现象的属性,并以五者之间相互资生、相互制约的规律来论述和推演事物之间或现象之间的相互关系及其复杂的运动变化规律的学说,是我国古代唯物主义哲学的重要内容。

中医学很早就从唯物辩证的观点出发,明确地把五行学说作为宇宙的普遍规律来看待,认为宇宙的运动变化,都不能脱离五行的规律。如《灵枢·阴阳二十五人》说:"天地之间,六合之内,不离于五,人亦应之。"《素问·天元纪大论》亦说:"夫五运阴阳者,天地之道也。"其中"不离于五"的"五"及"五运",都是指的五行。根据五行学说的观点,古人认为自然界是由五时气候和物候变化相互作用的结果,因此,宇宙万物都具有五时气候和物候变化所赋予的五种功能属性,各种事物或现象的发展变化,都是这五种功能属性相生、相克所决定的。

(三) 五行的特性

五行概念中的木、火、土、金、水是对黄河中下游流域一年中五个时段的气候和物候特点的抽象概括,分别代表了其所言喻的春气温暖而万物生发、夏气炎热而万物繁茂、长夏湿润而万物变化、秋气凉燥而万物收敛沉降、冬气寒冷而万物闭藏的气候特点和物候特点。五行的特性就是木、火、土、金、水所代表春温、夏热、长夏湿、秋凉(燥)、冬寒的气候特性和相应的生、长、化、收、藏的物候变化特性。正如《尚书·洪范》说:"水曰润下,火曰炎上,木曰曲直,金曰从革,土爰稼穑。"这是对五行特性的高度概括。

1. 木曰曲直　"曲",意即弯曲;"直",意即伸直;"曲直",是指随着春天的温暖万物由弯曲而伸直、由弯曲隐秘之处而伸达于外的生发过程。"木曰曲直",所代表的是春天的温暖和万物随之而生的特点。

2. 火曰炎上　"炎",为火光向上和盛大之貌;"上",意为升、盛、大;"炎上",是指随着夏天的炎热万物盛大繁茂的过程。"火曰炎上",代表夏天的炎热和万物随之而盛长的过程及特点。

3. 土爰稼穑　"稼",播种和禾之秀实为稼,茎为禾;穑者,谷可收曰穑;"稼穑",指植物随着长夏雨水集中的湿润之时由禾而秀实成熟的过程。"土爰稼穑",代表长夏的湿润和植物多于此时秀实变化的过程及特点。

4. 金曰从革　"从"者,顺也、随也;"革"者,改也、变也;"从革",即自然而然的变革。"金曰从革",代表时至秋季则天气由炎热向上而自然而然地转变为凉燥向下和万物也随之收敛沉降的过程及特点。

5. 水曰润下　"润"者,渗入于他物之内也;"下"者,降也、入地也;"润下",即向下和闭藏。"水曰润下",代表冬天的寒冷和万物于此时闭藏的过程及特点。

(四) 事物或现象的五行归类

事物或现象的五行归类是根据其特性及其与五时和六气盛衰的紧密联系而划分的,主要有取象比类法和推演络绎法。

1. 取象比类法　"取象",一是取自然之象,一是取事物的形象以及可能反映其本质或特点的征象;"比类",即是根据事物各自的特性进行类比划分。"取象比类",就是从事物与自然气象的相互关联出发,根据五行的特点对事物进行分类归属。

以方位配属五行:东方气候偏温,与春的特点相类,故东方就归属于木;南方气候炎热,与夏的特性相类,故南方归属于火;西方气候凉燥,与秋的特点相类,故西方归属于金;北方寒冷,与冬的特点相类,故北方归属于水;中原地带,土地肥沃,气候湿润,与长夏的特点相类,故中央归属于土。

以颜色配属五行:根据春天气候温暖,万物生发,自然一片青绿,便将青色归属于木;夏天气候炎热,昼长夜短,为一年中光照最充足、最明亮的季节,便将类于火光和太阳之色的红色归属于火;长夏万物多由禾茎化为秀实,由绿而渐变为黄,便将黄色归属于土;秋季气候凉燥清肃,万物凋零,霜降时下,地色变白,便将白色归属于金;冬季是一年中昼短夜长、光照最弱、相对最暗的季节,便将黑色归属于水。

以五脏配属五行:根据五脏与五时关系,肝性喜条达、气主升发,与春季木气生发类似,故将肝属于木;心阳主温煦,与夏季火气炎热类似,故将心属于火;脾主运化水谷,与长夏土湿之气类似,故将脾属于土;肺主肃降,与秋季金气敛降类似,故将肺属于金;肾主水,主藏精气,与冬季水寒之气潜藏类似,故将肾属于水。

2. 推演络绎法　根据已知某事物与五行的相关性,间接推论另一些事物也与五行具有相关性的方法。如,已知肝属木,由于肝合胆、主筋、其华在爪、开窍于目,因此将胆、筋、爪、目皆属于木;已知心属火,由于心合小肠、主血脉、其华在面、开窍于舌,故将小肠、脉、面、舌皆属于火;同理,脾属土,则胃、肌肉、唇、口亦属于土;肺属金,则大肠、皮肤、毛发、鼻亦属于金;肾属水,则膀胱、骨、发、耳、二阴亦属于水。

按照"取象比类""推演络绎"的方法,根据事物的不同形态、性质和作用,先哲们分别将其归属于木、火、土、金、水五大类,从而将自然界的气候变化规律与各种事物和各种生命现象紧密地联系起来,以五行之间的运动变化规律说明人体本身以及人与自然环境之间的统一性。

自然界和人体的五行属性归类,如表 1-2 所示。

表 1-2 自然界和人体的五行属性归类表

自然界											五行	人体									
五畜	五音	五臭	五味	五色	五化	五谷	五气	五方	五时(日)	五季		五脏	五腑	五官	五体	五华	五液	五志	五神	五脉	五声	五变
鸡	角	臊	酸	青	生	麦	风	东	平旦	春	木	肝	胆	目	筋	爪	泪	怒	魂	弦	呼	握
羊	徵	焦	苦	赤	长	黍	暑	南	日中	夏	火	心	小肠	舌	脉	面	汗	喜	神	洪	笑	忧(嚘)
牛	宫	香	甘	黄	化	稷	湿	中	日西	长夏	土	脾	胃	口	肉	唇	涎	思	意	缓	歌	哕
马	商	腥	辛	白	收	稻	燥	西	日入	秋	金	肺	大肠	鼻	皮	毛	涕	悲	魄	浮	哭	咳
彘	羽	腐	咸	黑	藏	豆	寒	北	夜半	冬	水	肾	膀胱	耳	骨	发	唾	恐	志	沉	呻	栗

二、五行学说的形成

五行学说是在阴阳学说形成的同时,古人总结了黄河中下游流域的春温、夏热、长夏湿、秋凉(燥)、冬寒的气候变化的规律和与之相应的春生、夏长、长夏化、秋收、冬藏的物候变化的规律抽象升华而形成的。

古人在长期的生活实践中发现,自然界各种生命现象的产生和消亡,不仅与具有对立统一规律的昼夜更替和春夏秋冬的寒暑往来具有密切的关系,而且与春温、夏热、长夏湿、秋凉、冬寒五时之气的往来运转和风、热、暑、湿、燥、寒的偏盛偏衰具有密切的关联。为了探索自然界中万物的生化规律,古人对黄河中下游流域的气候变化及其与物候变化之间的相互关联的自然规律进行了总结归纳,抽象升华而形成了五行学说。

1. 木、火、土、金、水是对四季五时气候特点和物候特点的抽象 黄河中下游流域的气候特点是四季分明而夏季长于其他三季,夏季的后半至入秋之前为全年雨量最为集中的雨湿偏盛的季节,古人将此雨湿偏盛的季节称之为"长夏"。万物皆由春温之时而生发,夏热之时而长大繁茂,长夏雨湿之时而变化结实,秋燥之时而收敛凋零,冬寒之时而闭藏。古人把这种气候变化规律和与之相关联的物候变化规律加以总结,以木、火、土、金、水这五种概念来比类抽象,便升华形成了五行学说。这里的木、火、土、金、水并不是什么物质的名称,而只是春、夏、长夏、秋、冬的气候特点和春生、夏长、长夏化、秋收、冬藏的物候特点的一种抽象概括。

2. 五行相生是对五时气候、物候运转规律的抽象 万物的生化由春生、夏长、长夏化、秋收、冬藏而生生不息。冬天的藏,孕育着春天的生;春天的生,是夏天盛长的先决条件;夏天的长,是长夏化的基础;有长夏的化,才有秋天的收;有秋天的收,才有冬天的藏。把这个

五行学说
的形成

规律以木、火、土、金、水加以归纳,自然就是木生火、火生土、土生金、金生水、水生木了。五行相生的规律是古代思想家对五时气候和物候运转规律的抽象。故《春秋繁露·五行之义》说:"木,五行之始也;水,五行之终也;土,五行之中也。此其天次之序也。"

3. 五行相克是对自然气候正常制胜规律的抽象 《素问·六微旨大论》所说"六气五类,有相制胜"。六气若有偏胜,则必有制胜之气来制约之,即《素问·至真要大论》所谓"有胜则复"。若某种气候只胜不复,则亢而为害。自然界的气候变化就是在这种有胜有复的自稳调节中维持一个相对的动态平衡,也正是春温、夏热、长夏湿、秋凉、冬寒气候变化的动态平衡,才保证了自然界万物的生生化化。若某一气的变化过于剧烈或时间太久,使这个动态平衡被打破,则会形成异常的气候灾变而影响万物的正常生化。即如《素问·六微旨大论》所说:"相火之下,水气承之;水位之下,土气承之;土位之下,风气承之;风位之下,金气承之;金位之下,火气承之……亢则害,承乃制,制则生化。"古人把这种六气相胜的自然变化规律结合木、火、土、金、水加以归纳,就形成了木克土、土克水、水克火、火克金、金克木的五行相克规律。即五行学说中的五行相克是古人对自然气候正常制胜规律的抽象。

4. 五行乘侮是对自然气候异常相胜规律的抽象 古人还发现,六气在互为胜复的运转过程中,不仅有正常的自稳调节,还有异常的气候灾变。若一气偏盛太过,不仅可以制约其所胜之气使之更加不及,而且还可以制约其所不胜之气使之偏衰;若一气偏衰太过,则其所不胜之气和所胜之气均可亢烈为害。无论是不及还是太过,又均影响自然界万物的生化而产生相应的偏盛偏衰。如春本应温,但若是春气来早或温之太过,即为"气有余",一方面可更加制约其所胜的土气而出现雨湿之气的偏衰,另一方面亦可反过来制约其所不胜的金气而出现凉(燥)之气的偏衰,往往导致万物的生发太过,即所谓"木胜乘土"或"木胜侮金";若是春气来晚或温之不及,即为"其不及",一方面可出现其所不胜之气凉(燥)之气的偏胜,另一方面亦可出现其所胜之气雨湿之气的偏胜,凡此往往导致万物生机被遏,即所谓"木虚金乘"或"木虚土侮"。根据这一自然规律,古代思想家把这种过度制约其所胜之气的异常现象称之为"乘",把反过来制约其所不胜之气的现象称之为"侮",从而抽象提出了"气有余,则制己所胜而侮所不胜,其不及,则己所不胜侮而乘之,己所胜轻而侮之"(《素问·五运行大论》)的五行乘侮的基本规律。

5. 五行互藏是对五时气候各有五方之异、又各有五气盛衰之特点的抽象 每年的气候虽然都是春温、夏热、长夏湿、秋燥、冬寒,但由于地势的原因,每一时的气候又各有其五方的差异,东方偏温,南方偏热,中央偏湿,西方偏凉、偏燥,北方偏寒。同时,由于天地的不断运动感召,即便是同一地域同一季节,也各有风、热、湿、燥、寒的偏盛偏衰。故对五行互藏的认识是古人对上述自然规律归纳抽象而来。

综上所述,五行学说是在总结自然气候变化规律和自然界万物生化与气候变化相互关联规律的基础上抽象形成的。它不仅体现了古人在观察揭示自然规律方面所取得的巨大成就,更重要的是体现了古人从天体运动、天地相互感召来认识气候、物候的变化,以天地一体、四时一体、万物一体的整体恒动的观点来认识自然界所有的事物,以自然变化规律来分析探讨具体事物的内部变化规律的基本思想方法。

三、五行学说的基本内容

五行学说的内容,包括五行的相生、相克、制化、相乘与相侮。五行的相生、相克,代表自然界事物或现象之间的正常关系;五行制化是通过相生与相克以维持自然界事物或现象之间的协调平衡状态的机制;五行的相乘、相侮代表自然界事物或现象之间的协调平衡关系失调的异常状态。

(一) 五行的生克制化

1. 五行相生

(1) 概念:生即资生、助长、促进之意。五行相生,是指木、火、土、金、水之间存在着有序的递相资生、助长和促进的关系。

(2) 次序:木生火,火生土,土生金,金生水,水生木。在五行相生关系中,任何一行都具有"生我"和"我生"两个方面的关系,《难经》将相生关系称为"母子"关系,即"生我"者为母,"我生"者为子,因此,五行相生关系又称为母子关系(图1-2)。

(3) 举例:木生火,火生土,故木为火之"母",火为木之"子";火为土之"母",土为火之"子",木和火是母子关系,火和土也是母子关系;就火而言,"生我"者为木,"我生"者为土。

2. 五行相克

(1) 概念:"克"有克制、抑制、制约之意。"相克",是指此事物对另一事物在其变化过度时所发生的正常的抑制或制约的自稳调节作用。"五行相克",是指木、火、土、金、水五行之间存在着有序克制、制约的关系。《四圣心源》有云:"相克者,制其太过也……皆气化自然之妙也。"

(2) 次序:木克土,土克水,水克火,火克金,金克木。在相克关系中,任何一行都具有"克我"和"我克"两方面的关系。《黄帝内经》把这种相克关系称之为"所胜"与"所不胜"的关系。"克我"者是我的"所不胜","我克"者是我的"所胜"(图1-2)。

(3) 举例:如金克木、木克土,就木而言,"我克"者为土,土为木之"所胜";"克我"者为金,金为木之"所不胜"。

3. 五行的制化　制即克制、制约,化即生化、资生。五行制化是说五行之间在既相互资生、又相互制约的过程中,化中有制,制中有化,维持着无过无不及的平衡协调的状态,就可以维持万物的生生化化。

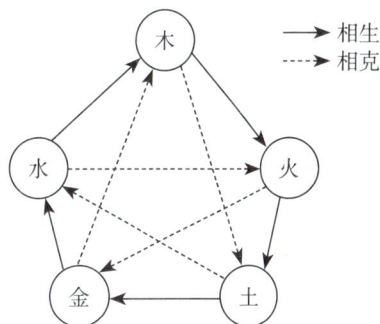

图1-2　五行生克制化示意图

《素问·六微旨大论》提出:"亢则害,承乃制,制则生化。"五行之间相生相克的过程,也就是事物运动变化过程中事物之间相辅相成和相反相成的过程。五行制化,就是五行之间这种既相辅相成又相反相成的生克关系相互为用的结果。五行的相生和相克是五行运转过程中不可分割的两个方面。没有生,就没有事物的发生和成长;没有克,事物就会亢而为害。因此,必须有克有生,既相互资生,又相互制约,才能维持和促进事物的平衡协调和发展变化,即所谓"生克制化"。正如张景岳所说:"盖造化之机,不可无生,亦不可无制。无生则发育无由,无制则亢而为害。"(《类经图翼·运气上》)

五行学说认为,正是由于这种有生有克的自我调控效应,才保证了五行之间的动态的平衡协调,保证了万物的有序生化,并保持着整体的协调与平衡。对于自然界来说,即是维持其生态平衡;对于人体来说,则是维持着生理上的动态平衡,从而保证着生命活动的正常进行。

(二)五行的乘侮与母子相及

1. 五行相乘

(1)概念:乘,凌也,即欺负之意。五行相乘,是指五行中某一行对其所胜一行的过度克制。

(2)次序:五行相乘的次序与相克相同,即木乘土,土乘水,水乘火,火乘金,金乘木。

(3)形成:五行相乘有太过所致的相乘和不及所致的相乘两种情况。

第一,太过所致的相乘,即五行中某一行过于亢盛,对其所胜一行克制太过,引起其所胜一行的不及,从而导致五行之间生克制化的异常。以木与土的关系为例,正常情况下,木克土,但如果木气过于亢盛,对土克制太过,土虽然本身并非不足,但难以承受木的过度克制,便导致土的相对偏衰。这种现象,就是"木旺乘土"。

第二,不及所致的相乘,即五行中某一行过于虚弱,难以抵御其所不胜一行的正常范围的克制,可致其本身更显虚弱。仍以木与土的关系为例,正常情况下,木能制约土,二者之间维持一个动态平衡,若土气虚弱,木虽然处于正常水平,但土虚气弱难以承受木的克制,因而导致木克土的力量相对强胜,使土更显虚弱。这种现象,称为"土虚木乘"。

"相乘"与"相克"尽管在次序上相同,但是二者是有区别的。"相克"属五行之间正常的制约和调节,"相乘"则是五行之间异常而太过的制约。在人体,前者为正常的生理活动,后者为异常的病理现象。

2. 五行相侮

(1)概念:侮,亦为欺侮、欺凌之意。五行相侮,是指五行中某一行对其所不胜一行的反向制约,即反克,又称反侮。

(2)次序:五行相侮的次序是木侮金,金侮火,火侮水,水侮土,土侮木。

(3)形成:五行相侮也有"太过"和"不及"两个方面。

第一,太过所致的相侮,即五行中的某一行过于强盛,使原来克制它的一行不仅不能来克制它,反而受到它的反向克制。如正常情况下应是木克土,但若土气过于亢盛,其所不胜一行的木不仅不能克土,反而被土所欺侮,便会出现"土反侮木"的逆向克制现象。这种现象就称之为"土侮木"。

第二,不及所致的相侮,即五行中某一行过于虚弱,不仅不能制约其所胜的一行,反而受到其所胜的一行的反向制约,即所谓"反克"。如正常情况下木应克土,但当木气不及时,则不仅不能克土,反而土会因木之衰弱而"反克"木。这种现象就称之为"土侮木"。

五行之间的相乘和相侮,均属五行之间异常相克现象,可由五行中任何一行的"太过"或"不及"而引起,其主要区别是相乘是按五行相克的次序出现的,属于"克"之太过;相侮则是逆着五行相克的次序而出现的反克现象。相乘和相侮可能单独出现,也可能同时发生。如木气过强时,不仅会过度克制(乘)其所胜之土,而且可以同时反向克制(侮)己所不胜之金;反之,木气虚弱时,则不仅金来乘木,而且其所胜之土乘其虚而反侮之。即《素问·五运行大论》所说:"气有余,则制己所胜而侮所不胜;其不及,则己所不胜侮而乘之,己所胜轻而侮之。"五行中任何一行出现"太过"或"不及"时,都可能对其他四行产生"相乘"或"相侮"的异常作用(图1-3)。

3. 母病及子 指五行中母的一行异常,影响到其子行,导致母子两行皆异常。母病及子的次序与相生次序一致。例如,水生木,水为母,木为子,水不足则不能生木,导致母子俱虚,水竭木枯。

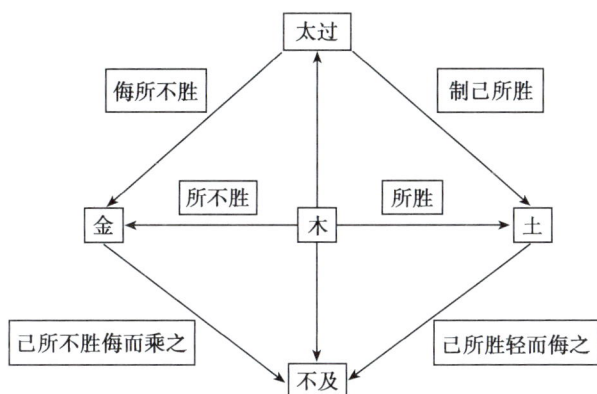

图 1-3　五行乘侮示意图

4. 子病及母　指五行中子的一行异常,影响到其母行,导致母子两行皆异常。子病及母的次序与相生次序相反。例如,木生火,木为母,火为子,火旺引起木亢,导致木火俱亢。

四、五行学说在中医学中的应用

五行学说在中医学中的应用,主要是以五行的特性来分析说明人体脏腑、经络等组织器官的功能特点及其相互关联;以五行的生克制化关系来分析脏腑、经络之间和各种生理功能之间的相互关系;以五行的乘侮关系和母子相及关系来阐释脏腑病变的相互影响,从而指导辨证和治疗。

(一)对人体结构的五行归类

五行学说把整个人体的各种组织结构及其功能根据其与五行的相互关联而划分为五大类,形成了以五脏为中心联系各相关组织器官(五腑、五体、五官、五华)及其功能(五液、五志、五神、五脉、五声、五变)的五大系统,如木系统(肝-胆-筋-目-爪-泪-魂-怒-弦-呼-握),火系统[心-小肠-脉-舌-面-汗-喜-神-洪-笑-忧(噫)],土系统(脾-胃-肉-口-唇-涎-思-意-缓-歌-哕),金系统(肺-大肠-皮-鼻-毛-涕-魄-悲-浮-哭-咳),水系统(肾-膀胱-骨-耳-发-唾-恐-志-沉-呻-栗)。同时又将人体这五大系统与自然界的五方、五季、五时、五气、五化、五谷、五色、五味、五畜、五臭、五音联系起来,用以说明人体某一系统中脏腑组织器官功能之间的相互关联以及人体脏腑与自然之间的“收受通应”的内在统一性,与阴阳学说互补,构建了中医学独特的、体现“天人相应”思想的人体结构系统。

(二)说明脏腑生理功能及其相互关系

1. 说明五脏的生理功能特点　中医学将人体的五脏依据其功能特点分别归属于五行,用五行的理论来说明其生理功能。如肝喜条达而恶抑郁,肝气主升发,有疏通气血、调畅情志的功能,与春天生机勃发的特点相类,故以肝属木。心主神明,主血脉,为五脏六腑之主宰,为阳中之阳脏,与夏天阳气充盛、鼓动万物生长的特点相类,故以心属火。脾主运化水谷、化生精微以营养脏腑形体,为气血生化之源,与长夏的万物由此多变化的特点相类,故以脾属土。肺主气,具有清肃之性,其气以降为顺,与秋天清肃沉降收敛的特点相类,故以肺属金。肾主封藏,为人体阴精之本,与冬天闭藏的特点相类,故以肾属水。

2. 说明五脏之间的相互关系　五脏的功能活动是互相联系的。中医学运用五行生克制化的理论来说明五脏之间的既相互资生又相互制约的内在联系。

(1) 五脏之间的相互资生:肝生心(木生火),肝藏血、主疏泄,以济心血的充盈和心气的调畅;心生脾(火生土),心阳温煦脾土、助脾运化;脾生肺(土生金),脾生气,肺主气,"脾气散精,上归于肺",脾无所生则肺无所主;肺生肾(金生水),肺气清肃下行,通调水道以助肾水;肾生肝(水生木),肾藏精以滋养肝血。

(2) 五脏之间的相互制约:肾克心(水克火),肾水上行以制约心火,防其过亢;心克肺(火克金),心火温煦向上,制约肺气的过于肃降;肺克肝(金克木),肺气清肃下行可抑制肝气的升发使之不致太过;肝克脾(木克土),肝木条达可以疏泄脾土防其壅滞;脾克肾(土克水),脾主运化水湿可防止肾水的泛滥。

(3) 五脏之间的生克制化:五脏中每一脏都具有生我、我生、克我、我克的生克制化关系。说明某一脏因功能上有其他脏(母)的资助而不至于虚损,因有这一脏对其他脏(子)的资助,使其他脏不至于虚损,同时,又有其他脏(所不胜)的制约也会使这一脏功能不至于过亢,这一脏对其他脏(所胜)发挥制约作用,则其他脏不至于过亢。如因有心(火)生脾(土),所以脾气无虚损,脾(土)生肺(金),金气无虚损。同时,因肝(木)制约脾(土),所以脾气不会过亢,脾(土)制约肾(水),则肾水不泛滥。这种制化关系把五脏联系成一个有机整体,从而保持了人体内环境的协调稳定。

需要指出的是,以五行的特性及其生克规律来论述五脏的生理功能及其相互资生、相互制约的关系,只是反映了五脏之间相互资生、相互制约关系的一个方面。五脏之间的相互关系是复杂的,不可能只是单向的资生和制约,五行的生克关系也难以完全阐释五脏间复杂的生理关系。因此,不能只囿于五行之间相生、相克的理论来认识和研究脏腑的生理功能及其相互间的内在联系。

(三) 阐释脏腑病理变化

五脏外应五季、五气,五季的更替、五气的变化都会影响相应的脏腑出现五季多病,同时五脏之间存在生克制化,五脏受病会因为五脏的生克或乘侮关系而发生相应的传变,因此,用五行学说阐释脏腑病理变化主要包括脏腑发病规律、相生关系的传变、乘侮关系的传变。

1. 阐释脏腑的发病规律　根据五行学说,肝应春,通于风气;心应夏,通于暑气;脾应长夏,通于湿气;肺应秋,通于燥气;肾应冬,通于寒气。因此,不同的时令,不同气候的影响,一般是主时之脏先受邪发病,所以,春之时,肝先受邪,易见肝阳上亢、肝风内动病变;夏之时,心先受邪,易见暑邪为患;长夏之时,脾先受邪,易见脾湿腹泻病变;秋之时,肺先受邪,易见干咳少痰之症;冬之时,肾先受邪,易见四肢厥冷、痹痛之症。

主时之脏受病,这是一般规律,但也有所胜和所不胜之脏受病的。气候失常,有太过与不及之分。时令未至而气先到,属于太过之气;时令已至而气未到,属于不及之气。太过之气的发病规律,不仅可以乘所胜之脏,还会反侮所不胜之脏;不及之气的发病规律,不仅所胜之脏反侮本脏,所不胜之脏乘本脏,而且还会影响到"我生"和"生我"之脏。这是根据五行生克乘侮规律来预测的,临床上还要结合病人具体情况进行灵活分析。

2. 阐释脏腑的病传规律

(1) 相生关系传变:相生关系的传变包括"母病及子"和"子病及母"两个方面。

1) 母病及子:是指疾病的传变,从母脏传及子脏。如脾属土,肺属金,土生金,故脾为肺之母,肺为脾之子,脾病及肺,即是母病及子,即临床常说的"土不生金"。临床上常见的先有脾气不足继而累及于肺的脾肺两虚证和先有脾失运化湿蕴生痰继而壅遏肺气的痰湿咳嗽证,皆属于母病及子。

2) 子病及母:又称子病累母。是指疾病的传变,从子脏传及母脏。如肝属木,心属火,木能生火,故肝为母脏,心为子脏。心病及肝,即是子病及母。其中属于五脏虚损性疾病互相影响的,又称为"子盗母气"。临床上常见的先有心血不足继而累及肝血亏虚的心肝血虚证和先有心火旺盛继而引动肝火的心肝火旺证,皆属于子病及母。

(2) 乘侮关系传变:乘侮关系的传变包括"相乘"和"相侮"两个方面。

1) 相乘:即相克太过。五脏相乘有两种状况:一是一脏过盛,过度制约其所胜之脏;另一种是一脏过弱,不能耐受"克我"之脏的克制,从而表现为克伐太过。如以肝木和脾土之间相克关系而言,相乘传变就有"木旺乘土"(即肝旺乘脾)和"土虚木乘"(即脾虚肝乘)两种情况。若先由于肝旺,影响脾胃的运化功能,而出现胸胁苦满、脘腹胀痛、反酸、泄泻等表现时,称为"木旺乘土";反之,若先由于脾胃虚弱,继而致肝气偏盛,而出现纳呆嗳气、胸胁胀满、急躁易怒、腹痛泄泻等表现时,则称为"土虚木乘"。

2) 相侮:是反向克制而为病。形成五脏相侮亦有两种情况:一是一脏太过反而侮其所不胜之脏,另一是一脏不及而被其原本所胜之脏反而侮之。例如,金克木,肺本应制约肝,是肝所不胜之脏,但若由于暴怒而致肝火亢盛,可能出现不仅肺金无力制约肝木,而且反遭肝火之反向克伐,而见急躁易怒、面红目赤、咳逆上气、咯血等木胜侮金的证候,称为"木火刑金"。木克土,肝本应制约脾,脾为肝的所胜之脏,但若是肝郁气滞,疏泄不及,可能出现不仅肝无力制约脾土,而且反遭脾土的反向克伐,而见情志抑郁、两胁苦满、脘腹闷胀、食欲不振、腹泻便溏等木虚土侮的证候。

此外,由于五脏外应五时,故五脏发病还具有以下规律:一是容易在其所主之时受邪而发病,即春天多发肝病,夏天多发心病,长夏多发脾病,秋天多发肺病,冬天多发肾病。二是五脏之病多因其与五时的生克及相胜关系而发生相应的转归变化。如肝病多生于春,好转于夏,愈于长夏,甚于秋,平稳相持于冬;心病多生于夏,好转于长夏,愈于秋,甚于冬,平稳相持春。即如《素问·咳论》说:"乘秋则肺先受邪,乘春则肝先受之,乘夏则心先受之,乘至阴则脾先受之,乘冬则肾先受之。"毋庸讳言,疾病是复杂多变的,五脏间病变的相互影响也不可能仅靠五行乘侮和母子相及规律来说明,应从实际情况出发把握疾病的具体传变。

(四) 用于疾病的诊断

人体是一个有机整体,当人体内脏的病变或其相互关系异常时可以反映到体表相应的组织器官,出现色泽、声音、形态、脉象等诸方面的异常变化。由于五脏与五腑、五体、五官、五色、五志、五液、五音、五味、五脉等都具有五行归属的对应联系,这就为运用五行学说诊断定位、判断脏腑疾病及疾病的预后转归奠定了理论基础。因此,在临床诊断疾病时,就可以综合望、闻、问、切四诊所得的材料,根据五行的归属及其生克乘侮的变化规律,来推断病情。正如《难经·六十一难》所说:"望而知之者,望其五色,以知其病。闻而知之者,闻其五音,以别其病。问而知之者,问其所欲五味,以知其病所起也。切脉而知之者,诊其寸口,视其虚实,以知其病在何脏腑也。"

1. 确定脏腑病变部位　五行学说用于疾病的诊断,主要是以五行的归属及其特性来分析四诊资料,指导临床辨证定位,即从本脏所主之色、味、脉来诊断本脏之病。如面见青色,喜食酸味,脉呈弦象,可以诊断为肝病;面见赤色,口味苦,脉象洪,可以诊断为心火亢盛。

2. 推断脏腑相兼病变　五行学说用于疾病的诊断,还可以从五脏所主之色来推测五脏病的传变。如脾虚的病人,面色本黄,若面见青色,为木来乘土;心血虚病人,若面见黑色,为水来乘火;肺病之人,面色当白,若面见赤色,为火来乘金,等等。

3. 判断病变的预后   中医诊病很重视色诊与脉诊的结合应用,且能从客观上大致反映出疾病的状况。但是,欲从色脉来判断病情的发展趋势,则又必须根据五行生克规律来进行推测。《医宗金鉴·四诊心法》指出:"色脉相合,已见其色,不得其脉,得克则死,得生则生。"如肝病,色青而见弦脉,是为色脉相符;如不见弦脉而反见浮脉,则属相克之脉(浮为肺金之脉象),即脉克色(金克木)为逆;若得沉脉,则属相生之脉(沉为肾水之脉象),即脉生色(水生木)为顺。实践说明,此种分析方法具有一定的参考价值。

(五)用于指导疾病的防治

五行学说用于疾病的治疗主要表现在按五行的生克乘侮规律,确定治则治法,指导脏腑用药,控制疾病传变,指导情志病治疗,指导针灸取穴等。

1. 确定治则和治法   五行学说不仅用以说明人体的生理功能和病理变化,综合四诊,推断病情,而且也可以根据五行之间相生、相克关系确定治疗原则和治疗方法。

(1) 根据五行相生规律确定治则和治法:临床上根据相生规律确定的治疗原则就是补母和泻子。即"虚则补其母,实则泻其子"(《难经·六十九难》)。

补母,即"虚则补其母",是指一脏之虚证,不仅需补益本脏之虚衰,促使其康复;同时,还要依五行相生的关系,补益其"生我"之脏(即"母脏"),通过生我之脏对本脏的"相生"作用而帮助本脏尽快复。如肺气不足,除需用补肺气的药物外,还可以用补益脾气的方法,通过"培土生金"的作用促使肺气尽快恢复。

泻子,即"实则泻其子",是指一脏之实证,不仅需泻除本脏之实邪,同时,还可依五行相生的关系,泻其"子脏"(即"我生"之脏),以辅助泻除其本脏的实邪。例如,在肝火炽盛证时,除需用泻肝火药物直泻肝火外,还可以用泻心火的方法,通过泻其子脏来帮助消除过旺的肝火。

值得指出的是运用五行相生规律来治疗,必须分清主次,或是治母为主,兼顾其子;或是治子为主,兼顾其母。注意从矛盾双方来综合考虑,不得顾此失彼。

根据相生关系确定的治疗方法主要有滋水涵木、益火补土、培土生金、金水相生四种。

滋水涵木法:即滋肾阴以助养肝血和肝阴的方法,又称滋肾养肝法。多用于肾阴亏损而导致的肝阴不足或肝阳上亢之证,亦可用于肝血或肝阴不足之证。表现为头目眩晕,眼干目涩,耳鸣颧红,口干,五心烦热,腰膝酸软,男子遗精,女子月经不调,舌红苔少,脉细弦数等。

益火补土法:是温肾阳以补脾阳的一种方法,又称温肾健脾法。多用于肾阳不足而致脾阳不振之证,亦可用于脾阳不足证。表现为畏寒,四肢不温,纳减,腹胀,泄泻,浮肿等。

必须说明的是,按五行生克次序来说,心属火、脾属土,火不生土应当是心火不生脾土,故益火补土本应是温心阳以暖脾土。但事实上肾阳为人体阳气的根本,温煦脾土主要是肾阳的作用。所以,"益火补土"法就是温补肾阳(命门之火)而健运脾阳,少指心火与脾阳的关系。

培土生金法:即通过健脾气以补肺气的治疗方法。主要用于脾胃虚弱,不能滋养肺脏而肺虚脾弱之候。该证表现为久咳不已,痰多清稀,或痰少而黏,食欲减退,大便溏薄,四肢乏力,舌淡脉弱等。

金水相生法:亦称肺肾同补法。即对于肺肾阴虚者,多采用两脏同补,通过金水互生的机理治疗两脏之阴虚。因肺属金,肾属水,金能生水,故补肺阴即可以滋肾阴;而肾阴是五脏阴精之本,所以滋肾阴又可达补肺阴的目的。适用于肺虚不能输布津液以滋肾,或肾阴不足,精气不能上滋于肺,而致肺肾阴虚者,表现为咳嗽气逆,干咳或咳血,喑哑,骨蒸潮热,口干,盗汗,遗精,腰酸腿软,身体消瘦,舌红苔少,脉细数等。

(2) 根据五行相克规律确定治则和治法

1) 基本治疗原则:临床上由于相克规律的异常而出现的病理变化,虽有相克太过,相克不及和反克之不同,但总的来说,可分强弱两个方面,即克者属强,表现为功能亢进;被克者属弱,表现为功能衰退。因而治疗上可采取“抑强扶弱”的手段,并侧重在制其强盛,使弱者易于恢复。另一方面强盛而尚未发生相克现象,必要时也可利用这一规律,预先加强被克者的力量,以防止病情的发展。其基本治疗原则为抑强扶弱。

抑强,用于相克太过引起的相乘和相侮,治疗的重点在于泻其有余、抑其太过,如暴怒伤肝致肝气横逆,乘脾犯胃,出现肝气犯脾、肝气犯胃之证,属木旺乘土,治疗应以疏肝、平肝、泄肝为主。反之,若脾胃壅滞,影响肝气条达而致肝失疏泄,则属土盛侮木,又称土壅木郁,治疗应以运脾和胃为主。抑制其强者,则被克者的功能自然易于恢复。

扶弱,用于相克不及引起的相乘和相侮,治疗的重点在于补其不足、扶其虚弱。如脾胃虚弱,肝气乘虚而更加制约脾土,而见肝脾不和之证,属土虚木乘,又称土虚木贼,治疗应以健脾益气为主。反之,若肝气虚弱,疏泄不及,影响脾胃健运,致脾湿太甚更壅遏肝气,出现肝郁脾湿之证,称为木不疏土。针对这一木虚土侮的病变,治疗应以补肝疏肝为主,祛湿运脾为辅。

值得指出的是,运用五行相克规律来治疗,或者抑强为主,扶弱为辅;或者扶弱为主,抑强为辅。但抑强扶弱的治则并非一定要在乘侮现象出现之后才来使用,在一方强盛尚未出现乘其所胜或侮所不胜、一方虚弱尚未出现其所不胜侮而乘之或其所胜轻而侮之时,亦可提前使用,如此通过治疗未病之脏来帮助已病之脏的尽早康复,亦属于“治未病”的一个方面。《金匮要略·脏腑经络先后病脉证》所说的“见肝之病,知肝传脾,当先实脾”和《素问·至真要大论》所说的“必先五胜,疏其血气,令其调达,而致和平”均是指此而言。

2) 常用治疗方法:根据相克关系确定的治疗方法主要有抑木扶土、培土制水、佐金平木、泻南补北四种。

抑木扶土法:亦称疏肝健脾法、平肝和胃法,是指疏肝泻肝和健脾补中两相结合的治法。适用于木旺乘土或土虚木乘之证。临床应用时应依据具体情况而区别对待。凡木旺乘土之证,出现肝气犯胃,影响胃气和降之胸闷胁胀,不思饮食,嗳气;或肝气犯脾,影响脾气升清之胸闷胁胀、腹胀肠鸣、大便或秘或溏或脘痞腹痛等,则以抑木为主,扶土为辅;凡土虚木乘之证,出现脾胃本虚,而肝气乘之,而见纳呆食少、面色萎黄,胁肋脘腹胀痛隐隐时,则以扶土为主,抑木为辅。

培土制水法:亦称敦土利水法。是用温运脾阳药以治疗水湿停聚为病的一种方法。用于脾肾阳虚,水湿不化所致的水肿胀满之证。如脾虚不运,水湿泛滥或肾阳虚衰,不能温煦脾阳,而致水肿胀满之候为主,则用温运脾阳,健脾利水之法。

佐金平木法:又称滋肺清肝法。是滋肺阴和清肝火以治疗肝火犯肺病证(木火刑金)的方法。临床上多用于肝火偏盛,耗伤肺阴之证,表现为胁痛,口苦,咳嗽,痰中带血,急躁烦闷,脉弦数等。

泻南补北法:亦称泻火补水法、滋阴降火法,是泻心火与补肾水相结合的一种治法。适用于肾阴不足、心火偏旺所致的水火不济,心肾不交之证。该证表现为腰膝酸痛,心烦失眠,遗精等。因心主火,火属南方;肾主水,水属北方,故称泻南补北法。这是水不制火时的治法。

但必须指出,肾为水火之脏,肾阴虚亦能使相火偏亢,出现梦遗、耳鸣、喉痛、咽干等,也称水不制火,这种属于一脏本身水火阴阳的偏盛偏衰,不能与五行生克的水不克火混为一谈。

2. 指导脏腑用药　中药以色味为基础,不同的药物,有不同的颜色与气味。以颜色分,有青、赤、黄、白、黑五色;以气味辨,则有酸、苦、甘、辛、咸五味。药物的五色、五味与五脏的关系是以天然色味为基础,以其不同性能与归经为依据,按五行学说加以归类,则青色、酸味入肝,赤色、苦味入心,黄色、甘味入脾,白色、辛味入肺,黑色、咸味入肾。如白芍、山茱萸味酸入肝经以补肝;朱砂色赤入心经以镇心安神;石膏色白味辛入肺经以清肺热;黄连味苦以泻心火;白术色黄味甘以补益脾气;玄参、生地黄色黑味咸入肾经以滋养肾阴等。临床脏腑用药,除色味外,必须结合药物的四气(寒、热、温、凉)和升降浮沉等理论综合分析,辨证应用。在临床上就是根据脏腑的盛衰和药物的五行特点遣药组方、治疗疾病。

3. 控制疾病传变　疾病的传变,多见一脏受病波及他脏而致疾病发生传变。因此,临床上遇到此类情况时,除对所病之脏进行调理外,还应考虑到与其相关的脏腑,根据五行的生克乘侮规律,来调整其太过和不及,以控制疾病的进一步传变,从而使其恢复正常的功能活动。如肝脏有病,可以母病及子影响及心,亦可子病及母影响及肾,亦可木旺乘土或木虚土侮影响及脾,亦可木虚金乘或木旺侮金影响及肺。临床应根据五行的母子相生及乘侮关系,针对不同的情况,抑其有余、扶其不足,控制传变。若肝气太过,为防木旺乘土,应先补益脾气,脾气健旺,则肝病不传于脾。《难经·七十七难》:"见肝之病,则知肝当传之于脾,故先实其脾气。""实其脾气",就是健脾、调补脾脏之意。木旺乘土,肝病传脾,补脾则可防其传变,此即应用五行生克乘侮理论,阐述疾病传变规律和确定预防性治疗措施。至于疾病的传变与否,则取决于脏腑的生理功能状态,即五脏虚则传,实则不传。所以《金匮要略》说:"见肝之病,知肝传脾,当先实脾。四季脾旺不受邪,即勿补之。"

在临床实践中,我们既要掌握疾病发生发展及传变过程中的生克乘侮关系,及早治疗以控制传变,防患于未然;又要根据具体病情辨证论治,不可机械地套用病传模式。

4. 指导情志病治疗　情志疗法是治疗情志失调病证的重要疗法。情志生于五脏,五脏之间有着生克关系,所以情志之间也存在着这种关系。正是由于在生理上人的情志变化有着相互抑制的作用,而在病理上和内脏亦有着密切关系,故在临床上可以运用情志的相互制约关系来达到调整情志治疗疾病的目的,又叫"五志相胜法"。如:悲为肺志,属金;怒为肝志,属木。金能克木,故悲能胜怒。恐为肾志,属水;喜为心志,属火。水能克火,故恐能胜喜。怒为肝志,属木;思为脾志,属土。木能克土,故怒能胜思。喜为心志,属火;忧为肺志,属金。火能克金,故喜能胜忧。思为脾志,属土;恐为肾志,属水。土能克水,故思能胜恐。正如《素问·阴阳应象大论》所说"怒伤肝,悲胜怒……喜伤心,恐胜喜……思伤脾,怒胜思……忧伤肺,喜胜忧……恐伤肾,思胜恐",即所谓"以情胜情"。

病案分析

张从正的情志相胜法

案例实例:息城司候,闻父死于贼,乃大悲哭之,罢,便觉心痛,日增不已,月余成块状,若覆杯,大痛不住。药皆无功,议用燔针炷艾,病人恶之,乃求于戴人。戴人至,适巫者在其旁,乃学巫者,杂以狂言以谑病者,至是大笑不忍,回面向壁。一二日,心下结块

皆散。(《儒门事亲》)

　　分析：戴人即张从正,为攻邪派的代表,除善用汗、吐、下三法攻邪,还擅长情志疗法。本案中病患由于失去亲人的情志刺激,导致悲忧不解,气机失调结聚于胸中。此例乃据《黄帝内经》"忧则气结,喜则百脉舒和"之病机,灵活运用"喜胜悲"的治疗方法,采用"喜可以治悲,以谑浪亵狎之言娱之"的办法,设法使病人感到欢快喜悦,从而有效地消除悲伤与忧郁的情绪,以使聚于胸中的结块消散。

　　5. 指导针灸取穴　针灸疗法中,手足十二经脉的"五输穴"配五行,比如手足三阴经,井属木,荥属火,输属土,经属金,合属水。针灸治疗时,根据病证,按五行生克规律选穴施治。如肝虚之证,据"虚则补其母"的治则,取肾经合穴(水穴)阴谷,或取本经的合穴(水穴)曲泉进行治疗。肝实之证,据"实则泻其子"的治则,取心经荥穴(火穴)少府,或取本经荥穴(火穴)行间进行治疗。

　　综上所述,临床上依据五行生克制化关系进行疾病的治疗,是五行学说在中医学中具体运用的重要方面。在临床运用时既要正确地掌握五行生克乘侮的规律,又要根据具体病情灵活进行辨证施治,不可机械生搬硬套。

第四节　精气学说、阴阳学说、五行学说之间的关系

思政元素

中医药文化自信

　　精气学说、阴阳学说、五行学说是中华民族在长期的生活实践中形成的有关宇宙的本原及其发展变化规律的世界观和方法论,是中国优秀传统文化的集中体现,更是中华民族智慧的结晶。这些哲学思想渗透到中医学中,对中医学理论体系的形成和发展产生了深刻的影响。直到今天,中医学仍以精气学说、阴阳学说、五行学说为指导,以此认识生命活动的规律,以及疾病的诊断、治疗以及养生等。中医学以精气学说的哲学思想为指导,结合对生命现象的观察与实践,提出了精是身之本,为生命之原;气是生命活动的推动力、调控力。阴阳学说的思想运用到中医学中,更是无处不到,正如《黄帝内经》中提出"人生有形,不离阴阳",正常的生命活动要"阴平阳秘,精神乃治",在诊断疾病时也应"察色按脉,先别阴阳",治疗疾病更应遵循"谨察阴阳之所在,以平为期"的思想。中医学借鉴五行学说的思想,建立了天地人一体的整体思维方式,在学习中应"上知天文,下知地理,中知人事,可以长久"。习近平总书记也多次提出"中医药学凝聚着深邃的哲学智慧和中华民族几千年的健康养生理念及其实践经验,是中国古代科学的瑰宝,也是打开中华文明宝库的钥匙"。因此,我们在学习中,不仅要把中医理论传承好、发展好、利用好,充分发挥中医药防病治病的独特优势和作用,更要增强我们的文化自信、理论自信、民族自信,为建设健康中国、实现中华民族伟大复兴的中国梦,贡献自己的一份力量。

精气学说、阴阳学说和五行学说都是中国古代用来解释自然的哲学思想。中国古代哲学认为气是天地万物的物质基础,是世界的本原,世界的演化过程为气—阴阳—五行—万物,世界万事万物的发生发展变化都可以用这一系统进行阐释。精气学说着重说明物质世界的本原性;阴阳学说的对立统一辩证观,着重阐释事物发生、发展和变化的总规律;五行学说的生克制化系统观,着重揭示物质世界存在着复杂的普遍联系及多元事物间的稳态结构关系。万物本于一气,一气分为阴阳,阴阳化生五行,五行中又有阴阳。

中医学应用并发展了精气学说、阴阳学说和五行学说,将三者结合起来,建立气—阴阳—五行的认识论,用以阐明人的生命活动包括健康及疾病的发生、发展、预防及治疗等,构建了中医理论体系,形成了独特的生命观、整体观和辨证施治。

一、精气学说与阴阳学说的关系

精气学说始于先秦,战国时期的稷下学派,宋钘、尹文为主要倡导者。他们提出气或精是构成万物的根本要素,并用精气说明人的生命和精神现象。《管子·内业》曰:"凡物之精,化则为生,下生五谷,上为列星,流于天地之间,谓之鬼神;藏于胸中,谓之圣人,是故名气。"《黄帝内经》受精气学说的影响,把精气视为生命的基础或根本。"人生于地,悬命于天,天地合气,命之曰人"(《素问·宝命全形论》)人与天地万物一样,都是由精气所构成的。宋、尹二氏说:"精也者,气之精者也",认为精是气中之精纯的部分,因此精也称为精气或气。人体内重要的生命物质多以气、精或精气来命名,如"人始生,先成精,精成而脑髓生"(《灵枢·经脉》)、"营卫者,精气也;血者,神气也"(《灵枢·五味》)等。

阴阳学说主要是用"一分为二"的观点,认为宇宙万物无不是在天地运转、昼夜更替、四季寒暑往来的阴阳二气循环过程中形成的,并用阴阳之间的交感互藏、对立制约、互根互用、消长平衡、相互转化和阴阳自和的关系来说明其发展、变化的根源。阴阳学说主要用以说明具有对立统一关系的两个事物或事物内部的具有对立统一关系的两个方面之间的相互关系。

"圣人抱一为天下式"(《道德经·二十二章》),老子将"一"作为道所生的原始物质,又说:"道生一,一生二,二生三,三生万物。万物负阴而抱阳,冲气以为和"(《道德经·四十二章》),"一"分为二,即阴与阳。阴阳和而产生第三者,再繁衍而生万物。老子哲学有丰富的辩证法思想,认为天地万物都处在永恒的运动变化状态。老子比较系统地揭示出事物对立统一的现象和规律,在《道德经》中列举出大量对立的概念,包括美丑、难易、生死、胜败、虚实及阴阳等。它们都是对立的统一,一方不存在,对方也就不存在,正如《道德经·二章》所说:"有无相生,难易相成,长短相形,高下相倾,音声相和,前后相随。"阴阳包罗万象,如《灵枢·阴阳系日月》中说:"夫阴阳者,有名而无形,故数之可十,离之可百,散之可千,推之可万"。

二、精气学说与五行学说的关系

万物本于一气,一气分为阴阳,阴阳化生五行,五行中又有阴阳。《尚书·洪范》最早描述了五行的特性,《国语·郑语》指出万物生长皆离不开木、火、土、金、水五种物质要素及其相互作用,五行是生活中离不开的最重要的五种要素。人们以五来概括各种事物,如五音、五方、五岳等,以及中医学中的五脏、五志、五味、五液等。随着对五行的深入认识,五行学说日渐成熟。五行学说主要侧重于用五行的生克制化及乘侮制胜关系来阐释事物之间的相互关联，认为宇宙间万事万物无不是在自然界天地运转、五时气候变迁基础上形成的五种气候和物候现象。其以木、火、土、金、水分别指代五种气候和物候现象，并以五时气候和物候特点来归类宇宙中事物或现象的属性，并以五者之间相互资生、相互制约的关系来论述和推演事物之间或现象之间的相互关系及其复杂的运动变化规律，是我国古代唯物主义哲学的重要原理。

三、阴阳学说与五行学说的关系

阴阳学说和五行学说，原为两种不同的学说，各有其特点。阴阳家为提倡阴阳五行学说的一个学派，战国末齐人邹衍为阴阳家的代表人物。邹衍把五行学说附会到社会历史变动及王朝的列替上，提出了"五德终始"说，他完善了五行相胜及相生次序，并将阴阳和五行合流。中医学受其影响，将天地之间的事物及现象按阴阳及五行进行分类。《灵枢·通天》中又说："天地之间，六合之内，不离于五，人亦应之，非徒一阴一阳而已也"。

阴阳学说和五行学说在起源上，均为朴素的唯物论，自发的辩证法思想，应用到中医理论中，成为中医理论体系的重要组成部分。阴阳学说和五行学说总结归纳天地自然规律而形成的古代自然观和方法论。就自然而论，阴阳之中含有五行，五行之中寓有阴阳，实质是一气运动变化的质变和量变的不同过程。如阴阳代表自然界中能量释放(阳)和能量收敛(阴)的两种相反的质变状态，而五行代表阳气渐变的五个量变过程，如木代表阳气初生，应春；火代表阳气最旺，应夏；金代表阳气收敛，应秋；水代表阳气潜藏，应冬；土代表阳气由生长到收藏的转化阶段，应长夏。故《类经图翼》说："五行即阴阳之质，阴阳即五行之气。气非质不立，质非气不行。行也者，所以行阴阳之气也。"

课堂互动

请同学们共同绘制人体脏腑、形体、官窍等的五行及阴阳归类示意图。

就临床而言，阴阳学说与五行学说亦是相互为用，可分不可离。阴阳五行学说在中医临床实际运用中，论阴阳常常联系到五行，言五行也离不开阴阳，必须把阴阳和五行结合起来，综合运用，才能正确地认识和理解脏腑之间复杂的生理活动和病理传变。如从阴阳来看，心有心阴、心阳之别，心阳具有温煦推动作用，心阴具有滋润宁静作用，二者相反相成，维持心脏正常的功能；肾有肾阴、肾阳之异，肾阳对全身阳气具有温煦推动作用，肾阴对全身阴液具有滋润宁静作用，二者相反相成，维持人体阴阳整体的平衡。如果心或肾阴阳失调，除了考虑调整心或肾各自的阴阳失调外，还要按照五行生克乘侮考虑疾病的传变。如从五行来看，心在五行属火，肾在五行属水，心阳必须下温肾阳，则肾水不寒；肾阴必须上济心阴，则心火不亢，这样心肾之间才能维持"心肾相交，水火既济"的生理关系。病理上，如果肾阴虚不能上济心阴，则临床可见"心火独亢"的"心肾不交，水火不济"病变，此时，用药除滋肾阴外，还要清心火，即是利用了五行"水克火"的原理。正因为脏腑生理、病理的复杂关系既有其内部的对立制约、互根互用、消长转化的关系，又有脏腑之间的生克制化关系和乘侮影响，所以阴阳学说与五行学说在临床运用时亦是相互为用，缺一不可。因此，分析人体生理、病理变化时，就必须将阴阳学说和五行学说结合起来进行综合分析，善于从阴阳的偏盛偏衰中辨明

五行的生克乘侮,从五行的生克乘侮中辨清阴阳的偏盛偏衰。

《素问·宝命全形论》说:"人生有形,不离阴阳,天地合气,别为九野,分为四时,月有大小,日有短长,万物并至,不可胜量……木得金而伐,火得水而灭,土得木而达,金得火而缺,水得土而绝,万物尽然,不可胜竭。"人们用阴阳的对立统一和五行的生克制化来解释世界上的万事万物,人生于天地之间,也不能例外,可以用阴阳五行来描述人体的生理病理等。

中医学综合运用精气学说、阴阳学说和五行学说,从不同的角度,不同层次对人的生命现象进行阐释。中医学以精为生命的本原,推动和调节脏腑经络、形体官窍等的生理功能及生长壮老的生命过程。运用阴阳对立制约、互根互用、消长平衡和互相转化的理论,说明人体是阴阳对立的统一体,各脏腑分阴阳,每一脏各有阴阳。阴阳相反相成是调控脏腑功能的基础。运用五行生克制化理论,构建五脏功能系统,说明五脏之间的密切关系。阴阳学说和五行学说相互补充,构建四时五脏天人合一整体观。在分析病理变化时,认为"百病皆生于气",如气虚、气机失调等。阐释脏腑病变时,注重脏腑阴阳气血的偏盛偏衰以及脏腑之间的母子相及或相乘相侮传变。因此,在治疗方面,以调气为先,又要针对不同脏腑病变调其阴阳,并根据五行制化理论,采取相应措施,防止疾病传变。

总之,精气学说、阴阳学说、五行学说是中国传统文化认识世界的根本观点和方法,也是中医学认识生命、健康的根本观点和方法,精气学说确立了中医理论的唯物观,并为气化生理奠定了基础;阴阳五行学说,促进了中医学运用对立统一观点及联系控制法则来分析解释人体生理活动和病理变化,分析探讨人与自然的关系,充分体现了中华民族特有的智慧和思维方式,对于中医学的发展和创新具有重要的指导作用。

● (郑红　张丽　隋华　孙鑫)

复习思考题

1. 中国古代哲学中的"精、气"概念与中医学中的"精、气"概念有何不同?
2. 何谓阴阳? 阴阳学说的基本内容是什么?
3. 阴阳学说在疾病防治中如何运用?
4. 何谓五行? 五行的特性是什么?
5. 五行生克乘侮的规律有哪些?
6. 试用阴阳五行学说分析人体心肾关系。

第二章

精气神与生命

📝 **学习目标**

1. 掌握精气神的基本概念。
2. 掌握精气神在人体生命过程中的重要作用。
3. 熟悉人体生命过程与生命体征。
4. 了解精气神与生命过程和生命体征的关系。

　　人是自然界最宝贵、最重要的生物,是宇宙间一切生命活动最高存在形式。人类的产生是宇宙演化到特定阶段的产物,天地四时的变化是人类产生与繁衍生息的重要时空,《素问·宝命全形论》:"人以天地之气生,四时之法成。"天地四时是生命形成的自然条件,父母之精是生命形成的基础,故《灵枢·决气》说:"两神相搏,合而成形,常先身生,是谓精。"父母的生殖之精交合,是构成胚胎、形成生命的基础。人类的繁衍和生存,不仅需要阴阳之气运动变化而形成的自然条件,还需要构成人体的本源物质,即先天之精。父母之精相合,产生了融精气神一体的新的生命。

第一节　精气神与生命要素

　　精是构成人体和维持人体生命活动的物质基础,气是激发和推动生命活动的动力源泉,神是反映生命活动的外在表现。其相互依存、相互为用,不可分离,共同维持人的生命活动,为生命的三大要素,故称为人身"三宝"。

ER 2-1

精气神的
概念及其
关系

🧭 **思政元素**

精气神合一,人人健康,社会和谐

　　人生天地间,是自然界最宝贵、最重要的生物,人类的产生是宇宙生物演化到特定阶段的产物,天地四时的变化是人类产生与繁衍生息的重要条件,《素问·宝命全形论》:"天覆地载,万物悉备,莫贵于人。人以天地之气生,四时之法成。"人类的生存必须适应自然环境的变化,必须与自然和谐相处,《素问·六节藏象论》:"天食人以五气,地食人以五味,五气入鼻,藏于心肺,上使五色修明,音声能彰;五味入口,藏于肠胃,味有所藏,以养五气。气和而生,津液相成,神乃自生。"《黄帝内经》认为健康是人体脏腑气血和谐的结果,包括脏腑形体之间、形体与精神之间,以及人与自然社会之间的和谐相处。形体健壮、精气充足,神气外现,才能健康和谐。

党的十九大提出新时代的主要矛盾是人民日益增长的美好生活需要和不平衡不充分的发展之间的矛盾。因此我们的奋斗目标是在第一个一百年(中国共产党成立100年)时全面建成小康社会;第二个一百年(新中国成立100年)时建成富强民主文明和谐美丽的社会主义现代化强国。而要人人小康,国家富强,必须以人人健康,社会和谐为前提。因此"绿水青山就是金山银山""建设美丽乡村"等人与自然和谐相处持续发展、绿色环保的新理念,"先富带后富""和谐发展,共同富裕",以及"建立人类命运共同体"等美好愿景,反映了中国传统文化之中天人相应、和谐友爱、共享共荣的文化特色,也充分体现了具有文化自信的大国风范。

一、精是构成与维持生命的物质基础

精,是指体内一切精华物质,包括先天之精和后天之精,是构成人体和维持生命活动的精微物质。

精是构成生命的原始物质。人体之精禀受于父母,先身而生,具有遗传特性,是构成生命的原始物质。"夫精者,生之本也"(《素问·金匮真言论》),"故生之来谓之精,两精相搏谓之神"(《灵枢·本神》)。明确指出,父母之精是构成胚胎、发育形体的原始物质。这种关于生命来源与形成物质性的认识,是古代重要的唯物观。它打破了关于生命本源认识的唯心主义思想,确立了生命的物质性,为中医学理论体系的发展奠定了思想基础。

精是维持生命活动的精微物质。父母之精相合产生了生命,并构成了人的先天之精。先天之精并通过激发后天精微,充满人体,维系人体生命活动。根据其功能不同,具体可分为精、血、津、液等。《读医随笔·气血精神论》:"精有四:曰精也、血也、津也、液也。"生命活动以五脏为中心,五脏活动以精为本,"五脏者,藏精气而不泻也"(《素问·五脏别论》)。五脏之精是产生脏腑功能活动的物质基础,除先天之精外,还包括源于饮食物由脏腑功能所化生的营养物质。如《素问·上古天真论》所说:"肾者主水,受五脏六腑之精而藏之。"五脏之精既是脏腑生理功能的产物,又是维系脏腑功能活动的物质基础。生命是以五脏为中心、以精气为基础、内外上下相互联络的有机整体,也是人与自然、社会相联系的统一体。

临床上精的病变,多以肾精为主。尽管五脏皆藏精,其他脏腑所藏精微,分别化为气、血、津、液,而发挥不同作用。肾中所藏之精,即肾精,如《素问·六节藏象论》:"肾者主蛰,封藏之本,精之处也。"《素问·上古天真论》:男子"二八,肾气盛,天癸至,精气溢泻,阴阳和,故能有子。"肾精以禀受于父母的先天之精为基础,得后天之精的充养而壮大,具有繁衍生命和激发各脏腑功能的作用,临床上精气亏虚,多表现为生长发育迟缓、或过早衰老,或生殖功能低下等症状。

二、气是激发与推动生命活动的动力源泉

气是活力很强的不断运动的物质,是构成人体和维持人体生命活动的基本物质,也是人体生命活动的动力。《庄子·知北游》:"人之生,气之聚也。聚则为生,散则为死。"人的生命活动具有恒动特性,中医学把气的运动及其伴随发生的物质和能量转化过程称为"气化"。

气化运动是生命的基本特征,没有气化就没有生命。人体的气化包括饮食物的消化吸收,气血津液在体内的布散,以及代谢产物的排泄等。气化是以气机的升降出入为基础的,"升降出入,无器不有",没有升降出入就没有生命活动,故曰"非出入,则无以生长壮老已;非升降,则无以生长化收藏""出入废则神机化灭,升降息则气立孤危"(《素问·六微旨大论》)。升降出入是气的基本运动形式,人的生死与生命活动,皆寓于升降出入的运动之中。

人体之气,是由先天之气、后天水谷之气和自然界之清气相互结合而成。气对于人体生命活动具有激发和推动作用。气旺则生命力强,气衰则生命力弱。人体肺司呼吸、心行血脉、肝调畅气血、脾运化水谷、肾气化水液,以及目之能视、鼻之能嗅、耳之能闻等,无一不是气机运动的结果。若肺气虚则呼吸气短、嗅觉失灵;心气虚则血脉瘀阻,语言不利;肝气虚则疏泄不能,视力下降;脾气虚则水谷不化,味觉降低;肾气虚则水液不化,听力失聪。

病案分析

张珍玉教授脱发治肺验案

张某,女,42岁,自述头发全脱已五年余,开始梳头则脱,初不介意,至脱发稀疏露头皮始四处求医,治疗无效,渐至全部脱落。来诊时天气炎热仍戴帽子,帽沿四周装以假发。细询之,素日懒动,动甚则气短,且易汗出,舌脉如常。观前医所处方,皆以养血补肾为治,汤丸并用,但均无效。四诊合参,此患者属于肺虚卫弱,毛发失养。治法应当以补肺固卫,益气和血,以生黄芪20g,党参15g,当归15g,炒白芍9g,炒白术9g,桂枝5g,桔梗5g,茯苓9g,炙甘草3g。水煎服,日1剂,早晚饭后半小时温服。先予30余剂汤药,疗效明显,后改丸剂服3个月而黑发全生,如常人无二。(张珍玉.脱发治肺[J].山东中医杂志,1990,9(6):43.)

分析:中医注重整体观念,脱发的论治亦不可拘泥。中医论治脱发,多从肝肾入手,张老主张脱发治肺,是对治疗脱发方法的有益补充。张老认为肺主皮毛,可体现于生理病理中。在生理上,《素问·阴阳应象大论》:"肺生皮毛……在体为皮毛",《素问·经脉别论》:"肺朝百脉,输精于皮毛"。在病理方面,《素问·金匮真言论》:"西方白色,入通于肺……是以知病之在皮毛也"。脱发从肺论治,体现了气与精血的密切关系,故以黄芪益气汤加减而获良效。由此启示我们只有熟读经典,精勤不倦,打好基础,才能于临证之时左右逢源,以获良效。

三、神是生命活动的外在表现

神,是指人体生命的主宰和人体生命活动的外在表现。其中广义之神,是指人体生命活动的外在表现;狭义之神,是指人的意识情感等精神活动。

作为自然界最高等动物,人类较其他生物具有更高级、更复杂的生命活动,神是生命的反映和表现。人类不仅拥有其他动物不能比拟的复杂语言、丰富表情等外部征象,还具备高度发达的智力及自我调控能力。

神是生命活动的总称,是指整个人体生命活动的外在表现。神是以精气为物质基础,是五脏所生之外荣,即如《素问·八正神明论》所说:"血气者,人之神,不可不谨养。"神之外现,包括人的精神、意识、面目表情、形体动作、反应能力等,尤其以眼神的变化为主。生命活动正常称为得神,即有神,是精充气足的表现,可见神志清楚,语言清晰,面色红润,表情自然;目光明亮,精彩内含;反应灵敏,动作灵活;呼吸平稳,肌肉不削。若精损气亏,则神衰,主要表现为精神萎靡,言语不清,甚则神昏谵语,意识不清;面色晦黯,表情淡漠;目暗睛迷,瞳神呆滞;反应迟钝,动作失灵;或呼吸气微,或大肉已脱。

《灵枢·本脏》所说:"志意者,所以御精神,收魂魄,适寒温,和喜怒者也。"志意,是精神活动的高级体现,是人体自我调控能力所在,它不仅可以调摄精神、调畅情志,还能调整并适应外周环境的变化。神为心所藏,《素问·灵兰秘典论》指出:"心者,君主之官也,神明出焉。"又说:"故主明则下安……主不明则十二官危,使道闭塞而不通,形乃大伤。"因此,人体五脏六腑、四肢百骸、官窍组织,必须在心神的统摄之下,才能发挥各自正常的生理功能。

由上所述,精、气、神是维持生命的基本要素。精、气是生命的物质,神是生命活动的外在体现;精能化气,气能生精;精气充足则能化神,神旺则能调御精气。精气神之间相互依存,相互为用,共同维持和促进人体的生命活动。

第二节　精气神与生命现象

人体各种生命现象的产生和变化,皆离不开精气神的相互作用。人体精气神充足并相互作用,则促使人体胎孕壮老、各具禀赋,产生感觉情志思维等精神活动;并维持人之心动呼吸、饮食睡眠等生命活动。

一、精气神与生命过程

(一)精气神与胎孕禀赋

1. 胎孕　胎孕是指结胎怀孕,是生物繁殖、生命延续的主要形式。关于人体胚胎的形成,《灵枢·天年》说"人之始生……以母为基,以父为楯""血气已和,荣卫已通,五脏已成,神气舍心,魂魄毕具,乃成为人"。父母之精相互结合,形成了胚胎,并在孕母气血的滋润和营养下,不断发育,逐渐形成脑髓、骨骼、筋肉、皮毛等脏腑组织,进而渐变为胎儿。《灵枢·经脉》:"人始生,先成精,精成而脑髓生,骨为干,脉为营,筋为刚,肉为墙,皮肤坚而毛发长。"伴随着胎儿的生长发育,各种生命功能也逐渐成熟,经过十月怀胎发育成熟,后经分娩而成为人。

2. 禀赋　禀赋是指先天禀受,是禀受于父母的遗传基质。父母生殖之精的盈亏盛衰和体质特征决定着个体禀赋的厚薄。不同个体在体质方面的差异性是先天禀赋与后天因素共同作用的结果。《灵枢·寿夭刚柔》:"人之生也,有刚有柔,有弱有强,有短有长,有阴有阳。"父母身体强壮,孕母饮食有节、五味调和,起居有常,情志舒畅,则个体禀赋强壮;若孕母饮食不节、劳逸失度、感受外邪,或七情内伤等,均会影响个体的禀赋。若禀赋强盛,则机体功能旺盛,不易发病,或发病易愈;若禀赋虚弱,则机体功能低下,易于发病,或发病难愈。

(二)精气神与发育衰老

1. 发育　发育指生命现象的发展,是有机体从其生命开始到成熟的变化,是生物有机体的自我构建和自我组织的过程。从脱离母体环境(分娩)起,人就开始了生长壮老的生命历程。人的生长发育取决于肾中精气的盛衰,《素问·上古天真论》指出,男女分别以八岁或七岁为基本单位,女性经历七个阶段,即女性至四十九岁,男性经历八个阶段,男性至六十四岁,即进入更年期,生殖能力基本丧失。女子七岁,男子八岁,"齿更发长",处于发育阶段;女子二七,男子二八,在肾中精气作用下,其生殖生育能力初步发育成熟,出现女子"月事以时下",男子"精气溢泻",若男女交合,则可怀孕生育;女子三七至四七,男子三八至四八,则"真牙生而长极""筋骨坚""身体盛壮",人体发育成熟,生理和心理达到较高水平。《素问·天年》指出,男女至十岁,气血渐充,脏腑长养,活力较强,故"好走";二十岁,气血充盛,生命力旺,故"好趋";三十岁,发育成熟,性格稳重,故"好步";四十岁,形体渐衰,活动减少,故"好坐"。

2. 衰老　衰老是指机体随着年龄增长而发生的组织结构、生理功能和心理行为上的退行性变。头发、牙齿与生殖能力,是衰老的重要标志。《素问·上古天真论》指出,女子五七"发始堕",六七"发始白";男子五八"发堕齿槁",六八"发鬓颁白",至此年龄,人体开始衰老。女子七七,男子八八,生殖能力逐渐衰竭,女子"地道不通"而绝经;男子则"形坏无子"。其所见"齿发脱落"等容貌变化,以及月经闭止等生殖能力的丧失,皆是肾中精气衰竭的表现。这种认识,是符合人类生长衰老的规律的,至今仍具有普遍的指导意义。

《灵枢·天年》认为,无论男女,皆从四十岁之后,以十岁为期,按照肝、心、脾、肺、肾的顺序开始衰老:四十岁,形体渐衰,活动减少,故"好坐";五十岁,肝气始衰,"目始不明";六十岁,心气始衰,"苦忧悲",气血大减,故"好卧";七十岁,脾气虚,皮肤枯;八十岁,肺气衰,魄离,意识渐衰,故"言善误";九十岁,肾气焦,四脏经脉空虚;百岁,"五脏皆虚,神气皆去,形骸独居而终"。

二、精气神与精神活动

(一) 精气神与思维情志

1. 思维　思维是指人脑对客观现实概括的、间接的反映。思维以感知为基础又超越感知的界限,常常涉及所有的认知或智力活动。人的思维属于"神"的范畴,其产生离不开五脏的功能活动,尤以心神为最重要。

《黄帝内经》认为,神是随着形体的生长发育而逐渐发展的。人的思维活动依赖于心,《灵枢·本神》:"所以任物者谓之心,心有所忆谓之意,意之所存谓之志,因志而存变谓之思,因思而远慕谓之虑。"人体是由"心"来感受外界事物的,凡声音、光线、温度、味道等一切外界信息,都由"心"来感受;心对外界事物产生初步的感性认识,即意;意念得以长期保存和持续维持,则为"志",即记忆;在记忆的基础上,进行思维活动的过程称为"思";在思维的过程中,作更广泛、更深入的考虑,即是"虑";在周密思虑的基础上,再去处理事物,获取知识,增长技能,由此产生聪明智慧,则为"智"。《黄帝内经》系统阐述了人的思维认知等精神活动的发生发展过程,提出人的认识来源于实践,并在实践中感受事物、处理事物,增长智慧。人对外界事物的认识,是一个由感性到理性、由低级到高级逐渐发展的过程。

2. 情志　情志是人体对外界刺激所做出的情绪反应。人作为高级动物,除有思维活动外,还有怒、喜、思、悲、恐等情志活动,称为"五志"。五志是五脏功能的表现,《素问·阴阳应象大论》:"人有五脏化五气,以生喜怒悲忧恐。"即肝主怒,心主喜,脾主思,肺主悲,肾主恐。而五志的活动必须在心神统摄下才能正常进行,故称心为"君主之官","主明则下安……

主不明则十二官危"。若心神失常,则喜怒无常,或悲忧太过,或惊恐不宁。若五志太过则可伤及五脏,即"怒伤肝""喜伤心""思伤脾""忧伤肺""恐伤肾"(《素问·阴阳应象大论》)。若五脏精气虚衰,也会导致情志异常。

(二) 精气神与感觉运动

1. 感觉 感觉是人脑对直接作用于感觉器官的客观事物的个别属性的反映。《黄帝内经》认识到目、舌、鼻、耳、皮肤等感觉器官或组织,分别具有视、味、嗅、听、痛等感觉功能。这些功能以五脏六腑精气的濡养为基础,是神的表现。如《灵枢·邪气脏腑病形》云:"十二经脉,三百六十五络,其血气皆上于面而走空窍。其精阳气上走于目而为睛;其别气走于耳而为听;其宗气上出于鼻而为臭;其浊气出于胃,走唇舌而为味。"人体的感觉功能是在心神的统摄下实现的,心神精明,则感觉正常;心神失常,则感觉异常。感觉功能还与五脏有关,如皮肤的触觉与痛觉与肺有关,肺藏魄,主皮毛,《类经·藏象类》认为"魄之为用,能动能作,痛痒由之而觉也"。《灵枢·论勇》也认为,人之耐痛或不耐痛,与"皮肤之薄厚,肌肉之坚脆"有关。

2. 运动 运动是宇宙间一切事物、现象的变化和过程,是生命的重要特征。《素问·六微旨大论》:"是以升降出入,无器不有。故器者生化之宇,器散则分之,生化息矣。故无不出入,无不升降。"生命的各种运动,皆是在各自气化运动中达到有机的统一。《素问·灵兰秘典论》:"肾者,作强之官,伎巧出焉",肾藏精,精化气,精气充沛,则运动强劲,脑力精巧。《灵枢·本神》:"并精而出入者谓之魄……肺藏气,气舍魄"。精气充足,则体魄健全,动作准确。《素问·痿论》:"脾主身之肌肉",脾气健运,则肌肉健壮,活动有力。《素问·上古天真论》:"形与神俱,而尽终其天年",即所有运动皆需精气充养,受心神统摄。精气充沛,心神精明,则运动正常;形盛神旺,则健康长寿。

三、精气神与生命体征

(一) 精气神与心动呼吸

心动与呼吸是人体重要的生命体征,心动生前即有,呼吸则是生后方来,二者皆伴随一生,是神的重要表现,是以精气为物质基础的。心动与呼吸的停止是判断临床死亡、生命终止的主要指征。

1. 心动 心动是指人体心脏的搏动及促进血行脉中的生命现象。《黄帝内经》指出,"夫脉者,血之府也"(《素问·脉要精微论》),心动及其伴随的气血运行,主要由心调控,而血之化生则源于饮食水谷,由脏腑的共同作用而运行全身。正如《素问·经脉别论》所说:"食气入胃,浊气归心,淫精于脉。脉气流经,经气归于肺,肺朝百脉,输精于皮毛。毛脉合精,行气于腑。"指出水谷精微化生气血,行于脉中,在心肺之气作用下,沿经脉运行全身,营养脏腑组织,其盛衰可由气口(即寸口)脉动反映出来。血的运行还有赖于肺气推动、脾气统摄,以及肝之疏泄与藏血之间相反相成的作用。《素问·平人气象论》:"人一呼脉再动,一吸脉亦再动,呼吸定息,脉五动,闰以太息,命曰平人。"因此,心肺气足,推动力强,肝脾正常,则心动血运正常;若心肺气虚,则血行无力;脾气不足或肝不藏血,则血不循经,常见衄血便血,或月经量多等出血病证。

2. 呼吸 呼吸是人体与外界进行气体交换的过程。人体只有不断地吸入清气、呼出浊气,吐故纳新,生命才得以维持。呼吸是五脏精气的协同作用的结果,人从脱离母体那刻起,便开始自主呼吸,一呼一吸,终身不停。呼吸停止,生命即告中止。《素问·阴阳应象大论》说:

"天气通于肺",肺通过呼吸运动,吐故纳新,维持着气的生成和运动,故《素问·六节藏象论》曰:"肺者,气之本",《素问·五脏生成》:"诸气者,皆属于肺。"肺司呼吸,是"肺为气之本"的前提和基础。肺吸入的清气是生成气的主要来源,肺的呼吸功能直接影响着气的生成。若肺失宣降,清气不入,浊气难出,就会危及生命。若吸入外界毒气,则使脏腑组织失去清纯之气营养,而致生命危险。

呼吸虽由肺所主,但与五脏均密切相关,是脏腑功能的相互作用共同维持的。即如《难经·四难》所说:"呼出心与肺,吸入肾与肝,呼吸之间,脾受谷味也。"其中与肺肾两脏的关系尤为密切,如《类证治裁》所说:"肺为气之主,肾为气之根。肺主出气,肾主纳气。阴阳相交,呼吸乃和。"

(二) 精气神与饮食睡眠

饮食与睡眠是人体重要的生命体征,是神的表现,是以精气为物质基础的。饮食睡眠的正常与否,是判断神的重要标志。

1. 饮食　饮食是人类为了生存所进行的有规律地进食水谷的生命活动,是人的基本生命体征之一。饮食物是人体精气的主要来源,饮食失节是导致疾病的常见原因。饮食物的消化吸收,是脏腑气化协同作用完成的。饮食物通过口咽、食道进入体内,经过胃的受纳腐熟,送入小肠;小肠分清别浊,吸收精微,通过脾的运化,上输到肺;在肺气的作用下,水谷精微到达全身,各脏腑组织器官得到水谷精微的滋养,而发挥正常的生理功能。

饮食营养是生命活动的主要来源,水谷入胃,在胃的受纳腐熟及脾的运化作用下,化成精微气血,以供五脏六腑及组织器官之需,故称胃为"五脏六腑之海"(《灵枢·五味》)。若过度饥饿,则可致气血不足;若饮食不洁,可致脾胃失常;若偏嗜寒热,或过食五味,或嗜酒成癖等,则会导致寒热不调,或五脏之气偏颇,而引发各种疾病。

2. 睡眠　睡眠是人体正常的自发的周期性静息状态,是人体恢复体力、放松身心的主要形式。人的一生大约有 1/3 的时间是在睡眠中度过的,睡眠不足,常引起正气不足,从而引发各种病证。

睡眠产生的机制,中医学主要从阴阳的盛衰和营卫的运行来阐述。《灵枢·口问》说:"阳气尽阴气盛,则目瞑;阴气尽而阳气盛,则寤矣。"白天阳气盛于外,则目开清醒,夜晚阴气盛于内,则目闭入眠。卫气至阳而寤,至阴而寐。《灵枢·营卫生会》:"卫气行于阴二十五度,行于阳二十五度,分为昼夜。故气至阳而起,至阴而止。"当卫气行于体表阳分时,人即苏醒;当卫气行于体内阴分时,人即入眠。营卫二气,在夜半时大会于手太阴肺,人们进入了熟睡阶段。如"夜半而大会,万民皆卧,命曰合阴。"

营卫之气的运行,直接关系到睡眠的正常与否。《灵枢·营卫生会》:"壮者之气血盛,其肌肉滑,气道通,营卫之行不失其常,故昼精而夜瞑。老者之气血衰,其肌肉枯,气道涩,五脏之气相搏,其营气衰少而卫气内伐,故昼不精,夜不瞑。"一般而言,青壮年人,气血旺盛,经脉通畅,营卫之气的运行正常,表现为白天精神清爽,夜晚睡眠安稳。老年人,由于气血不足,经脉不畅,营阴亏损,卫气乘袭于内,导致营卫运行失常,表现为白天精神不振,昏昏欲睡;至夜则不能入睡,或睡眠不实,多梦易醒。

综上所述,人的各种生命现象与精气神密切相关,是脏腑功能相互协作而完成的。任何生命现象的异常,皆是不同脏腑功能失调的反映。临床不能仅着眼于单一的脏腑来看待某种生命现象的异常,而要从整体的角度综合分析,全面诊察。

(张庆祥)

笔记栏

扫一扫，测一测

扫一扫，
测一测

复习思考题

1. 中医学中精气神的含义是什么？

2. 怎样理解"精气神为人身三宝"？

3. 中医学对人体生命现象的认识包括哪些方面？

PPT 课件

第三章

藏　象

学习目标

1. 掌握藏象的基本概念。

2. 掌握五脏、六腑、奇恒之腑的生理功能、生理特性,及其与体、窍、志、液、时的关系。

3. 熟悉脏腑之间的关系。

4. 熟悉藏象学说的形成与特点。

5. 了解中医学的生理观,为认识人的生理病理及其疾病治疗奠定重要基础。

藏象学说是研究人体脏腑的形态结构、生理功能、病理变化及其相互关系的理论,是中医学的理论核心。中医学以古代解剖知识为基础,通过长期以象测脏的生理病理观察,确立了脏腑的生理功能及与形体官窍等的关系,并以天人相应的整体思想为指导,将脏腑功能与自然环境相联系,建立了以五脏为中心,与六腑、形体官窍、精神情志、四时一起构成了五大藏象系统,形成了中医学特有的藏象理论。

第一节　概　论

一、藏象的基本概念

藏象,又名脏象,是指藏于体内的内脏,脏腑功能活动表现于外的生理病理征象,以及与自然界相通应的事物和现象。

"藏象"首见于《素问·六节藏象论》:"帝曰:藏象何如? 岐伯曰:心者,生之本,神之变也,其华在面,其充在血脉,为阳中之太阳,通于夏气。"藏象论述了人体内脏的结构、生理功能和生命活动规律等内容,涉及脏腑的生理活动和与之相联系的精神活动、形体官窍的生理功能、脏腑与自然环境的相互关系等。即如张介宾《类经·藏象类》所注:"象,形象也。藏居于内,形见于外,故曰藏象。"

"藏",是藏于人体的内脏及其功能,包括五脏、六腑和奇恒之腑。由于五脏是所有内脏的中心,故"藏"之所指,实际上是以五脏为中心的五个生理病理系统。"象"是指五脏系统功能的外在征象和与自然相关事物的比象。其含义有三:一是脏腑的形象,心"形如未开之莲蕊",肾"形如豇豆"等;二是指表现于外的生理病理征象,如"肝病者,两胁下痛引少腹,令人善怒"(《素问·脏气法时论》),"脾病而四肢不用"(《素问·太阴阳明论》)等;三是指五脏与外在自然环境的事物与现象类比所获得的比象,如"肝者,罢极之本……为阴中之少阳,通于春气"(《素问·六节藏象论》),"南方赤色,入通于心"(《素问·金匮真言论》)等。中医学通过观察外在征象以探究内脏的活动规律,即所谓"视其外应,以知其内脏"(《灵枢·本脏》)。任何表象都有其内在形态学基础,自然界的各种变化与五脏的功能活动均有一定的通应联系,"藏象"较确切地反映了中医学把形与象、内在规律与外表征象有机地结合起来,从整体恒动的视角来认知人体脏腑生理活动的认识方法。

二、脏腑的分类及其生理特点

根据生理功能及特点的不同,将人体内脏分为脏、腑和奇恒之腑三类。脏有五,即心、肺、脾、肝、肾,合称五脏;腑有六,即胆、胃、小肠、大肠、膀胱、三焦,合称六腑;奇恒之腑亦有六,即脑、髓、骨、脉、胆、女子胞。

五脏共同的生理特点是化生和贮藏精气,六腑共同的生理特点是受盛和传化水谷。"所谓五脏者,藏精气而不泻也,故满而不能实;六腑者,传化物而不藏,故实而不能满也"(《素问·五脏别论》),概括地说明了五脏与六腑的生理特点与主要区别。所谓五脏"满而不实"、六腑"实而不满",是强调五脏藏精气,宜保持盈满但不可壅实;六腑传化水谷,多由水谷充实但无精气盈满。如唐代王冰所说:"精气为满,水谷为实。五脏但藏精气,故满而不实;六腑则不藏精气,但受水谷,故实而不能满也。"

奇恒之腑在功能上贮藏精气,与五脏相同;而在形态上多中空,与六腑相似,其与五脏、六腑皆不完全相同,故名。如《素问·五脏别论》说:"脑、髓、骨、脉、胆、女子胞,此六者,地气之所生也,皆藏于阴而象于地,故藏而不泻,名曰奇恒之腑。"

五脏六腑的生理特点,决定了其病理特点及临床意义。一般而言,在病理上"脏病多虚""腑病多实"。因而在治疗上"脏病多补""腑病多泻"。

三、藏象学说的形成

藏象学说在《黄帝内经》中已形成一个较为完整的理论体系。通过对《黄帝内经》中有关脏腑组织内容的分析,推测其形成基础,主要有以下几方面。

(一)古代解剖知识为形态学基础

古代解剖知识不仅为藏象理论的产生奠定了形态学基础,还通过观察内脏的形态结构,认识了内脏的某些功能。春秋战国时期,古人对脏腑的形态已有丰富的认识,并有意识地应用于医疗实践。如《灵枢·经水》说:"若夫八尺之士,皮肉在此,外可度量切循而得之,其死可解剖而视之,其脏之坚脆,腑之大小,谷之多少,脉之长短,血之清浊,气之多少,十二经之多血少气,与其少血多气,与其皆多血气,与其皆少血气,皆有大数。"《灵枢·肠胃》等篇对人体脏腑则有更详细的观察测量:"咽门……至胃长一尺六寸。胃纡曲屈,伸之长二尺六寸,大一尺五寸,径五寸,大容三斗五升。"《难经》亦详细论述了脏腑的部位、形态、重量、容量、长度等,如"肠胃凡长五丈八尺四寸""肾有两枚""胆在肝之短叶间,重三两三铢,盛精汁三合"等,并且对"七冲门"有精确描述,说明当时的解剖知识已达到相当高的水平。脏腑的部分生理功能,如心主血脉、肺主呼吸、肝主藏血、胃为水谷之海、大肠主传化糟粕等,皆是在形态学知识的基础上建立起来的。另外,《史记·扁鹊仓公列传》记载了上古名医俞跗对人体实施割腹治疾的过程:"割皮解肌,诀脉结筋,搦髓脑,揲荒爪幕,湔浣肠胃,漱涤五脏"等,亦反映出当时的解剖知识及外科手术都达到了相当的高度。古代解剖知识的积累与发展,为中医学藏象理论的形成奠定了坚实的形态学基础。

（二）由象测脏为主要认知方法

尽管古代解剖学较为先进,但对复杂人体的认识是有限的,难以用解剖学的知识解释人体的生理病理现象。为此,古人基于"有诸内,必形诸外"的理论,通过"视其外应,以知其内脏"的方法,经过长期对人体生命现象的细致观察,由象测脏,分析人体对不同外在条件和刺激所做出的反应,以推测人体的内在生理、病理规律。并通过由变及常,由病理反推生理,以及"取象比类"的思维方法来认识人体脏腑的内在规律与外在表现。如在已知"心主血脉"的基础上,发现失血过多时,常会出现面白舌淡、心悸少寐等症状,从而推知出"心在体合脉""开窍于舌""其华在面""神明出焉"等理论。又如在已知"脾胃主运化水谷"的基础上,发现数日不食,或食量减少,则见形体消瘦、肢倦乏力、唇白无泽、口淡乏味等表现,进而推知"脾主四肢肌肉""开窍于口""其华在唇"等理论。而不同情志刺激作用于人体出现不同表现,如喜乐则心情舒畅,发怒则胁胀面赤,悲伤则哭泣乏力,思虑过度则食少纳呆,恐惧过度则二便失禁等,由此推知五志分属五脏,五志过极可致气机失常,而得出"喜则气缓""怒则气上""悲则气消""思则气结""恐则气下"等理论。这是藏象学说形成的主要方面。

（三）临床实践的验证为科学检验

中医学是理论与实践紧密结合的知识体系,它源于实践且高于实践,在长期大量实践积累的基础上,通过临床治疗来探索和反证脏腑的生理病理,使藏象理论得以检验,并不断丰富完善。如食用动物肝脏可治夜盲,食用鸡内金可治疗食不消化,不断反复验证,进而形成了"以脏补脏"的原理,并佐证了肝开窍于目,胃主受纳腐熟水谷等理论。通过服用酸枣仁、柏子仁等养血安神药,可较好地治疗心悸、失眠等心神不宁之症,从而佐证了心主神志等理论。通过应用辛散宣肺药,治疗由于感受风寒而出现的恶寒、咳嗽、鼻塞不通,或大便不畅、小便不利等症,进而反证了肺主宣发、外合皮毛、开窍于鼻,以及肺与大肠相表里等理论。由此可知,中医学基本理论皆是以临床为基础,经过长期大量的医学实践而建立起来的,并通过理论与实践结合、不断反复修正,从而确立起对人体与疾病的复杂关系的科学认识。

（四）精气阴阳五行思想为系统指导

以精气阴阳五行学说为代表的古代哲学思想渗透到中医学中,对藏象理论的形成及系统化起了重要作用。

精气学说对中医学脏腑精气理论的形成有重要的影响。精为脏腑发挥功能的物质基础,脏腑之气不断运动以推动和调控其生理功能,皆是受到了精气学说的启发。

阴阳学说用以说明人体的组织结构、生理联系、病理影响等多个方面。在藏象学说中,人体的上下、内外、脏腑、精气、营卫等,皆是用阴阳的基本规律来阐释其相互之间存在着的既相互对立、相互制约,又相互依存、消长转化的关系。

五行学说对中医学的影响,在于它促成了"四时五行藏象体系"的建立。"四时五行藏象体系",是古代医家借助五行生克理论,运用取象比类、推演络绎等方法建立的以五脏为中心的整体系统模式。它将复杂的人体组织结构划分为以五脏为核心,联系六腑、五官、九窍、五体、五神、五志等五大系统,运用五行之间的生克制化关系来说明五个系统之间的相互关联,体现了人体的整体性。如《素问·阴阳应象大论》所说:"东方生风,风生木,木生酸,酸生肝,肝生筋,筋生心。其在天为风,在地为木,在体为筋,在脏为肝,肝主目。在色为苍,在音为角,在声为呼,在变动为握,在窍为目,在味为酸,在志为怒。"在此基础上,将人体内部的五个系统与外部自然界的方位、时令、五气、五化、五色、五味等相联系,建立起四时五行藏象体系,体现了人与自然环境的统一性,使中医学藏象的内涵由形态实体概念逐渐演变为结构与功能相结合的综合模型。

综上所述,藏象学说是古代医家在长期生活医疗实践中,在以古代解剖认识内脏部分功能的基础上,运用由象测脏、取象比类等整体观察方法,观察到内在脏腑反映于外的各种征象,经过抽象、推理,逐步总结归纳出来,并经过实践验证的科学理论。藏象理论正是古人将客观所见的形态,与主观推理所得的认识结合在一起而构筑的独特理论体系。

四、藏象学说的特点

藏象学说的主要特点是以五脏为中心的整体观,主要体现在以五脏为中心的人体自身的整体性及五脏与外在环境的统一性两个方面。

(一) 以五脏为中心的人体自身的整体性

藏象学说认为,人体是一个极其复杂的有机整体,人体各脏腑组织之间,在结构上不可分割,在生理上相互为用,在病理上则相互影响。藏象学说是以五脏为中心,运用取象比类和推演络绎方法,将六腑、五体、五官、九窍、四肢百骸等脏腑形体官窍联结成一个有机整体。

1. 五脏与六腑表里相合　五脏藏精气,主静,属阴;六腑化水谷,主动,属阳。五脏与六腑通过经脉络属、气血运行、水液代谢、气机升降等联系,构成了心与小肠、肝与胆、脾与胃、肺与大肠、肾与膀胱等表里相合的关系。互为表里的脏腑在生理上相互联系,在病理上相互影响。

2. 五脏与形体官窍内外相关　五脏通过经络气血的联系,与人体外在的组织器官相互关联,构成了生理病理相关的五大系统:心与小肠、脉、舌、面等形成心系统,脾与胃、肉、口、唇等形成脾系统,肺与大肠、皮、鼻、毛等形成肺系统,肝与胆、筋、目、爪等相联系形成肝系统,肾与膀胱、骨髓、耳、发等形成肾系统。

3. 五脏与精神情志形神相关　人的精神情志属于人体整体生命活动的体现,与五脏的生理功能密切相关。情志活动由五脏精气化生,如《素问·阴阳应象大论》说:"人有五脏化五气,以生喜怒悲忧恐。"故人之情志分由五脏所主,即"心在志为喜""肝在志为怒""脾在志为思""肺在志为忧""肾在志为恐"。而情志过极,反伤五脏精气,如"喜伤心""忧伤肺""思伤脾""怒伤肝""恐伤肾"(《素问·阴阳应象大论》)。

4. 五脏系统之间相互联系　五脏系统之间并非孤立的,而是通过经络的联系沟通和气血的运行流注相互联系。五脏功能的协调共济,相互为用,是维持人体整体生理平衡协调的重要保证。中医学以阴阳理论说明五脏阴阳之间既对立制约又互根互用的动态平衡关系,以五行理论阐释五脏功能之间既相互资生又相互制约的协调统一关系。五脏之中,又是以心为主导,心为五脏六腑之大主,统率各脏腑组织,维持机体气血津液的正常运行与内外环境的协调统一。

(二) 五脏与外界环境的协调统一性

人生天地间,赖自然环境与社会环境以生存,人的生命活动必然受自然和社会环境的制约和影响;机体对来自于自然社会环境的影响,也必然要做出相应的反应。将人体与自然社会环境置于同一系统中考察分析,强调内外环境的统一性,亦为藏象学说的重要特点。

1. 人与自然环境协调统一　人体是一个有机整体,而且与自然环境保持着统一性。如《灵枢·岁露论》说:"人与天地相参也,与日月相应也。"以季节气候而言,"五脏应四时,各有收受"，心气通于夏，肺气通于秋，脾气通于长夏，肝气通于春，肾气通于冬。五脏之气的虚实强弱与四时气候变化密切关系。例如，春季肝气旺，冬季肾气旺，故春季多发肝病，冬季多发肾病。从地方区域而言，东方属木，主升发，与肝气相通应；南方属火，主生长，与心气相通应等。地域不同，气候、水土、饮食、居处以及生活习惯等方面有很大差异，从而使人体脏腑强弱不同，体质和发病倾向也有一定区别。如江南多湿热，人体腠理多疏松；北方多燥寒，人体腠理多致密。

2. 人与社会环境密切相关 人在生活工作中与他人结成诸多社会关系，每一个体皆为社会成员，因此人的生命活动必然受社会环境影响。政治、经济、文化、教育、婚姻家庭、人际关系等社会因素，必会影响人的生理、心理，甚至导致病理变化，人必须在认识世界和适应世界的活动中，维持着生命活动的有序稳定、平衡协调。良好的社会环境、和谐的人际关系，可使人精神振奋，身心健康；而不良的社会环境、恶劣的人际关系，可使人精神压抑，身心俱病。如明代李中梓在《医宗必读》中所说："大抵富贵之人多劳心，贫贱之人多劳力；富贵者膏粱自奉，贫贱者藜藿苟充……曲房广厦者玄府疏而六淫易客，茅茨陋巷者腠理密而外邪难干"，由此说明，社会环境因素对人体生理病理的影响是非常普遍的。

第二节 五 脏

五脏，即心、肺、脾、肝、肾的合称。五脏的共同生理特点是化生和贮藏精气，并与神志活动有关，故又称为"五神脏"。五脏的功能虽各有所司，但彼此协调，共同维持生命活动。五脏的生理活动与自然环境的变化及精神情志因素又是密切相关的。

本节主要阐述心、肺、脾、肝、肾五脏的主要生理功能，生理特性，与形体官窍及情志、五液、五时等的关系。

一、心

心居胸中，膈膜之上，两肺之间，其形圆而下尖，如未开之莲花，外有心包卫护。心有"血肉之心"与"神明之心"之别，"血肉之心"是指解剖学上的心脏；"神明之心"是指《黄帝内经》认为的"君主之官"，包括了大脑等的功能。

心的生理功能主要有两方面，一是主血脉，二是主神志。由于心的生理功能对整个人体的生命活动起着主宰作用，故《素问·灵兰秘典论》称其为"君主之官"。心的生理特性是为心为阳脏而性通明，其气宜降。心在体合脉，其华在面，在窍为舌，在志为喜，在液为汗。手少阴心经与手太阳小肠经相互属络，故心与小肠互为表里。心在五行中属火，为阳中之阳脏，与自然界之夏气相通应。

(一) 生理功能

1. 心主血脉 血，即血液；脉，即脉管。心主血脉指心具有推动血液在脉道中正常运行的作用，包括主血和主脉两个方面：

(1) 主血：是指心气推动血液在脉管中正常运行以输送营养物质于全身脏腑形体官窍。心脏搏动与心气充沛与否有关，如心气充沛，心脏搏动有力，则血液才能正常地输布全身，以发挥其濡养作用。若心气不足，心脏搏动无力，可导致血液运行失常。

心主血的另一作用表现在"生血"方面，即所谓"奉心化赤"。此指饮食水谷经脾胃之气的运化,化为水谷之精,水谷之精再化生营气和津液,此二者入脉,经心火(即心阳)的作用,变为赤色而成血液。故《素问·阴阳应象大论》曰:"心生血。"若心火虚衰,可致血液化生障碍。

(2) 主脉:是指心气推动和调控心脏的搏动和脉管的舒缩,使脉道通利、血流通畅。脉为血之府,是容纳和运输血液的通道。营气与血并行于脉中,故《灵枢·决气》云:"壅遏营气,令无所避,是谓脉。"血液能正常运行,除心气充沛外,还有赖于血液的充盈和脉道的通利。心、血、脉三者密切相连,构成一个整体。血在脉中正常运行,必须以心气充沛、血液充盈、脉道通利为基本条件。

心主血脉的功能是否正常,可从面部、胸部、舌象、脉象等方面表现出来。若心主血脉的功能正常,则面色红润光泽,胸部舒畅,舌质淡红润泽,脉象和缓有力等。若心气不充,或血虚失养,则见面色无华,心悸胸闷,舌质淡白,脉弱无力等;若心脉瘀阻,血行不畅,则见面色灰黯,心胸部憋闷或刺痛,唇舌青紫,脉细涩或结代等。

2. 心主神志　又称心主神明或心主藏神,是指心有主宰人体生命活动和主司精神意识思维的作用。故《素问·灵兰秘典论》说:"心者,君主之官也,神明出焉。"

人体之神的含义有二:一是指整个人体生命活动的外在体现,即广义之神,包括面色、眼神、形态、语言、呼吸、饮食、睡眠等;二是指人的精神、意识、思维、情感活动等,即狭义之神。心既主广义之神,又主狭义之神。

心主宰人体生命活动。人体的脏腑、经络、形体、官窍,各有不同的生理功能,但它们都必须在心神的主宰和调节下,分工合作,共同完成整体生命活动。诚如《灵枢·邪客》中谓心为"五脏六腑之大主"。《素问·灵兰秘典论》进一步描述:"故主明则下安……主不明则十二官危。"心的功能正常,则各脏腑功能正常;若心神失常,则脏腑功能失常。

心主司精神意识思维活动。《灵枢·本神》:"所以任物者谓之心。"任,接受、担任;指心具有接受客观事物并做出反应,从而进行意识、情感活动的功能。各种情志活动的产生和调节,是各种内外刺激作用于人体,通过心做出反应,从而形成喜、怒、忧、思、悲、恐、惊等情志变化。这一复杂的精神活动实际上是在"心神"的主导下,由五脏协作共同完成的。心主神志的功能正常,则精神振奋、意识清晰、思维敏捷;若心主神志功能失常,则精神萎靡、意识不清、反应迟钝,或失眠多梦、神志不宁,甚则谵狂等。

心主神志的形成是由多种因素所决定。一是源于中国传统文化的认识。心字属于象形字,源于对心脏解剖的直观认识。事实上,早在春秋时期人们就认识到心的功能与精神思维情志有关,如《诗经》:"忧心悄悄""劳心怛怛",战国·孟子《孟子·告子上》:"心之官则思",均说明精神思维情志等属于心的功能,如思想、意志、忧虑、惧怕、恐慌、惊悸等。二是受古代哲学思想尤其是五行学说的影响。中医学从整体观念出发,认为人的精神、意识、思维、情感等活动皆属于神的范畴,由五脏分主,故有五脏藏"五神"、主"五志"之说。三是源于中医学对人体的独特认识。古代医家通过解剖认识到心位胸中,与血脉相关。人体各脏腑形体官窍的生理功能,包括神志活动,都离不开血气的充养,而血气通过脉道到达全身各处,则是以心主血脉为前提。心主血脉正常,则脏腑形体才能发挥其正常的生理功能,使精神意识正常。心主血脉失常,则可影响到各脏腑功能,出现精神不振;若心动停止,全身脏腑形体官窍的功能也即丧失,精神活动也随之结束。因此,五神归五脏所藏,而由心所主。

心主血脉和心主神志的功能是密切相关的。血是神志活动的物质基础,如《灵枢·营卫生会》说:"血者,神气也。"心血充足则能化神养神,而使心神灵敏不惑。而心主神志,可统御调控心血的运行,使血运正常。

(二) 生理特性

1. 心为阳脏　心位于胸中,在五行属火,为阳中之阳,故称为阳脏,又称"火脏"。火性光明,烛照万物。心以阳气为用,心之阳气有促进心动、温通血脉、兴奋精神,以使生机不息的作用。故《素问·六节藏象论》说:"心者,生之本,神之变也……为阳中之太阳,通于夏气。"故凡脾胃腐熟运化、肾阳温煦蒸腾,以及全身水液代谢、汗液调节等,皆依赖心阳而发挥作用。

2. 心性通明　心性通明,是指心脉以通畅为本,心神以清明为要。心脉畅通,需要心阳的温煦和推动作用。若心阳充足,心脏搏动有力,节律均匀,血运通畅,则人精神振奋,思维敏捷。故清代唐宗海在《血证论》中说:"心为火脏,烛照万物。"若心阳不足,失于温煦鼓动,常致血行迟缓、瘀滞不畅,可见精神萎顿、神志恍惚等。当然,强调心以阳气为用,及心阳的温通血脉和兴奋精神的作用,并非忽略心阴的作用。

3. 心气宜降　心气宜降,是指位居于上焦的心火,当与心阴合化为心气,以下降为顺。古人将人身之气与天地之气的升降运行规律相类比,认为在上之气当降,位下之气当升,以合天气下降、地气上升之理。心位于胸中,居上焦,故心之阳气当降。若心之阳气当降不降,则心火上炎,出现上热下寒之证。

(三) 与体、窍、志、液、时的关系

1. 在体合脉,其华在面　心在体合脉,是指全身的血脉统属于心。体,即形体;脉,即脉道,又称"血之府",是约束血行,运行血液周流全身的通道。正如《灵枢·决气》所云:"壅遏营气,令无所避,是谓脉。"脉与心直接相连,内行血气,而总统于心。心气充沛,心血充盈,则脉体充实,脉搏和缓有力;心气虚弱,心血不足,则脉搏细软,结代无力。

心其华在面,是指心的气血盛衰可从面部的色泽表现出来。华,即荣华、光彩。由于头面部的血脉极其丰富,全身血气皆上注于面,故心的气血盛衰及其生理病理,皆可显露于面部的色泽变化。《灵枢·邪气脏腑病形》:"十二经脉,三百六十五络,其血气皆上于面而走空窍。"心气旺盛,血脉充盈,则面部红润光泽。心气不足,可见面色㿠白;心血亏虚,则面色苍白;心脉痹阻,则面色青紫;心火亢盛,则面色红赤。

2. 在窍为舌　又称心开窍于舌,是指心之气血盛衰及其功能活动可反映于舌。舌为心之外候,又称舌为"心之苗"。舌为心之窍,其理论依据有四:①心与舌体通过经脉相联。《灵枢·经脉》描述:"手少阴之别……循经入于心中,系舌本。"②舌体血运丰富,故舌色均能灵敏地反映心主血脉的功能状态。③心之气血通过经脉上荣于舌,使之发挥鉴别五味的作用。故《灵枢·脉度》曰:"心气通于舌,心和则舌能知五味矣。"④舌与发声有关。舌体运动及语言表达,皆与心神有关。

因此,观察舌的变化可以测知心主血脉及主藏神的功能。心的主血脉、藏神功能正常,则舌体红活荣润,柔软灵活,味觉灵敏,语言流利。若心血不足,则舌淡瘦薄;心火上炎,则舌红生疮;心血瘀阻,则舌质紫黯,或有瘀斑;若心神失常,则见舌强、语謇,甚或失语等。

3. 在志为喜　心在志为喜,是指心的生理功能与喜有关。喜,属于人体对外界刺激产生的高兴、快乐的生理反应。心气充沛,心血充盈,心神正常,则精神愉快,心情舒畅。而喜乐愉悦的心情,又可使气血条达,血脉通畅。故《素问·举痛论》曰:"喜则气和志达,营卫通利。"心病可导致情志失常,若心气不足,神失所养,见悲忧欲哭;若痰火内扰,心神失常,则喜笑不休。正如《素问·调经论》所云:"神有余则笑不休,神不足则悲。"同时,喜乐过度可使

心神受伤,心气涣散,诚如《灵枢·本神》谓之:"喜乐者,神惮散而不藏。"此外,由于心为神明之主,不仅过喜伤心,五志过极均可损伤心神。故《灵枢·邪气脏腑病形》说:"愁忧恐惧则伤心。"

4. 在液为汗　汗属五液之一,是体内津液经阳气的蒸化而从腠理排于体表的液体。心在液为汗,是指心血为汗液化生之源。心主血脉,血液与津液同源互化,脉中之津渗出脉外则为津液,津液是汗液化生之源。因此,汗液可反映心的生理病理状态。心血充盈,津液充足,汗化有源,则可滋润皮肤。若汗出过多,津液大伤,则会耗及心血,见心悸、胸闷等症。故又有"津血同源""血汗同源"之说。

此外,汗液的生成与排泄受心神的主宰与调节。若情绪紧张、激动时可见汗出现象;惊恐伤心神,亦可导致大量汗出,故《素问·经脉别论》云:"惊而夺精,汗出于心。"

5. 在时为夏　五脏和自然界的四时阴阳相通应。夏季天气炎热,万物生长旺盛。心脏属火,阳气最盛,为阳中之阳,同气相求,故夏季与心相应。因此,心之阳气在夏季最旺盛。如心阳虚衰的患者,其病情往往在夏季缓解,其症状也有所减轻;反之,阴虚阳盛之人的病情在夏季又往往加重。从预防角度说,夏天应该尽量延长户外活动时间,使人的身心符合阳气隆盛的状态,正如《素问·四气调神大论》所说,夏三月应"夜卧早起,无厌于日"。这样可以使心的功能达到最大限度的扩展,发挥生命的潜能。

附:心包络

心包络,简称心包,又称"膻中",是心脏外面的包膜,有保护心脏的作用。在经络学说中,手厥阴心包经与手少阳三焦经相为表里,故心包络亦属于脏。古代医家认为,心主神,为人身之君主,不得受邪。若外邪侵心,则心包当先受病,故心包有"代心受邪"之功用。如《灵枢·邪客》说:"心者,五脏六腑之大主也,精神之所舍也。其脏坚固,邪弗能容也。容之则心伤,心伤则神去,神去则死矣。故诸邪之在于心者,皆在于心之包络。"明清时期,温病学派受"心不受邪"思想的影响,将外感热病中出现的神昏谵语等心神功能失常的病理变化,称之为"热入心包"或"痰热蒙蔽心包"。实际上心包受邪之证,皆是心主神志失常之证。

二、肺

肺位胸腔,左右各一,居心之上,在脏腑之中位置最高,覆盖诸脏,故有"华盖"之称。肺系与喉、鼻相连,故称喉为肺之门户,鼻为肺之外窍。

肺的生理功能是主气,主宣降,主行水,朝百脉,主藏魄。肺以主气为基本生理功能,以主宣发肃降为其主要运行形式。肺通过宣降运动助心行血,调节全身的气、血、津液的输布运行,故有肺主治节,为"相傅之官"之称。肺为清虚之脏,肺叶娇嫩,不耐寒热;且上通鼻窍,外合皮毛,最易受邪。外感六淫,内停痰饮,皆易伤肺,故有"肺为娇脏"之称。

肺在体合皮,其华在毛,在窍为鼻,在志为悲(忧),在液为涕。肺与大肠相为表里,手太阴肺经与手阳明大肠经相互属络。肺在五行中属金,为阳中之阴,与秋季及西方相通应。

(一) 生理功能

1. 肺主气　肺主气是指肺具有主持呼吸和主司一身之气的作用,包括主呼吸之气和主一身之气。

(1) 肺主呼吸之气:是指肺具有主持呼吸运动的作用,是内外气体交换的场所。肺通过息道与外界相连,其节律性的呼吸运动,使清气吸入肺中,浊气呼出体外,不断吸清排浊,吐故纳新,实现机体与外界环境之间的气体交换,以维持人体的生命活动。

肺的呼吸功能正常,则浊气得出,清气得入,呼吸均匀通畅。若因外感六淫或痰饮阻肺,肺失宣降,呼吸异常,则见咳喘气逆,或胸闷气喘等病症。

(2) 肺主一身之气:是指肺具有主司一身之气的生成和调节气机运行的作用。

一是主司气的生成:一身之气主要由禀受于父母的先天之气,以及后天肺吸入的自然界之清气与脾胃运化的水谷之精气所构成。而肺吸入的自然界清气与脾胃运化的水谷之精气在胸中相合,生成宗气。宗气的形成依赖于肺的呼吸功能,因此肺的功能正常,呼吸通畅,则宗气生成充足,一身之气充沛。若肺的呼吸异常,则宗气生成不足,并能累及一身之气亏虚,而见体倦乏力,少气懒言等病症。

二是调节全身气机:气的运动称为气机,气机的主要形式有升降出入。肺通过有节律的呼吸运动,调节全身气机的升降出入运动。肺的呼吸均匀,节律一致,则全身气机升降正常,出入通畅。若肺的呼吸功能异常,常可影响全身气的升降出入,导致气机运行失调。

2. 肺主宣降 肺主宣降是肺气的主要运动形式,包括肺主宣发与肺主肃降,是相反相成的两个方面。

(1) 肺主宣发:是指肺气具有向上升宣和向外周布散的作用。主要体现在三个方面:一是呼出体内浊气;二是向上向外布散脾所转输的水谷精微;三是宣发卫气,以温养皮肤,主司腠理开阖,排泄汗液。

肺气宣发正常,则气道通畅,浊气得泄;津液得输,精微得布;腠理得养,汗液得泄。若外邪侵袭,肺失宣发,则致呼吸不畅,浊气壅阻,胸闷喘咳;卫气被郁,腠理闭塞,可致恶寒无汗;津液停聚,变为痰饮,阻塞气道,则见呼吸不利,胸闷咳痰等。

(2) 肺主肃降:是指肺气具有向内向下清肃通降的作用。主要体现在三个方面:一是吸入自然界之清气,生成宗气;二是向下向内布散脾所转输的水谷精微,并将脏腑代谢所产生的浊液下输膀胱,成为尿液生成之源;三是肃清肺和呼吸道内的异物,以保持呼吸道的洁净。

肺气肃降正常,则清气得入,宗气生成充足;津液精微得以输布,脏腑得养,尿液排泄通畅。若肺失肃降,则见呼吸异常,胸闷气喘;或津液输布障碍,而见痰饮、水肿或小便不利。

肺气的宣发与肃降,是相互联系、相反相成的两个方面。宣降协调,则呼吸均匀通畅,水液正常输布。若宣降失调,则见呼吸异常、水液代谢障碍。外邪侵袭,多致肺失宣发;而内伤及肺,多致肺失肃降。宣发与肃降失常,又可相互影响,导致咳嗽、气喘、咯痰等病症。

3. 肺主行水 肺主行水是指肺具有推动和调节全身水液的输布、运行和排泄的作用,又称肺主通调水道。

肺主行水的功能主要是通过肺的宣发肃降功能实现的。主要体现在两个方面:一是通过肺气的宣发作用,将津液向上向外布散,外滋肌肤头面,并宣散卫气,排泄汗液。二是通过肺气的肃降作用,将津液向下向内输送,内养脏腑组织;并将脏腑代谢所产生的浊液下达膀胱,成为尿液生成之源。

由于肺为华盖,在五脏六腑中位置最高,能推动和调节全身的水液代谢,故称"肺为水之上源"。若外邪袭肺,肺失宣发,导致水液向上向外输布失常,可见无汗、水肿等症。内伤及肺,肺失肃降,可致水液不能下输其他脏腑,浊液不能下达膀胱,常现咳逆上气、小便不利或水肿等症。临床可用"宣肺利水"和"降气利水"的方法进行治疗。其中,宣肺利水法是采用宣通肺气、发汗利水之方药,治疗肺失宣降所致水肿、尿少等病证,古人喻之为"提壶揭盖"。

肺主行水

4. 肺朝百脉，主治节　肺朝百脉，是指全身的血液都通过百脉会聚于肺，经肺的呼吸进行气体交换，而后输布于全身。

心主血脉，心气是血运行的基本动力。而肺主气，血的运行又须肺气的推动和调节。肺司呼吸，调节气机，促进血行。肺气充沛，气机调畅，则血运正常；若肺气虚弱或壅滞，行血无力，则致血行不畅，甚至血脉瘀滞，出现心悸胸闷、唇青舌紫等症。

肺主治节，是指肺气具有治理调节呼吸运动及全身之气、血、津液运行输布的作用。主要表现在四个方面：一是调节呼吸运动，肺气的宣发与肃降协调，则呼吸均匀通畅。二是调理全身气机，通过呼吸运动，调节气的升降出入，保持全身气机调畅。三是促进血液运行，通过肺朝百脉和气的升降出入运动，辅助心脏，促进和调节血液运行。四是调节津液代谢，通过肺气的宣发与肃降，治理和调节全身水液的输布与排泄。由此可见，肺主治节是对肺的主要生理功能的高度概括。

5. 肺主藏魄　肺主藏魄，是指人的本能动作及某些感觉与肺有关。如《灵枢·本神》说："肺藏气，气舍魄。"魄，指与生俱来的、本能的感觉和动作。如耳的听觉、目的视觉、皮肤的感觉，以及婴儿啼哭、吸吮动作等，皆属于魄的作用体现。如《灵枢·本神》所说："并精而出入者谓之魄。"张介宾亦云："魄之为用，能动能作，痛痒由之而觉也。"唐代孔颖达《五经正义·疏》："附形之灵谓魄……谓初生之时，耳目心识，手足运动，啼哭为声，此则魄之灵也。"

（二）生理特性

1. 肺为华盖　"华盖"，原指古代帝王所乘车驾上的伞盖，由于肺位于胸腔，覆盖五脏六腑，位置最高，故有"华盖"之称。肺位五脏六腑之上，又能宣发卫气，具有卫护肌表，防御外邪，保护内脏的作用，故又称"肺，脏之长也"（《素问·痿论》）、"肺者，五脏六腑之盖也"（《灵枢·九针论》）。

2. 肺为娇脏　肺为娇脏，是指肺清虚娇嫩，易为邪气侵袭为病的生理特性。由于肺位最高，与外界相通，主司呼吸，为脏腑之华盖，百脉之朝会。故外感六淫邪气，从皮毛或口鼻而入，常易犯肺而为病；其他脏腑病变，亦常累及于肺。肺为清虚之脏，清轻肃静，不容纤芥，不耐邪气之侵。故无论外感、内伤或其他脏腑病变，皆可病及于肺，而发生鼻塞流涕、胸闷气喘，或咳嗽痰血、咽痛音哑等病症。

3. 肺喜润恶燥　肺居胸中，主司呼吸，直接与外界相通，且外合皮毛，开窍于鼻，肺叶娇嫩，喜清润而恶干燥。外感燥邪，或内伤火热，最易损伤肺中津液，而致肺失宣降，甚或伤及肺络，出现干咳少痰，或痰黏难咳，或痰中带血，甚则喘息胸痛等，故有"燥易伤肺"之说。

（三）与体、窍、志、液、时的关系

1. 在体合皮，其华在毛　肺在体合皮，是指肺与皮毛相互为用，共同发挥温煦肌体、卫护肌表、防御外邪的作用。皮毛，包括皮肤、腠理、毫毛等，是一身之表，具有防御外邪，调节津液代谢，辅助呼吸的作用，依赖于肺卫的调节与津液的润泽。

肺气宣散卫气于皮毛，以发挥其温分肉，充皮肤，肥腠理，司开阖及防御外邪侵袭的作用。其次，肺气宣发，输精于皮毛，即将津液和水谷之精布散于全身皮毛肌腠，以润泽皮毛。若肺气虚，可致卫表不固，而见自汗，或易于感冒，或皮毛失濡而见枯槁不泽。反之，皮毛受邪，亦可内合于肺。如寒邪束表，卫气被遏，除见恶寒无汗、头身疼痛、脉紧等症外，亦可内伤及肺脏，肺失宣降，而致胸闷咳喘等症。

2. 在窍为鼻　肺在窍为鼻，是指肺的呼吸功能及气血盛衰活动可反映于鼻。鼻为呼吸之气出入之通道，具有通气和嗅觉作用，与肺直接相连，故称鼻为肺之窍。鼻的功能依赖

肺气的宣发作用,肺气宣畅,则鼻窍通利,嗅觉灵敏,发音正常;肺失宣发,则鼻塞不通,嗅觉减低。

喉为肺之门户,上连于鼻,下通于肺,为气出入之道,主发音。肺之经脉上通于喉,肺主气,声由气发,故喉的发音功能,依赖肺气的宣发作用及肺津的滋养作用。肺气宣畅,则喉得所养,而呼吸通畅,发音清亮。肺失宣发,则呼吸不畅,语音重浊或嘶哑,称为"金实不鸣";若肺津不足或肺阴亏虚,喉失所养,则气怯声低,甚至失音,称为"金破不鸣"。

3. 在志为悲(忧)　肺在志为悲(忧),是指悲(忧)为肺气化生而成,是肺之精气在情志方面的生理反应。悲和忧为两种常见的情志活动,对人体生理的影响基本相同,故而悲忧同属肺志。悲忧过度,可伤肺气。出现少气懒言,呼吸气短等症。《素问·举痛论》:"悲则气消。"反之,肺气虚衰或宣降失调,机体对外来非良性刺激的耐受能力下降,而易于悲忧。

4. 在液为涕　肺在液为涕,是指鼻涕之多少可反映肺的生理病理状态。涕即鼻涕,为肺之液,有润泽鼻窍的作用。鼻涕由肺津所化,由肺气的宣发作用布散于鼻窍。肺气充足,则鼻涕润泽鼻窍而不外流;若寒邪袭肺,肺气失宣,则鼻流清涕;肺热壅盛,可见流涕黄浊;燥邪犯肺,则见鼻干少涕。

5. 在时为秋　肺在时为秋,是指肺的功能与秋之时令关系密切。五脏与自然界四时阴阳相通应,秋令气燥,暑去而凉生,草木皆凋。而人体肺脏主清肃下行,为阳中之阴,同气相求,故肺在时为秋。秋季气候多清凉干燥,而肺为清虚之脏,喜润恶燥,故燥易伤肺,而见干咳无痰、口鼻干燥、皮肤干裂等症。

三、脾

脾位于中焦,腹腔内,膈之下。《素问·太阴阳明论》:"脾与胃以膜相连。"脾的生理功能是主运化,主统血,主升清,主藏意。脾胃为"仓廪之官""气血生化之源"。脾居中央,分主四时;脾为太阴湿土,又主运化水液,喜燥而恶湿。

知识链接

"脾主四时"说

所谓脾主四时,是说一年分四时,脾主四季之末的各十八日,表明四时之中皆有土气,而脾不独主一时。人体生命活动的维持,依赖脾胃所化生的水谷精微的充养;心肺肝肾的生理功能,皆赖脾气及其化生的精微物质的支撑。脾气健运,则四脏得养,功能正常发挥,人体康健;反之,脾失健运,气血不足,则四脏失养,变生百病。

脾在体合肌肉、主四肢,其华在唇、在窍为口,在志为思,在液为涎。脾与胃相表里,足太阴脾经与足阳明胃经相互属络。脾在五行属土,为阴中之至阴,与长夏之气相通应,旺于四时。

(一) 生理功能

1. 脾主运化　脾主运化是指脾具有把饮食物化生为水谷精微,并把水谷精微转输至全身的作用。运即运输,运送;化即变化,消化。脾主运化包括运化水谷和运化水液,同一过程两个方面,同时进行、不可分离(图 3-1)。

水谷 ——→ 胃 ——脾"化"——→ 精微 ——脾"运"——→ 上输心、肺、头目等
化生气血，提供营养

脾气散精、自转输
"中央土以灌溉四旁"

代谢后水液 ——肺→呼吸、出汗 / 肾→小便——→ 排出体外

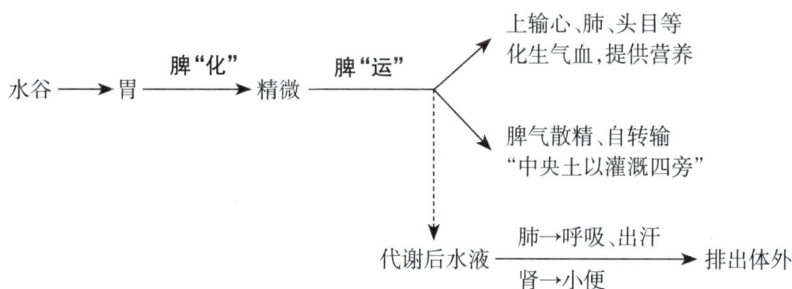

图 3-1　脾主运化

（1）运化水谷：是指脾具有消化饮食物，吸收并转输精微的作用。脾为五脏之一，本身不直接与水谷接触，饮食物经口进入体内，通过胃的受纳腐熟，再下送小肠进一步消化，但胃与小肠的消化功能必须依赖于脾的气化作用。水谷转化为水谷精微，并通过脾气的转输作用而布散全身，发挥滋养功能。其精微上输于心肺，可化生气血，充养全身；下达于肾，可充养先天之精，促进人的生长发育与生殖功能。人出生之后，全身脏腑组织的功能皆赖气血津液的供养，而气血津液的化生与充盛，则源于脾的运化，故称"脾为后天之本""气血生化之源"。

生理上，脾气健运，则精微化生充足，气血充盛，脏腑组织得以充养。若脾失健运，水谷不化，气血不足，则见腹胀便溏、食少纳呆等症状，或见倦怠乏力、面黄肌瘦等气血不足之症。

（2）运化水液：是指脾气吸收输布津液，调节水液代谢的功能。脾在运化水谷转输精微的同时，也将其中水液化为津液，转输至肺，再经肺的宣发肃降输布全身，外润肌腠皮毛，内濡五脏六腑。如《素问·经脉别论》所言："饮入于胃，游溢精气，上输于脾，脾气散精，上归于肺。通调水道，下输膀胱，水精四布，五经并行。"由于脾居中焦，为水液升降输布的枢纽。脾气散精，将津液上输于肺，经肺的宣发肃降敷布周身；多余水液则转输至肺肾，经肺肾的气化作用，化为汗与尿，排出体外。通过脾的气化作用，一方面化生津液，转输全身，滋润脏腑组织；另一方面，枢转水液，升清降浊，防止水液停聚，从而维持水液代谢的平衡。

若脾失健运，化生障碍，导致津液不足，机体失润；转输功能失常，则水液停聚，而致水湿痰饮，甚至水肿，故《素问·至真要大论》曰："诸湿肿满，皆属于脾。"脾运化水谷和运化水液，是相互联系、同时进行的。其功能正常与否，可通过饮食状况、气血盛衰，以及水液代谢反映出来。若脾气健运，则食欲旺盛，气血充足，水液代谢正常，身强体健。若脾失健运，运化无力，气血亏虚，则纳食减少，体倦乏力，形体消瘦；或津液生成转输障碍，而致痰饮、水肿、小便不利等病症。

课堂互动

脾的生理功能

以邻座每四个同学为一组，互相观察舌象、口唇的色泽，查看舌体的形态大小及津液分布情况，讨论学习脾主运化水液、脾开窍于口、其华在唇的功能。

2. 脾主统血　脾主统血是指脾有统摄血液在脉中运行,防止血液溢出脉外的功能。统,有统摄、控制的意思。《难经·四十二难》提出"脾裹血"即指此功能。脾主统血的机制是脾能生气、气能摄血。脾主运化,为气血生化之源。气为血之帅,气足则能摄血。生理状态下,脾气健旺,水谷精微化源充足,气盛则能固摄血液在脉中循行而使之不溢出脉外。若脾气虚衰,不能化生气血,气虚不足以摄血,血液则会溢出脉外而出现便血、尿血、崩漏、肌衄等出血病证,称为脾不统血。由于脾气主升,又主肌肉,故临床上脾不统血以下部出血及肌衄多见。常采用补脾气以摄血的方法进行治疗。

3. 脾主升清　脾主升清是指脾具有升输精微和升举内脏的作用。

脾主升清,即是指水谷精微借脾气上升而上输于心肺、头目,营养机体上部组织器官,并通过心肺的作用化生气血,以营养全身。此外,脾气的升举,还具有维系人体脏器位置恒定,防止内脏下垂的作用。

脾气健运,则能将水谷精微上输心肺,充养全身;若脾失健运,升输无力,则致水谷精微不能上输,心肺头目失养,则见心悸气短、头晕目眩等症;清气不升,阻滞于中,或气流于下,则见脘腹胀满,食少纳呆,或泄泻便溏等症。《素问·阴阳应象大论》:"清气在下,则生飧泄。"脾主升清与胃主降浊相对而言,二者相互为用,相反相成。"脾宜升则健,胃宜降则和"(《临证指南医案·脾胃门》),脾胃升降协调,纳运相合,共同完成饮食物的消化和水谷精微的吸收、转输,维持人体正常的生命活动。此外,若脾气虚弱,升举无力,常可导致内脏下垂,如胃下垂、肾下垂、子宫脱垂,或久泻脱肛等,此称为中气下陷,或脾气下陷。

脾主运化与统血、升举是密切相关的,脾主运化是其基本功能。脾气健运,气血充足,则统血、升举功能正常;脾失健运,气血亏虚,则统血与升举无力,导致各种病证。

4. 脾主藏意　脾藏意是指人的意念思维活动与脾有关。《灵枢·本神》:"脾藏营,营舍意。""意"指人的意念记忆等思维功能。《类经·藏象类》:"意,思忆也。谓一念之生,心有所向而未定者,曰意。"

脾主运化,化生水谷精气,是产生记忆思维活动的物质基础。脾气健运,五脏精气充足,则意念记忆正常。若思虑伤脾,脾弱营虚则伤意,而见心神不宁、令人健忘等病症。《三因极一病证方论》:"今脾受病,则意舍不清,心神不宁,使人健忘。"

(二) 生理特性

1. 脾居中央灌四旁　脾在五行属土,方位居中央。在河图五行模式中,肝、肺、心、肾分主东、西、南、北四方,而脾居于中央,与四脏相连,正如《素问·太阴阳明论》所说:"脾者土也,治中央。"脾主运化,化生水谷精微,除上输心肺,化生气血,布散全身外,还可向四周脏腑进行布散,如《素问·玉机真脏论》所说:"脾脉者,土也,孤脏以灌四旁者也。"另外,脾胃居中焦,为气机升降之枢,无论肝肺气机的升降相合,亦或心肾水火的既济相交,皆须依赖脾胃气机升降的协调。

2. 脾喜燥而恶湿　脾喜燥恶湿的特性,与其运化水液的生理功能相关。脾气健旺,运化水液功能正常,水精四布,则无痰饮水湿停聚。若脾气虚衰,运化水液功能障碍,则痰饮水湿内生;水湿既成,又反困脾气,致使脾气不升,脾阳不振。湿邪侵袭,困遏脾气,而致脾升受阻。由于内湿、外湿皆易困脾,致使脾气不升,运化失常,脾欲求干燥清爽,故曰"脾喜燥而恶湿"。

脾为太阴湿土之脏,胃为阳明燥土之腑。脾喜燥而恶湿,胃喜润而恶燥。脾主运化水湿,以调节体内水液代谢的平衡。脾虚不运则最易生湿,而湿邪过多又最易困脾。如《临证指南医案》所言:"湿喜归脾者,与其同气相感故也。"故称脾喜燥恶湿。燥代表着脾主运化水液正常,人体内没有多余水液停留的生理状态;而湿则反映着脾运化水液功能失常,水湿停聚于内的病理状态。

(三) 与体、窍、志、液、时的关系

1. 在体合肌肉,主四肢　脾在体合肉,是指人体肌肉的丰满壮实与脾的运化功能密切相关。全身肌肉依赖于脾胃运化的水谷精微营养滋润,脾气健运,气血充足,则肌肉丰满,收缩自如。若脾失健运,气血亏虚,肌肉失养,则肌肉瘦削,倦怠无力。

四肢与躯干相对而言,又称"四末"。四肢的运动功能,同样依赖于脾胃运化的水谷精微。若脾气健运,四肢得养,则活动自如,轻劲有力;若脾失健运,气血不足,则四肢失养,则见倦怠无力,甚或痿废不用。

2. 在窍为口,其华在唇　脾开窍于口,是指脾运化功能可通过食欲、口味反映出来。口可接纳食物,辨知五味。足太阴脾经连舌本,散舌下,舌主味觉,位于口中。所以,食欲和口味均可反映脾的运化功能。脾气健运,则食欲旺盛,口味正常;若脾失健运,湿浊内生,则见食欲不振,口淡乏味、或口腻口甜等症。

脾在华为唇,是指口唇色泽可反映脾气功能盛衰。脾气健旺,气血充足,则唇红润泽;脾失健运,则气血衰少,唇淡无泽。

3. 在志为思　思即思虑,属人体正常情志活动。脾主运化,为气血生化之源,而气血是思虑活动的物质基础,故思为脾之志。脾的功能与思虑常相互影响,脾失健运,气血不足,常见思维迟钝,或思虑不决。若思虑过度,或所思不遂,亦会影响脾之运化,导致脾气郁结,而见纳呆不饥,脘腹胀闷,头目眩晕等症。

4. 在液为涎　涎为口津,即口液中较清稀的部分,由脾气化生并转输布散。涎具有润泽口腔、利于吞咽、促进消化作用,故与脾主运化功能有关。脾气健运,则化涎充足,饮食得化;若脾胃不和,或脾气不摄,常致涎液增多,甚则口角流涎。

5. 在时为长夏　在五脏与天地自然的相应关系中,脾应长夏。长夏之季,气候炎热,雨水较多,天阳下迫,地气上腾,湿为热蒸,酝酿化生,万物华实,恰合土生万物之象。脾主运化,化生气血,以奉生身,类"土爱稼穑"之理,故脾与长夏同气相求而相通应。长夏之湿虽主生化,而湿之太过,反困脾阳,使脾气不展,运化失常。故至夏秋之交,脾弱者易为湿伤,诸多湿病由此而起。

四、肝

肝位于腹腔,横膈之下,右胁之内。肝的生理功能是主疏泄、主藏血、主藏魂。肝的生理特性是主升发,为刚脏,体阴用阳。

肝在体合筋,其华在爪,在窍为目,在志为怒,在液为泪。胆附于肝,与肝相为表里,足厥阴肝经与足少阳胆经相互属络。肝在五行属木,为阴中之阳,与春气、东方相通应。

(一) 生理功能

1. 肝主疏泄　肝主疏泄是指肝具有疏通畅达全身气血津液的作用。疏,即疏通,畅达;泄,即排泄,施泄。肝主疏泄理论最早见于元代朱震亨《格致余论·阳有余阴不足论》:"主闭藏者肾也,司疏泄者肝也。"即指肝有疏通气机,畅达气血的功能。肝主疏泄反映了肝为风木之脏,其性主动、主升的特点,是维持其本身及相关脏腑功能活动协调有序的重要条件。其生理效应主要表现在以下几个方面:

（1）调畅全身气机：机体脏腑、经络、形体、官窍的功能活动，全赖于气的升降出入运动。由于肝气的生理特性是主动、主升，调畅着全身气机的疏通畅达。因此，肝气的疏泄功能，对各脏腑经络之气升降出入运动的协调平衡，起着重要的调节作用。肝的疏泄功能正常，则气机调畅，气血和调，经络通利，脏腑组织的功能正常。肝气的疏泄功能失常，称为肝失疏泄。主要有两种情况：一为疏泄不及，常因抑郁伤肝，肝气不舒，气机不得畅达，称为"肝气郁结"，常见有闷闷不乐，悲忧欲哭，胸胁、乳房或少腹胀痛等症。二是疏泄太过，常因暴怒伤肝，或气郁化火，导致肝气亢逆，升发太过，称为"肝气上逆"，多见有急躁易怒，失眠头痛，面红目赤，胸胁窜痛等症，或因血随气逆而出现吐血、咯血，甚则猝倒、昏厥等症。

（2）推动血行津布：血的运行和津液的输布，有赖于气机调畅。肝主疏泄，调畅气机，气行则血行，故肝的疏泄作用能调畅血的运行，使之畅达而无瘀滞。若气机郁结，则血运不畅，血行瘀滞而为瘀血，或为癥积肿块，或见女子经行不畅，或痛经、闭经等。若肝气上逆，使血不循经，出现呕血、咯血，或女子月经过多、崩漏等症。气能行津，气行则津布，故肝的疏泄作用能调畅津液的输布。若肝失疏泄，气机郁结，则会导致津液的输布障碍，出现水肿、痰饮等水湿内停的病症。

（3）促进脾升胃降：脾气以升为健，胃气以降为和。肝主疏泄对脾胃气机的调畅，主要表现在两个方面。一是调畅脾胃气机的升降。脾胃的运化功能，主要体现在脾胃之气的升降相因，平衡协调，因为肝主疏泄，调畅气机，有助于脾胃之气的升降，从而促进脾胃的运化功能。另一方面，调畅胆汁的分泌与排泄。食物的消化吸收依赖于胆汁的分泌和排泄，而胆汁的分泌和排泄依赖于肝主疏泄的功能。肝的疏泄功能正常，全身气机调畅，胆汁才能正常地分泌与排泄。若肝失疏泄，出现肝气郁结或肝气上逆，胆汁不能正常的分泌与排泄，可导致胆汁瘀滞，影响饮食物的消化吸收，临床可见纳呆腹胀，口苦黄疸，或厌食油腻等症。若肝病影响脾土，导致脾失健运，纳食不化，出现胸胁胀满、腹胀腹痛，或肠鸣腹泻等症，称为"肝脾不调"或"肝脾不和"。若肝病影响胃土，导致胃失和降，可出现脘痞纳呆，恶心呕吐，或嗳气反酸等症，称为"肝气犯胃"或"肝胃不和"。

（4）调畅情志活动：气血是情志活动的物质基础，气机调畅，血行通达，五脏和调，则情志舒畅。肝主疏泄，调畅全身气机，故能使人情志舒畅，缓解不良刺激，避免情志病证。肝的疏泄功能正常，则气机调畅，气血和调，心情舒畅，情志活动正常；若肝的疏泄不及，肝气郁结，可见抑郁不乐，悲忧善虑；若肝郁化火，或大怒伤肝，肝气上逆，则见性情急躁，或烦躁易怒等。反之，不良的情志刺激，也可影响肝的疏泄功能，导致气机逆乱，气血失和而致种种病症。

（5）促进排精行经：男女生殖功能虽与肾藏精密切联系，但女子月经与男子排精也与肝主疏泄有关。男子精的贮藏与施泄，女子月经的排泄与胎儿的孕育，是肝的疏泄与肾的闭藏作用相互协调的结果。肝的疏泄功能正常，则精液通畅有度，女子经行通畅；若肝失疏泄，气机失调，则见男子排精不畅，女子月经紊乱，经行不畅，甚或痛经。由于肝的疏泄功能对女子的生殖功能尤为重要，故有"女子以肝为先天"之说。

2. 肝主藏血 肝主藏血是指肝具有贮藏血液、调节血量和防止出血的功能。肝藏血的生理意义有以下三个方面：

（1）贮藏血液：血化生于脾而受藏于肝。肝内藏有一定数量的血液，一是濡养肝体，涵养肝气。肝血充足，肝体得养，且能制约肝气，防止疏泄太过而亢逆。二是为经血之源。肝贮藏充足的血液，为女子月经来潮的重要保证。冲脉起于胞中而通于肝，与女子月经来潮密切相关，肝血充足，冲脉充盛，则月经按时来潮。三是藏血舍魂，与人的睡眠有关。魂属于神，以血为养,肝血充足,魂有所养,则夜寐安宁。病理上,若肝血不足,濡养功能减退,则两目干涩,肢体麻木,或头晕头胀,心烦易急;或月经量少,甚则闭经;或血不养魂,而见失眠多梦,卧寐不安等症。

(2)调节血量:贮藏充足的血液,可根据机体的需要调节血液的分配。当机体活动剧烈或情绪激动时,肝将所贮藏的血液向外周输布,以供机体之需。当人体安静或情绪稳定时,机体外周对血液的需求量相对减少,部分血液便又归藏于肝。

(3)防止出血:肝主藏血正常,可防止肝气亢逆,迫血妄行。若肝虚气弱,收摄无力,或阴虚阳亢,迫血妄行,皆可导致各种出血,如吐血衄血,月经提前,甚至崩漏等症,称为肝不藏血。

肝主疏泄和藏血功能是相反相成、相互为用的。肝主疏泄,调畅气机,肝主藏血,调节血液,二者相互为用,共同维持气血的和调。肝疏泄功能正常,气机调畅,血运通达,藏血功能得以保障;反之,肝藏血功能正常,血量充足,不使肝气亢逆,才能保持全身气机疏通畅达。

3. 肝藏魂　是指非本能性的精神情志活动藏于肝。魂为随神往来的精神活动,寄居于血,肝藏血,故藏魂。《灵枢·本神》:"随神往来者谓之魂。""肝藏血,血舍魂。"张介宾注:"魂之为言,如梦寐恍惚,变幻游行之境皆是也。"(《类经·藏象类》)肝血充足,则魂有所舍;肝血不足,则魂不守舍,出现噩梦连连,梦游梦呓等症。情志因素亦可伤及肝魂,出现神志失常。

(二)生理特性

1. 肝为刚脏　肝为刚脏是指肝具有刚强躁急的生理特性。肝在五行属木,木曰曲直,肝气具有木的冲和条达、伸展舒畅之性。肝性喜条达而恶抑郁,犹如将军,且内寄相火,主升主动。因此肝性刚烈,故为刚脏。肝病常表现为肝气升动太过的病理变化,如肝气上逆、肝火上炎、肝阳上亢和肝风内动等,临床多出现眩晕面赤、烦躁易怒、筋脉拘挛,甚则四肢抽搐、角弓反张等症。

2. 肝主升发　肝主升发是指肝具有升发阳气以疏通诸脏,调畅气机的特性。肝在五行属木,通于春气,木气生长伸展和生机勃发,因此肝具有条达疏畅、升发生长和生机盎然的特性。其中肝气对气机的影响主要表现为升举、疏通之作用。肝应阳升之方,行春升之令,其气以升发为顺,主人体一身阳气之升腾。肝主升发决定了肝之病变以升泄太过为多见,临床多表现肝阳上亢、肝气上逆的病理变化。

3. 肝体阴用阳　《临证指南医案·肝风》:"体阴用阳。"体指肝的本体,用指肝的功能。肝为藏血之脏,以血为体,血属阴,故其体阴;而肝主疏泄,调畅气机,以气为用,故其用属阳,故曰"肝体阴用阳"。临床表现多见肝血、肝阴多不足;肝气、肝阳多有余,体现了"阳常有余,阴常不足"之理。

(三)与体、窍、志、液、时的关系

1. 在体合筋,其华在爪　肝在体合筋,是指人体筋的功能与肝藏血的功能密切相关。筋,即筋膜,包括肌腱和韧带,具有连接关节、肌肉,主司关节运动的功能。筋的功能依赖于肝血的濡养,肝血充足,筋得其养,则筋腱有力,运动灵活,并能耐受疲劳;若肝血不足,筋脉失养,则肢体麻木,运动力弱,故称肝为"罢极之本"。

爪,即爪甲,包括指甲和趾甲,为筋之延续,故有"爪为筋之余"之说。爪甲亦赖肝血濡养,肝血充足,则爪甲坚韧,红润光泽;若肝血不足,则爪甲失养,而见薄脆易折,枯槁无泽,甚则变形。

2. 在窍为目　在窍为目,是指肝的功能可以通过眼目表现出来。目为视觉器官,具有视物功能,故又称"精明"。目的视物功能依赖肝血的濡养。肝血充足,目得血养,则双目有神,视物清晰。若肝血不足,目失所养,则目干无神,视物不清;若肝经风热,则目赤痒痛;肝火上炎,则目赤肿痛;肝风内动,则见目睛上吊,两目斜视等。

3. 在志为怒　肝在志为怒,是指肝的功能与情志之怒关系密切。怒是人在情绪激动时的一种情志变化,由肝之气所化,故说肝在志为怒。怒本情之正,但大怒或郁怒不解,则可引起肝气郁结,气机不畅,导致肝气上逆,血随气逆,而见面红目赤,头胀头痛,甚至呕血或昏厥等,如《素问·举痛论》说:"怒则气逆,其则呕血及飧泄";《素问·生气通天论》说:"阳气者,大怒则形气绝,而血菀于上,使人薄厥。"另一方面,肝病亦常见发怒或郁怒等,如《素问·脏气法时论》说:"肝病者,两胁下痛引少腹,令人善怒。"肝气上逆,肝火上炎,肝阳上亢等,多见急躁易怒,甚至暴怒等。

4. 在液为泪　肝在液为泪是指泪的多少与病变能够反映肝的功能。泪由肝血所化,肝开窍于目,泪从目出。泪有濡润、保护眼睛的功能。在正常情况下,泪液的分泌,濡润而不外溢。若肝血不足,泪液减少,则两目干涩;如风火赤眼,肝经湿热,可见目眵增多,迎风流泪等。

5. 在时为春　肝在时为春,是指肝的功能与四时之春关系密切。春季为一年之始,阳气始生,万物勃发,欣欣向荣。而肝主疏泄,恶抑郁而喜条达,为"阴中之少阳",故通于春气。春季天气转暖而风气偏胜,人体之肝气应之而旺,故肝气偏旺、肝阳偏亢或脾胃虚弱之人在春季易发病。

五、肾

肾位于腰部脊柱两侧,左右各一,故《素问·脉要精微论》有"腰者,肾之府"之说。

肾的主要生理功能是藏精,主生殖,主水,主纳气,主藏志。肾精化肾气,肾气分阴阳,肾阴与肾阳能资助、促进全身脏腑阴阳,故又称肾为"五脏阴阳之本"。肾在体合骨,生髓,其华在发,在窍为耳及二阴,在志为恐,在液为唾。肾与膀胱相表里,足少阴肾经与足太阳膀胱经相互络属。肾在五行属水,为阴中之阴,与自然界冬气及北方相通应。

(一) 生理功能

1. 肾藏精　肾藏精是指肾具有贮存、封藏精气的作用。精,是构成人体和维持人体生命活动的基本物质,是生命之源,是脏腑形体官窍功能活动的物质基础。

肾藏之精,以先天之精为基础,以后天之精为给养。先天之精来源于父母的生殖之精,与生俱来,是构成胚胎发育的原始物质,即是《灵枢·本神》所说的"生之来,谓之精";后天之精是指出生以后,来源于摄入的饮食物通过脾胃化生而成的水谷之精,能够化生五脏精气,维持脏腑组织的功能,并下输肾中,充养先天之精。先天生后天,后天养先天,先后天之精相互资助,相互为用,共同完成肾的生理功能。

(1) 促进生长发育和生殖:肾藏精,精化气。肾中精气的盛衰,决定着人的生长壮老已的生命过程及生殖功能的成熟与衰退。

《素问·上古天真论》记述了肾气由未盛到充盛,再到渐衰,继而耗竭的演变过程:"女子七岁,肾气盛,齿更发长;二七而天癸至,任脉通,太冲脉盛,月事以时下,故有子;三七,肾气平均,故真牙生而长极;四七,筋骨坚,发长极,身体盛壮;五七,阳明脉衰,面始焦,发始堕;六七,三阳脉衰于上,面皆焦,发始白;七七,任脉虚,太冲脉衰少,天癸竭,地道不通,故形坏而无子也。丈夫八岁,肾气实,发长齿更;二八,肾气盛,天癸至,精气溢泻,阴阳和,故能有子;三八,肾气平均,筋骨劲强,故真牙生而长极;四八,筋骨隆盛,肌肉满壮;五八,肾气衰,发堕齿槁;六八,阳气衰竭于上,面焦,发鬓颁白;七八,肝气衰,筋不能动,天癸竭,精少,肾藏衰,形体皆极;八八,则齿发去。"

人的生、长、壮、老、已的生命过程取决于肾中精气的盛衰,而肾中精气的盛衰,可以从"齿、骨、发"的生长状况体现出来。人自出生到幼年期,肾气渐充,表现为头发生长,乳齿更换,骨骼逐渐生长而身体增高;青年期,肾气充盛,故见智齿生长,骨骼强壮,人体达到一定高度;壮年期,肾气盛实,则见筋骨坚强,头发黑亮,身体壮实,精力充沛;老年期,肾气渐衰,表现面色憔悴,头发脱落,牙齿枯槁,行走不稳。

肾中精气还决定人的生殖功能。人出生后,随着肾中精气的不断充盈,产生天癸。天癸是肾中精气充盈到一定程度而产生的,具有促进人体生殖器官的发育成熟并能维持人体生殖功能的物质。天癸来至,女子月经来潮,男子开始排精,性器官发育成熟,初步具备了生殖功能。人至老年,肾中精气渐衰,天癸亦减,生殖功能逐渐衰退,甚至丧失。

临床上,对于防治某些先天性疾病、生长发育不良、生殖功能低下和防治衰老等具有指导意义。

(2) 推动和调节脏腑功能:肾气通过肾阴、肾阳对各脏腑气化起着重要的推动和调控作用。肾精化生肾气,肾气又称为元气、真气,是化生脏腑之气的根本。气分阴阳,肾气亦分为肾阴与肾阳。肾阴是肾气中具有滋润、濡养、宁静作用的部分,又称元阴、真阴;肾阳是肾气中具有温煦、推动、兴奋作用的部分,又称为元阳、真阳。二者相互制约,相互为用,共同维持生理功能的协调平衡。

肾阳为一身阳气之本,能推动激发脏腑经络的功能,温煦脏腑官窍,促进精血津液的化生和输布运行。肾阳充盛,脏腑形体官窍得以温煦,其功能活动得以推动,各种生理活动维持正常。若肾阳虚衰,温煦、推动力弱,则脏腑功能减退,出现精神不振、腰膝酸软,畏寒蜷卧,尿清便溏,男子阳痿早泄,女子宫寒不孕等虚寒性病证。

肾阴为一身阴气之本,能滋润、濡养脏腑组织,调节脏腑的气化功能及精血津液的化生。肾阴充足,脏腑形体官窍得以濡润,其功能活动得以调控。若肾阴不足,滋润、濡养及宁静等功能减退,出现口干形瘦,潮热盗汗,五心烦热等虚热性病证。

由于肾阴肾阳皆以肾中精气为物质基础。因此,肾阴虚或肾阳虚至一定程度皆可累及对方的化生,导致阴损及阳或阳损及阴,终至阴阳两虚。肾阴、肾阳又为"五脏阴阳之本"。故肾阴、肾阳亏虚常可累及其他脏腑阴阳失调;而其他脏腑阴阳失调,日久亦可累及肾阴、肾阳,即所谓"久病及肾"。

2. 肾为水脏,主津液 是指肾具有主司和调节全身水液代谢的作用。《素问·逆调论》:"肾者水脏,主津液。"水液的输布和排泄是一个十分复杂的生理过程,肾气对于水液代谢的主司和调节作用,主要体现在以下两方面:

(1) 调节参与水液代谢相关脏腑功能:肾气及肾阴、肾阳对水液代谢过程中各脏腑之气的功能具有促进和调节作用。

水液代谢过程中,胃、小肠、大肠中的水液,经脾气的运化转输作用,上输至肺,再经肺气的宣发肃降输布周身,以发挥滋润和濡养作用,并将宣发至皮毛肌腠的水液化为汗液排泄;脏腑形体官窍代谢后所产生的浊液,由肺的肃降作用输下至膀胱,再经肾气的蒸腾气化作用,吸清排浊。可见,机体水液的输布与排泄,是在肺、脾、肾、胃、小肠、大肠、三焦、膀胱等脏腑的共同参与下完成的。肾气分化的肾阴、肾阳是各脏腑阴阳的根本,肾阴、肾阳通过对各脏腑阴阳资助和促进作用,主司和调节着人体水液代谢的各个环节。

(2)调节尿液的生成和排泄:尿的生成和排泄是水液代谢的一个重要环节。各脏腑组织代谢产生的浊液,通过三焦水道下输于膀胱,在肾气的蒸腾气化作用下,分为清浊:清者重新吸收,由脾气的转输作用通过三焦水道上腾于肺,重新参与水液代谢;浊者则化为尿液,在肾与膀胱之气的推动作用下排出体外。肾阴肾阳协调平衡,肾气的蒸腾气化作用正常,输于膀胱的水液才能升清降浊,化生尿液并排出体外。

尿液的生成和排泄在维持机体水液代谢过程中,起着极其关键的作用。膀胱具有贮存尿液和排泄尿液的作用,但尿液的生成和排泄都必须依赖于肾气的作用。肾气的蒸腾气化功能发挥正常,肾阴、肾阳的推动和调控作用协调,膀胱开阖有度,尿液才能正常地生成和排泄。若肾气不足,固摄无力,则见多尿、遗尿、小便失禁;若肾阳虚衰,气化不利,则见少尿,小便不利,甚至水肿等病证。

3. 肾主纳气　肾主纳气是指肾具有摄纳肺所吸入的自然界清气,保持吸气的深度,防止呼吸表浅的作用。

人体的呼吸功能,虽由肺所主,但吸入之清气,通过肺之肃降下达于肾,经肾气的摄纳潜藏,使其维持一定的深度。故有"肺为气之主,肾为气之根"之说。

肾的纳气功能,实际上是肾气的封藏作用在呼吸运动中的具体体现。若肾气充沛,摄纳有权,则呼吸均匀和调,气息深长;若肾气衰减,摄纳无力,肺吸入之清气不能下纳至肾,则出现呼吸表浅,或呼多吸少,动则气喘等病理表现,称为"肾不纳气"。

肾的上述功能中,藏精是其基本功能。其主生长发育和生殖、为脏腑之本、主津液及主纳气等功能,都与其藏精功能密切相关。肾精化生肾气,肾气主司人体的生长、发育和生殖;肾气分阴阳,肾阴与肾阳是脏腑阴阳的根本,对脏腑气化具有促进和调节作用,并主司和调节全身水液代谢;肾气的封藏与摄纳作用,维持呼吸的深度,以利气体交换。

4. 肾主藏志　肾藏志是指人记忆力或意志活动与肾有关。如《灵枢·本神》:"肾藏精,精舍志。""志"指志向,是主意已定、决心已下,为达目的而去实施的思维活动,《灵枢·本神》:"意之所存谓之志。"张介宾注:"意之所存,谓意已决而卓有立者,曰志。"(《类经·藏象类》)

志虽出于心,但其坚定不移,须依赖于人体精气的充盛。肾藏精,是一身精气之根。肾精充足,则精力充沛,志方坚定,行动果决;若肾精气不足,则精神不振,意志不坚,难以实施。

(二)生理特性

1. 肾主蛰守位　肾主蛰是指肾具有潜藏、封藏、固摄的生理特性。《素问·六节藏象论》:"肾者主蛰,封藏之本"。肾的主蛰、封藏、固摄作用,对于防止人体精、气、血、津液过量亡失、维持呼吸平稳、深沉具有重要的意义。肾主藏精、主纳气、主生殖、司二便等功能,都是肾主藏精的具体体现。肾气封藏则精气盈满,生机旺盛;若肾气封藏失职,则见滑精、呼多吸少、动则喘甚、滑胎、遗尿,甚则小便失禁、大便滑脱及女子带下、崩漏等。

守位,是指肾中相火涵于肾中,潜藏不露,以发挥其温煦、推动等作用。相火与君火相对而言:君火,即心之阳气,心之生理之火;相对于心火,其他脏腑之火皆称为相火,生理状态下是各脏腑的阳气,又称"少火",病理状态下各脏腑的亢盛之火,又称"壮火"。相火以其所在脏腑的不同而有不同的称谓:肝之相火称为"雷火",肾之相火称为"龙火"。君火与相火的关系是"君火以明,相火以位"(《素问·天元纪大论》)。即君火在心,主发神明,以明著为要;

相火在肝肾,禀命行令,以潜藏守位为要,即所谓"龙潜海底,雷寄泽中"。心神清明,生命活动有序,相火潜藏守位,以发挥其温煦、推动作用;肾阴充足,涵养相火,相火则潜藏于肾中而不上亢。

2. 肾为水火之宅、脏腑阴阳之本　肾主一身阴阳,为五脏六腑之本,乃水火之宅,内寓真阴(命门之水)而含真阳(命门之火)。五脏六腑之阴气,非肾阴不能滋养,五脏六腑之阳气,非肾阳不能温煦。肾阴肾阳对立制约、互根互用共同维持全身脏腑的正常生命活动。

（三）与体、窍、志、液、时的关系

1. 在体合骨,生髓,其华在发　肾藏精,精生髓,髓居于骨中称骨髓,骨的生长发育,有赖于骨髓的充盈及其所提供的营养。肾精充足,髓化有源,骨骼得养,则坚固有力;若肾精不足,髓化无源,骨骼失养,则见小儿囟门迟闭,骨软无力,以及老人骨质脆弱,易于骨折等。

齿与骨同出一源,为骨之延续,亦由肾精充养,故称"齿为骨之余"。牙齿松动、脱落及小儿齿迟等,多与肾精不足有关。

发的生长赖血以养,故称"发为血之余"。肾藏精,精化血,精血旺盛,则毛发粗壮而润泽,故说发的生机根源于肾。发为肾之外候,故发之生长与脱落,润泽与枯槁,常能反映肾精的盛衰。青壮年精血旺盛,发长而润泽;老年人精血衰少,发白而脱落。若肾精不足,发失所养,则见头发枯萎,早脱早白等。

2. 在窍为耳及二阴　耳为听觉器官,耳的听觉功能灵敏与否,与肾精盛衰密切相关。肾精充盈,髓海得养,则听觉灵敏;若肾精虚衰,髓海失养,则听力减退,甚则耳鸣耳聋。

二阴,指前阴和后阴。前阴是指尿道和外生殖器,后阴是指肛门。二阴主司二便,尿液的生成及排泄依赖于肾气的蒸化和固摄,若肾气虚衰,则可见尿频、遗尿、尿失禁、尿少或尿闭等病证。粪便的排泄,亦与肾气的推动和固摄作用有关;若肾气不足,则推动无力而致气虚便秘,或固摄无权而致大便失禁、久泄滑脱等。

3. 在志为恐（惊）　肾在志为恐（惊）是指肾的功能与恐惊的关系密切。恐与惊皆指人处于惧怕的心理状态。但两者有别:恐由内生,为自知而胆怯;惊自外来,为不自知,事出突然而惊。正常情况下,恐惧使人能自觉地避开危险,从而保护自身。若过度的惊恐,则"恐伤肾""恐则气下""惊则气乱",导致脏腑精气损伤,气机逆乱,肾气不固,而见二便失禁,遗精滑泄,或手足无措,心悸不安等。反之,肾气亏虚之人,则易于惊恐。

4. 在液为唾　肾在液为唾,是指唾液的分泌与肾的功能关系密切。唾,是口津中较稠厚的部分,多出于舌下,有润泽口腔、滋养肾精的功能。足少阴肾经夹舌本,唾由肾精所化,经肾经直达舌下,故称"肾为唾"。由于唾源于肾精,若吞而下咽,可滋养肾精;若多唾久唾,则能耗伤肾精。

唾与涎皆为口津,但是二者同中有异。涎为脾精所化,出自两颊,质地较清稀,可自口角流出;唾为肾精所生,出自舌下,质地较稠厚,可从口中唾出。

5. 在时为冬　冬季气候寒冷,万物蛰伏闭藏。肾为水脏,主藏精而为封藏之本,同气相求,故以肾应冬。若素体阳虚,或久病阳虚,多在阴盛之冬季发病,若患阳虚性慢性疾病,如肺病、心脏病、胃肠病、骨关节病等,则易在冬季寒冷时复发。

附:命门

命门一词,最早见于《黄帝内经》,是指眼睛。如《灵枢·根结》:"太阳根于至阴,结于

78

命门。命门者,目也。"将命门作为内脏提出则始于《难经》。明清以来,命门学说为历代医家所重视,并做了较为深入的研究,对其部位与功能各抒己见,渐趋丰富和完善,归纳如下:

1. 右肾为命门说 《难经》首先提出右肾为命门说。《难经·三十六难》:"肾两者,非皆肾也,其左者为肾,右者为命门。命门者,诸神精之所舍,原气之所系也。故男了以藏精,女子以系胞。"指出右肾为命门,为人体原气之本,具有推动人的生长发育和脏腑功能,促进生殖功能的作用。自《难经》之后,晋代王叔和、杨上善,明代李梴等人均认为右肾为命门。

2. 两肾为命门说 元代滑寿首倡此说。他认为"命门,其气与肾通,是肾之两者,其实一耳。"明代虞抟则明确提出"两肾总号为命门",并在《医学正传·医学或问》指出其作用为"真原之根本,性命之所关"。张介宾亦认为"是命门总乎两肾,而两肾皆属命门"(《类经附翼·求正录》),"命门为元气之根,为水火之宅。五脏之阴气,非此不能滋;五脏之阳气,非此不能发。"(《景岳全书·传忠录》)认为命门为人体生命的本原,内藏水火,即元阴元阳,为五脏阴阳之本。实际上强调了肾阴肾阳在人体生命活动中的重要作用。

3. 两肾之间为命门说 倡此说者,首推明代赵献可。他在《医贯·内经十二官论》中说:"命门即在两肾各一寸五分之间,当一身之中,《内经》曰'七节之旁,中有小心'是也,名曰命门,是真君真主,乃一身之太极,无形可见,而两肾之中,是其安宅也。"并将其功能比喻为走马灯之灯火,他说:"火旺则动速,火微则动缓,火熄则寂然不动。"认为两肾有形属阳水,其左为阴水,右为阳水,命门无形属火,其位居于两肾中间,即一阳陷于二阴之间,水中有火才能产生生命,命门之火的作用始终处于主导地位,"肾无此则无以作强,膀胱无此则三焦之气不化,而水道不行,脾胃无此则不能腐熟水谷,心无此则神明皆万物而不能应。"赵氏观点对后世影响很大,清代医家陈士铎的《石室秘录》、陈修园的《医学三字经》、林珮琴的《类证治裁》等皆认为命门在两肾之间。

4. 命门为肾间动气说 明代孙一奎首先提出此说。他认为"命门乃两肾中间之动气,非水非火,乃造化之枢纽,阴阳之根蒂,即先天之太极,五行由此而生,脏腑以继而成"(《医旨续余·命门图说》)。指出命门在两肾中间,非水非火,只是存在着的一种元气发动之机,是一种生生不息造化之机枢,并说:"越人亦曰:'肾间动气者,人之生命,五脏六腑之本,十二经脉之根,呼吸之门,三焦之原。'命门之意,盖本于此。"倡此说者特点有二:一是命门非形质器官,乃功能之藏象;二是命门动气为元气,是人体营卫脏腑之气之根。

以上种种说法虽有不同,但对其生理功能的认识是一致的,皆认为命门为五脏之本,内寓真阴真阳,为脏腑阴阳之本,在人体生命活动中起着至关重要的作用,其功能盛衰与肾的关系至为密切。因此可以认为肾阳即命之火,肾阴即命门之水,以"命门"命名即是强调肾气及肾阴肾阳在生命活动中的重要性。

第三节 六 腑

六腑,是胆、胃、小肠、大肠、膀胱、三焦的总称。六腑与饮食物在体内消化、吸收、排泄及水液代谢密切相关,在结构上多为中空有腔的脏器。

六腑共同的生理功能是受盛传化水谷,即主持饮食物的受纳、消化、吸收和糟粕的传导排泄。饮食物入口,通过食道入胃,经胃的受纳、腐熟,下传于小肠,经小肠的受盛化物、泌别清浊,其清者(精微、津液)由脾吸收,转输于肺而布散周身;其浊者(糟粕)下传于大肠,经大肠的传导变化,形成粪便排出体外。代谢后的水液,经过三焦注入肾,在肾的气化作用下形成尿液,渗入膀胱,排出体外。饮食物在消化吸收和排泄过程中,胆所贮藏的胆汁不断进入小肠,促进饮食物的消化吸收。饮食物在消化吸收过程中需要经过七个关隘,《难经》称为"七冲门",如《难经·四十四难》说:"七冲门何在? 唇为飞门,齿为户门,会厌为吸门,胃为贲门,太仓下口为幽门,大肠小肠会为阑门,下极为魄门,故曰七冲门也。"七冲门功能正常,则有利于饮食物的消化吸收;七冲门中任何一门发生病变,都会影响到饮食物的受纳、消化、吸收和排泄。

　　六腑共同的生理功能特点是"实而不能满""泻而不藏"。如《素问·五脏别论》说:"六腑者传化物而不藏,故实而不能满也。所以然者,水谷入口,则胃实而肠虚;食下,则肠实而胃虚。"即是说,六腑的功能是以传化水谷,排泄糟粕为主,每一个腑都必须虚实交替,适时排空其内容物,而不能经常贮藏、充满而不排泄,这样才能保持六腑通畅和功能协调。故又有"六腑以通为用,以降为和"的说法。若六腑通降太过或不及,都会影响饮食水谷的受盛、传化与排泄,使人体出现疾病。

一、胆

　　胆位于腹腔内右胁部肝下,与肝紧密相连,附于肝之短叶间。胆与肝五行同属木,通过足少阳胆经与足厥阴肝经相互络属,构成表里关系。胆为中空的囊状器官,内藏胆汁。《灵枢·本输》称"胆者,中精之府",亦有医家将其称为"中清之腑"。胆通过胆道和水谷之道(消化道)密切相关,胆汁可以适时排泄与水谷传化密切相关,故胆为六腑之一,又因其内藏精汁,与水谷不直接接触,并且与人的精神情志活动关系密切,故又为奇恒之腑。胆的主要生理功能有二:一是贮藏和排泄胆汁;二是主决断。

(一)贮藏和排泄胆汁

　　胆汁为黄绿色液体,是肝之余气所化生。胆汁形成后,在肝的疏泄功能作用下,贮藏于胆腑,并在进食时将胆汁排入肠中,促进饮食水谷的消化吸收。若肝胆的疏泄功能正常,则胆汁的分泌和排泄畅达,脾胃升降有序,人体的消化功能得以正常发挥。若肝胆疏泄不利,则胆汁的分泌排泄障碍,进而影响脾胃运化功能,可以出现胁下疼痛,腹胀,食欲不振或食入不化,厌油腻,恶心,呕吐,泄泻等;若胆汁上逆,可见口苦,呕吐黄绿苦水等;若胆汁外溢肌肤,则出现身、面、目俱黄的黄疸症。

(二)主决断

　　胆与人体情志活动密切相关,《素问·灵兰秘典论》:"胆者,中正之官,决断出焉。"决断属于思维的范畴,胆主决断是指胆在精神意识思维活动过程中,具有判断事物、并做出决定的作用,特别是在遭遇突发事件、或意料之外的事件时表现出对事件的判断、并做出决定的能力。胆的这一功能对防御和消除某些精神刺激的不良影响,以维持和控制气血的正常运行,确保各脏腑之间的协调关系具有重要作用。由于肝胆相互依附,互为表里,肝主谋虑,胆主决断,所以肝胆的相互协调,共同调节着精神思维活动的正常进行。若胆的功能失常,则会出现情志方面的变化。如胆火过盛,则见口苦,烦躁易怒,胁痛等。若胆气虚怯,则善太息,多易惊善恐,遇事不决等。若胆虚痰扰,则多见口苦呕逆,心烦不寐,惊悸不宁,甚则善恐如人将捕之等症。

知识链接

凡十一脏取决于胆

《素问·六节藏象论》云："凡十一脏取决于胆"，强调胆在脏腑中的重要性。对此历代医家有不同的理解：一是认为胆为少阳春升之气，春升之气为万物化源，胆应于春，气主升发，脏腑之气皆赖之以生。二是少阳主枢，通达阴阳。人身表里，脏腑上下的气机枢转，均有赖于少阳枢机作用。三是胆藏相火，可温煦各脏腑。四是精神活动系于五脏，而决断在胆，若胆虚，则数谋虑而不决，必影响神魂魄意志，而致"五神藏"不安。五是胆贮藏胆汁，助肝疏泄，以维持饮食物的消化吸收、气血运行、精神活动，从而使十一脏功能协调。六是"十一"乃"土"字之误，土脏即指脾与胃、大肠、小肠、三焦、膀胱等传化之腑。胆之精汁决泄于胃肠以助消化，胆气通降于土脏以促传导，胆内寄相火参与腐熟水谷，从而保证"土脏"功能的正常发挥。

此外，中医学认为胆为阳中之少阳，属东方甲木，主少阳春升之气，如《脾胃论·脾胃虚实传变论》说："胆者，少阳春升之气，春气升则万化安，故胆气春升，则余脏从之。"这一特性实际上就是胆的升发条达之性，与肝喜条达而恶抑郁同义，胆气升发条达，则脏腑气机调畅，脾胃升降有序。若胆失去升发条达之性，可导致胆汁生成排泄障碍，还可引起脏腑气机不畅，脾胃升降失常，出现飧泄、肠澼等证。

二、胃

胃位于腹腔上部，居于膈下，上连食管，下通小肠。中医将胃腔称为胃脘，分为上、中、下三部：胃的上部为上脘，包括贲门；中部称中脘，即胃体部位；下部为下脘，包括幽门。贲门上连食管，幽门下通小肠，是饮食物进出胃腑的通道。

胃是机体对饮食物进行消化吸收的重要脏器，主受纳腐熟水谷，有"太仓""水谷之海""水谷气血之海"之称。胃与脾在五行中同属土：胃属阳为阳明燥土；脾属阴为太阴湿土。胃与脾同居中焦，"以膜相连"，通过足阳明胃经与足太阴脾经相互络属，构成表里关系。胃的主要生理功能是主受纳和腐熟水谷，主通降、性喜润恶燥。

(一)胃主受纳、腐熟水谷

受纳，即接受、容纳之意。胃主受纳水谷，是指胃具有接受和容纳饮食水谷的作用。饮食入口，经食管到达胃，由胃来容纳，故称胃为"太仓""水谷之海"。机体的生理活动和气血津液的化生，都依靠饮食物的营养，故又称胃为"水谷气血之海"。胃的受纳功能对于人体的生命活动十分重要，它既是其主腐熟功能的基础，又是饮食物消化吸收的基础。

腐熟，即初步消化之意。胃腐熟水谷是饮食物经过胃的初步消化，形成食糜的作用。容纳于胃中的饮食水谷，经过胃的腐熟后，精微物质被初步吸收，并由脾运化、转输而营养全身，未被消化的食糜则下传到小肠进一步消化。

胃受纳、腐熟水谷功能的强弱，可以通过食欲、食量和消化情况等反映出来。临床上胃受纳功能发生障碍，可出现食欲不振，食少，消化不良，胃脘胀痛等表现。

胃的受纳、腐熟水谷功能，必须与脾的运化功能相互配合，纳运协调才能将水谷化为精微，进而化生精气血津液，供养全身。

中医学非常重视胃气，认为"人以胃气为本"。胃气强则五脏俱盛，胃气弱则五脏俱衰，故有"胃为五脏之本"。如《素问·玉机真脏论》说："五脏者，皆禀气于胃；胃者，五脏之本也。"人出生之后，胃气的盛衰有无，对于维持机体的生命活动，至关重要，故有脾胃为"后天之本""有胃气则生，无胃气则亡"之说。

（二）胃主通降，以降为和

胃主通降，是指胃气宜保持通畅下降的运动趋势。胃气的通降作用，概括了小肠将食物残渣下输于大肠，以及大肠传化糟粕的功能，主要体现于饮食物消化和糟粕的排泄过程中：①饮食物入胃而容纳之；②经胃腐熟作用形成的食糜，下传小肠进一步消化；③小肠将食物残渣下移大肠，燥化后形成粪便，并有节制地排出体外。藏象学说以脾胃之气的升降运动来概括整个消化系统的生理功能，脾宜升则健，胃宜降则和，脾升胃降协调，共同促进饮食物的消化吸收。

胃主通降是降浊，降浊是受纳的前提条件。如果胃失和降，就会影响食欲，出现纳呆、口臭、胃脘胀满或疼痛、大便秘结等症状；若胃气上逆，则出现嗳气、呃逆、恶心、呕吐等症状。此外，藏象学说认为脾胃居中，为人体气机升降的枢纽。胃失和降，不仅影响六腑的通降，还会影响全身气机的升降，从而出现各种病理变化。

（三）胃喜润恶燥

胃喜润恶燥，是指胃应当保持充足的津液以利饮食物的受纳和腐熟。胃的受纳腐熟，不仅依赖胃气的推动和蒸化，还需要胃中津液的濡润。胃中津液充足，则能维持其受纳腐熟的功能和通降下行的特性。因此，充足的津液濡润，是维持胃受纳腐熟和通降生理功能的前提和条件。脾胃五行属土，胃为阳土，喜润而恶燥，故患病易成燥热之害，胃中津液每多受损。因此，在治疗胃病时，要注意保护胃中津液，即使应用苦寒泻下之剂，也要中病即止，以祛除实热燥结为度，慎防其化燥伤阴。

三、小肠

小肠为管状，包括十二指肠、空肠和回肠。位居腹中，其上口与胃在幽门相接，其下口与大肠在阑门相连，迂回叠积于腹腔内。《灵枢·肠胃》："小肠后附脊，左环回周叠积，其注于回肠者，外附于脐上。"小肠是机体对饮食物进行消化、吸收并输布其精微，下传其糟粕的重要脏器。小肠与心五行同属火，通过手太阳小肠经与手少阴心经相互络属，构成表里关系。小肠的主要生理功能是受盛化物和泌别清浊。

（一）主受盛化物

受盛，即接受或以器盛物；化物，即消化、化生、变化。小肠受盛化物是指小肠接受由胃初步消化的饮食物，并将其进一步消化，同时吸收水谷之精微的过程。

小肠的受盛功能主要体现在两个方面：一是指经过胃初步腐熟的饮食物要适时下降到小肠，由小肠来承受之；二是指下降到小肠的饮食物要在小肠内停留一定的时间，以便进一步充分的消化和吸收。小肠的化物功能，是指将水谷转化为精微物质，经脾运化转输，以营养周身。

（二）主泌别清浊

泌，分泌，引申为过滤；别，即分别。清者，即水谷精微和津液，浊者，即食物残渣和部分水液。泌别清浊，是指小肠将经胃初步消化的饮食物，区分为水谷精微和食物残渣两部分，并将水谷精微吸收，将食物残渣输送至大肠的功能。具体表现为以下三个方面：一是将由胃下降到小肠的饮食物,在小肠"化物"功能的作用下,分为水谷精微及食物残渣两部分;二是吸收水谷精微和津液,通过脾的运化功能,转输于心肺,并布散于周身,以维持人体正常的生理功能;三是将泌别清浊后的食物残渣和部分水液,下输到大肠,在大肠的作用下,形成粪便而排出体外。由于小肠参与了人体津液的代谢过程,故有"小肠主液"(《灵枢·经脉》)之说。

小肠泌别清浊的生理功能,与脾的升清和胃的降浊功能有一定的相关性。若小肠功能失常,清浊不分,则出现呕吐、腹胀、泄泻之症,临床多从脾胃论治。小肠泌别清浊功能不仅在饮食物消化吸收中作用重大,还和大便、小便的质量有关。泌别清浊功能正常,则饮食物得以充分的消化吸收,清浊各走其道,二便正常;若泌别清浊失常,则水液不能及时被吸收而气化入膀胱,水谷并走大肠,可见大便稀薄、小便短少等症。对于这类腹泻病人,中医多采用"分利"方法,即"利小便以实大便",使浊水残渣各走其道,则腹泻自止。

四、大肠

大肠居于腹中,包括结肠和直肠,其上端与小肠在阑门相接,其下端与魄门相接。大肠是机体对饮食物糟粕中多余水液进行吸收,并排出糟粕的脏器。大肠与肺五行属金,通过手阳明大肠经与手太阴肺经相互络属,构成表里关系。大肠的主要生理功能是传导糟粕。由于大肠还能吸收食物残渣中的水分,故又有"大肠主津"之说。

(一)主传导糟粕

大肠为传导之腑,《素问·灵兰秘典论》:"大肠者,传导之官,变化出焉。"下降到大肠的食物,经大肠吸收多余的水分,形成粪便,经魄门而排出体外。

大肠的传导功能,是胃的降浊功能的组成部分,同时还与肺的肃降、脾肾阳气的温煦功能密切相关。肺气的肃降,可推动糟粕下行,有利于大肠的传导。故《中西汇通医经精义·上卷》说:"大肠之所以能传导者,以其为肺之腑,肺气下达,故能传导。"脾肾阳气的温煦,有助于大肠糟粕的燥化。若这些脏腑发生病变,都可引起大肠传导功能失常,可出现大便质、量以及次数的异常变化。若湿热邪气侵袭大肠,可出现里急后重,或大便脓血;如肺气不降,可出现便秘症;若脾肾阳虚,温煦、运化功能障碍,影响到大肠,可见下利清谷、五更泄泻等。

(二)大肠主津

大肠在传导糟粕的同时,还能同时吸收食物残渣中的水分,故称"大肠主津"。由于大肠有吸收水分的功能,故能使糟粕燥化,变为成形之粪便而排出体外。若大肠吸收水分过多,则大便干结甚至便秘;反之,则可见腹泻、大便稀溏等。

五、膀胱

膀胱又称"脬",位于小腹中,为囊性器官。膀胱上通于肾,下连尿道,开口于前阴,与外界直接相通。膀胱与肾在五行属水,通过足太阳膀胱经与足少阴肾经相互络属,构成表里关系。主要生理功能是贮存水液和排泄尿液。

(一)贮存水液

摄入人体的津液通过肺、脾、肾、三焦等脏腑的作用,敷布全身,濡养脏腑组织,维持全身功能。代谢后的部分浊液,又经过这些脏腑的气化作用,下输于肾,经肾气的蒸化作用,升清降浊,清者回流体内,重新参与水液代谢,浊者下输于膀胱,由膀胱贮存。

(二)排泄尿液

尿液贮存在膀胱之中,经过气化才能排出体外,故尿液的适时排泄,是膀胱的功能。膀胱排尿功能的正常离不开肾气的作用。膀胱的气化,实际上隶属于肾的蒸腾气化。肾和膀胱之气的作用协调,则膀胱开阖有度,尿液可适时地排出体外。

膀胱的贮存水液和排尿功能,都依赖于肾气与膀胱之气的协调。如果肾气和膀胱之气的气化和固摄作用失常,膀胱开阖失权,既可出现小便不利、尿有余沥甚或癃闭,又可出现尿频、尿急、遗尿、小便失禁等。故《素问·宣明五气》说:"膀胱不利为癃,不约为遗尿。"

膀胱的贮存水液和排泄尿液功能,全赖于肾的气化作用和固摄作用的协调。肾对膀胱贮存水液和排尿功能的影响,主要体现在两方面,一是尿液的生成和尿液的排泄,主要靠肾的气化功能。只有肾的气化功能正常,膀胱中尿液才得以正常生成、尿液才能正常排泄;二是水液的贮存,主要靠肾气固摄作用的调节。只有肾中精气充足,固摄功能正常,膀胱才能发挥正常的贮存水液功能。只有肾的气化功能和固摄作用协调有序,膀胱才能开阖有度,水液才得以正常贮存,尿液才能正常排泄。若肾气虚,气化失常,引起膀胱的气化不利,则可排尿不畅,甚或癃闭;若肾气虚,固摄失常,引起膀胱失于约束,则可见小便频数、量多,遗尿甚或尿失禁。

此外,由于膀胱通过尿道与外界直接相通,故湿热邪气易从外直接侵入膀胱,引起膀胱湿热蕴结,气化不利之膀胱湿热证,主要表现为尿频,尿急,尿痛,甚或可见血尿等症,即为"膀胱湿热"证。

六、三焦

三焦是中医藏象学说中的一个特有名词,为上焦、中焦和下焦的合称。但是,对其所在的部位和具体形态,在中医认识上颇多争议,一般认为,它是分布于胸腹腔的一个大腑,五脏六腑之中唯三焦最大,又与五脏没有直接的阴阳表里关系,故又称为"孤府"。上、中、下三焦主要是以人体部位并结合脏腑的功能来划分的,上焦为膈以上的部位,包括心、肺;中焦为膈以下、脐以上的部位,包括脾、胃;下焦为脐以下部位,包括肝、肾、膀胱、大小肠、女子胞等。三焦与心包通过手少阳三焦经与手厥阴心包经相互络属,在经脉上构成表里关系。虽然中医对三焦的部位和形态认识有分歧,但是对其生理功能的认识却是比较一致的。三焦的生理功能有二:一为通行元气,二为水液运行之道路。

(一) 三焦的生理功能

1. 通行元气　元气是通过三焦才得以布达全身的。如《难经·三十八难》说三焦"有元气之别焉,主持诸气"。三焦同时还是气机升降出入的道路,人体之气,是通过三焦而布散于五脏六腑,充沛于周身的。如《难经·六十六难》说:"三焦者,原气之别使也,主通行三气,经历五脏六腑。"这里所说的"三气",一般指元气、营气、卫气而言。这表明三焦通行元气的功能,关系到整个人体中诸气的升降出入运动和脏腑气化的进行,故又有"三焦主持诸气,总司全身气机气化"的理论。正如《中藏经·论三焦虚实寒热生死顺逆脉证之法》说:"三焦者……总领五脏、六腑、荣卫、经络、内外左右上下之气也;三焦通,则内外左右上下皆通也,其于周身灌体,和内调外,荣左养右,导上宣下,莫大于此者也。"即表明三焦是人体之气升降出入的道路,是全身气化活动进行的场所。因此,三焦具有主持诸气,总司全身气机和气化的功能。

2. 运行水液　三焦具有疏通水道、运行水液的生理功能,是水液升降出入的通路。《素问·灵兰秘典论》:"三焦者,决渎之官,水道出焉。""决",即疏通;"渎",指沟渠。决渎,即是疏通水道。人体的津液代谢,是在肺、脾、肾和膀胱等脏腑的协同作用下完成的,但必须以三焦为通路,需要三焦的疏通水道、运行水液的作用。如果三焦水道不利,则肺、脾、肾等输布调节水液代谢的功能也难以实现。所以,又把水液代谢的协调平衡作用,称为"三焦气化"。

三焦以上两个方面的生理功能是相互关联的。这是因为水液的运化要依赖于气的升降出入运动,而人体之气也只能依附于津液与血才得以正常运行。气津的运行、代谢,均以三焦作为通路,因此,气升降出入的道路,必然是津液运行的道路,津液运行的道路,也必然是气升降出入的道路。

(二) 三焦的生理特性

1. 上焦如雾　上焦如雾是指上焦心肺宣发卫气,布散水谷精微以充养周身的作用。上焦主气的升发和宣散,但它不是有升无降,而是"升已而降",正如《灵枢·决气》所说"上焦开发,宣五谷味,熏肤,充身,泽毛,若雾露之溉"。《温病条辨·卷四》中提出的"治上焦如羽,非轻不举"治疗原则,即是以"上焦如雾"为其主要理论依据的。由于上焦接受来自中焦脾胃的水谷精微而布散,故又称"上焦主纳"。

2. 中焦如沤　中焦如沤是指中焦脾胃受纳腐熟水谷,化生气血的作用。饮食物经食道进入胃腑,经过胃的受纳腐熟,形成食糜,经进一步消化吸收,其精微物质则由脾转输到全身,其食物残渣下排大肠,故《灵枢·营卫生会》说中焦"泌糟粕,蒸津液"。《温病条辨·卷四》中提出"治中焦如衡,非平不安"的治疗原则,即是以"中焦如沤"是升降之枢为主要理论依据。由于中焦运化精微,化生气血,故称"中焦主化"。

3. 下焦如渎　下焦如渎是指肾、膀胱、小肠、大肠排泄食物残渣和废液的作用。下焦将饮食物的糟粕传至大肠,形成粪便,从肛门排出体外,并将代谢后的水液通过肾和膀胱的气化作用变成尿液而排出体外。《温病条辨·卷四》提出的"治下焦如权,非重不沉"的治疗原则,实际上是针对"下焦如渎"来确定的。由于下焦疏通二便,排泄废物,故又称"下焦主出"。

第四节　奇恒之腑

奇恒之腑,即脑、髓、骨、脉、胆、女子胞。其共同特点都是中空的器官,不与水谷直接接触,即似腑非腑;但具有类似于五脏贮藏精气的作用,即似脏非脏。所以《素问·五脏别论》说:"脑、髓、骨、脉、胆、女子胞,此六者,地气之所生也,皆藏于阴而象于地,故藏而不泻,名曰奇恒之腑。"奇恒之腑,除胆属六腑外,都和五脏没有表里配属关系,也没有五行的配属,但是有的与奇经八脉联系较多。胆已在六腑一节论述过,本节仅论述脑、髓、骨、脉和女子胞。

一、脑

脑居颅内,是由髓汇聚而成。《素问·五脏生成》有"诸髓者,皆属于脑"之说。脑的功能,一般认为,主要有贮藏精髓和主司感觉运动两个方面。

(一) 贮藏精髓

脑主藏精髓,是指脑具有贮藏髓液的功能。人体之精髓,由肾精化生,沿督脉上达脑室,并藏之于脑。脑所藏精髓为人体最集中最精微的部分。故《黄帝内经》曰:"脑为髓之海"(《灵枢·海论》),"诸髓者,皆属于脑"(《素问·五脏生成》)。

脑髓的生成主要有赖于先天之精,精聚而成脑髓。在人出生以后,脑髓主要依赖于肾中精气的进一步充养。如肾藏精,精生髓,髓充脑。肾精充足,则髓海得以充养;反之,肾精不足,脑失所养,则髓海空虚,而见头晕目眩等症。

(二)主司感觉运动

人体视、听功能等与脑髓有关。由于脑为髓海,肾藏精、肝藏血,精血互化,上供脑髓,髓海充盈,则耳聪目明;若髓海不足,则耳聋耳鸣,或头晕目眩。如《灵枢·海论》:"脑为髓之海,其输上在于其盖,下在风府……髓海有余,则轻劲有力,自过其度;髓海不足,则脑转耳鸣,胫酸眩冒,目无所见,懈怠安卧。"

此外,与脑和髓海有关的还有六条经脉,分别是奇经八脉之督脉入于髓海,奇经八脉之阳跷脉、阴跷脉入后脑,足太阳膀胱经从巅顶入络脑,足厥阴肝经交巅顶入络脑,足阳明胃经循目系入络脑。这些经脉的正常与否都与脑和髓海的功能密切相关,因此,有关髓海和脑的病变还可以通过经脉进行治疗。

二、髓

髓分骨髓、脊髓、脑髓,骨髓位于骨骼之中,脊髓位于脊椎骨空腔之中,脑髓位于颅腔之中。髓由精所化生,其主要功能为养骨充脑、主灵性技巧、化生血液的作用。

(一)养骨充脑、主灵性技巧

髓有滋养骨骼,充养脊髓、脑髓,主灵性技巧的功能。髓化生于先天之精,赖于后天之精充养。髓生化有源,则骨骼坚硬有力,腰脊挺拔,脑力充沛,耳聪目明。若先天不足或后天失养,骨髓生化无源,可见骨软无力,腰膝酸软无力,以及眩晕、耳鸣、记忆力减退、痴呆等。

(二)化生血液

精生髓,髓可化血,精髓与血液生成密切相关,而肾藏精生髓,故肾中精气盛衰影响髓的生成与血液盈亏有关。

髓与肾关系最为密切。肾藏精,肾精充盛,则髓生化有源;脾为后天之本,化生精微补充肾精,使精髓化源不竭。若先天禀赋不足,肾精亏虚,或后天脾胃病变,化源匮乏,都会导致精髓的不足,而失去养骨充脑的作用。

髓与肾经和督脉的功能密切相关。足少阴肾经自下而上,贯脊属肾,肾经气血充养骨髓腰脊。肾经气血逆乱或不足,可致骨厥或足痿。督脉起于胞中,循脊上行头颅,入络脑,与肾、髓、脑关系密切,故督脉经气不利可影响髓脑的功能,精髓不足亦可导致督脉的经气不利。

三、骨

骨即骨骼,有藏髓、支撑形体、保护内脏的作用。肾藏精主骨生髓,骨与肾的关系最密切。髓藏于骨,充养骨骼,故称"骨者,髓之府"(《素问·脉要精微论》)。骨骼借助筋膜肌肉连结,构成躯体主干,支撑头颅腰脊;形成胸廓,保护内脏;组成四肢,与筋肉协调,进行屈伸运动。肾精不足,多累及骨,可见骨骼发育迟缓,如小儿囟门迟闭,骨软弱无力或骨骼畸形,成年人腰膝酸软,不耐久立、久行等。

四、脉

脉即血脉,是血液运行的通道,又称"血府",有约束、通行血液的功能。脉与心直接相连,心气推动血行脉中,故脉为心所主。脉分布于周身上下,约束血行,运行血液,濡养脏腑组织,维持正常生命活动。脉又受肺、脾、肝等脏的影响。肺朝百脉,肺气将富有清气的血液通过百脉输送全身;脾气统摄血行经脉中而不得溢出;肝调畅气机,使脉道气血通利。若心肺气虚,血行迟缓,甚则瘀阻,可见脉涩或结代;若肝失疏泄、失于藏血,或者脾气虚弱、不能摄血,血溢脉外,可见各种出血现象。

五、女子胞

女子胞,又称胞、胞宫,即子宫,为女性的生殖器官,位于小腹部,在膀胱之后,呈倒梨形。其主要功能为主持月经和孕育胎儿。与冲任二脉以及肾、心、肝、脾等关系密切。

(一)生理功能

1. 主持月经 女子胞是月经发生的器官。月经,又称月信、月事、月水,因其定时来潮如月之盈亏,故称为月经,是女子性发育成熟后子宫周期性出血的生理现象。月经的产生,是脏腑经脉气血及天癸共同作用于女子胞的结果。女子青春期,肾中精气充盛,产生天癸,生殖器官发育成熟;冲任气血通盛,精血藏贮于女子胞,定时排泄如月之盈亏。月经的正常是女性受孕生殖的基础。

2. 孕育胎儿 女子胞是女性孕育胎儿的器官。女子发育成熟后,月经应时来潮,有受孕生殖的能力。受孕之后,脏腑经络之精血气下注于冲任,到达女子胞以养胎,月经停止来潮,培育胎儿以至成熟而分娩。

(二)与脏腑经脉的关系

女子的月经来潮和胎儿的孕育,是一个复杂的生理活动过程。主要有以下三个方面的生理因素:

1. 肾中精气和"天癸"的作用 生殖器官的发育成熟和生殖功能的维持,全赖肾中精气化生的"天癸"。因此,在"天癸"的作用下,女子生殖器官才能发育成熟,月经来潮,为孕育胎儿准备条件。反之,进入老年,由于肾中精气的衰少,其产生的"天癸"也随之衰少,甚至衰竭,这就进入绝经期。"天癸"的至与竭,和冲、任二脉气血的盛衰密切相关,是月经来潮与否的前提条件。肾中精气充盛,天癸至,冲、任二脉气血旺盛,注入胞宫,则月经按时而至。若肾中精气虚衰,冲、任二脉气血衰少,就会出现月经不调、崩漏、闭经以及不孕等病证。

2. 心、肝、脾三脏的作用 月经的来潮,胎儿的孕育,均依赖于血液。心主血、肝藏血、脾为气血生化之源而统血,三脏对于全身血液的化生和运行均有重要的调节作用。月经的来潮和周期,以及孕育胎儿,也都离不开气血的充盈和血液的正常调节。因此,月经的来潮、正常月经周期的维持以及孕育胎儿,与心、肝、脾三脏的生理功能状态有关。当心、肝、脾三脏功能失常时,均可引起胞宫生理功能障碍,出现相应的病理变化。如肝的藏血、脾的统血功能减退,会出现月经过多,周期缩短,行经期延长,甚至崩漏等症。若肝血亏虚或者脾的生化气血功能减弱,则胞宫失养,可出现月经量少,周期延长,甚至经闭、不孕等症。若因情志所伤,损伤心神或影响肝的疏泄功能,也可以导致月经失调、痛经等临床表现。

3. 冲、任二脉的作用 冲、任二脉,同起于胞中。冲脉与肾经并行,与阳明脉相通,能调节十二经脉的气血,有"十二经脉之海"之称,又称"血海";任主胞胎,在小腹部与足三阴经相会,能调节全身的阴经,有"阴脉之海"之称。十二经脉气血充盈,才能溢入冲、任二脉,经过冲、任二脉的调节,注入胞宫,月经来潮。冲、任二脉的盛衰,受到"天癸"的调节。幼年时期,肾中精气未盛,"天癸"未至,故任脉未通,冲脉未盛,没有月经;人至老年,由于"天癸"逐渐衰竭,冲、任二脉的气血也逐渐衰少,进入绝经期,出现月经紊乱,乃至经绝。临床上,无论何种原因引起冲、任二脉失调时,都会出现月经周期紊乱,甚至不孕等症。

综上所述,月经来潮和孕育胎儿是非常复杂的生理过程,导致此生理过程出现异常的因素很多,并且常常与全身的整体情况和精神状态有关。从脏腑、经络等方面来看,主要是与心、肝、肾和冲、任二脉的关系最为密切。

第五节　脏腑之间的关系

人体是以五脏为中心,以六腑相配合,以气血津液为物质基础,通过经络使脏与脏、脏与腑、腑与腑密切联系,外连五官九窍、四肢百骸,构成一个统一的有机整体,即五脏一体观。各脏腑之间密切联系,在生理上相互依存、相互为用和相互制约;在病理上,也是按着一定规律相互传变、相互影响的。具体表现在五脏各系统分属关系、五脏系统的生克制化关系及其阴阳表里气血关系等方面。

一、五脏之间的关系

五脏各有不同的生理功能和特有的病理变化,但彼此是相互联系、相互促进、相互制约、相互影响的。中医学对五脏关系的阐释主要基于两点,一是依据五行学说,以五行生克乘侮说明五脏生理病理的关系;二是从五脏气血阴阳属性特点分析五脏生理互用互制、病理上相互影响。本节主要讨论后者。

(一) 心与肺

心肺同居上焦,心主血,肺主气;心主行血,肺主呼吸。心与肺的关系实际上是气和血相互依存、相互为用的关系。

心主心脉,上朝于肺;肺主宗气,贯通血脉,两者相互配合,保证气血的正常运行,维持机体各脏腑组织的新陈代谢。故气为血之帅,气行则血行;血为气之母,血至气亦至。气属阳,血属阴,血的运行虽为心所主,但必须依赖肺气的推动。积于肺部的宗气,必须贯通心脉,得到血的运载,才能敷布全身。

心与肺在病理上的相互影响,常表现为气血的失和。如心气不足,行血无力,心脉瘀阻,导致肺气壅滞,气失宣降,表现为咳嗽喘促,胸闷气短等。肺气不足,则血运行无力,表现为心悸心痛,胸闷气短等。

(二) 心与脾

心主血脉,推动血行;脾能生血,统摄血液。心脾关系主要表现在血液的生成和运行方面。

1. 血液生成　心血赖脾气转输的水谷精微以化生,而脾的运化功能有赖于心血的滋养和心阳的推动,并在心神的统率下维持其正常功能。脾气健运,化源充足,则心血充盈;心血旺盛,脾得濡养,则脾气健运。因此,心行血,脾生血,相互为用,维持血液的生成。

2. 血液运行　心气行血,为血行之动力;脾气摄血,为血行之约束。二者相反相成,使血在脉中畅行而不溢出脉外,维持血行正常。

心与脾在病理上的相互影响,可表现在血的生成、运行方面。脾失健运,气血化生不足或脾不统血,血溢脉外,均可导致心血不足;心血不足,心脉空虚,脾失血养;或心阳不足,不能温煦脾土,运化失职,最终导致心脾两虚。症见食少腹胀,面色无华,心悸怔忡,失眠多梦,大便稀溏等。

(三) 心与肝

心主血,藏神;肝藏血,调畅情志。心与肝的关系,主要表现在血液运行和神志活动。

1. 血液运行　心主血,推动血液运行;肝主疏泄,调畅气机,促进血行。肝主藏血,贮藏和调节血量。两者相互配合,共同维持血液的正常运行。心血充足,则肝有所藏,肝体得养,肝之疏泄功能才能正常。

2. 神志活动　心藏神,主精神活动;肝主疏泄,调畅情志。二者协调,维持正常的精神情志活动。血是神志活动的物质基础。心血充足,心神得养,心神清明;肝有所藏,肝气条达,精神饱满,情志舒畅。

心与肝在病理上的相互影响,表现为血液和神志方面异常。如心血不足,肝血亦亏,致心肝血虚而出现头晕、目眩、心悸、失眠、多梦等症;心火亢盛,殃及肝经,导致心肝火旺,可见心烦易怒,或狂躁妄动等症。肝失疏泄,气滞血瘀,可致心脉瘀阻;情志失和,也可引发心神不宁。

(四) 心与肾

心居上焦,为阳脏,主藏神,五行属火;肾居下焦,为阴脏,主藏精,五行属水。心肾关系主要表现为阴阳水火互济与精神互用方面。

1. 水火互济　心位于上,上者主降,故心火下降,以资肾阳,温煦肾水,使肾水不寒;肾居于下,下者主升,故肾水上济,以滋心阴,制约心阳,使心阳不亢。心火下降,肾水上升,水火互济,维持阴阳和合状态。称为"心肾相交"或"水火既济"。若心火独亢于上,不能下降于肾;或肾水亏虚于下,不能上济于心,水火分离,阴阳失和,则导致心肾不交,表现心悸心烦,失眠多梦,男子遗精,女子梦交等。若心阳虚弱及肾阳不足,气化无力,水气凌心,则出现心悸、怔忡、畏寒、水肿,甚则不能平卧。肾阴亏虚进而引起心阴不足,可出现虚阳亢奋之象。

2. 精神互用　心藏神,主精神思维活动,为精气之用;肾藏精,化气生神,为神之本。精能生神,神能御精。"积精全神",则精力充沛,神思敏捷。若劳神过度,恣情纵欲,可致遗精滑泄,精亏神衰。

(五) 肺与脾

肺主一身之气,主治节,通调水道;脾为生气之源,以升为健,运化水液。所以脾肺关系主要表现在气的生成和津液输布代谢方面。

1. 气的生成　肺主呼吸,吸入清气。脾主运化,化生水谷精微之气。水谷精微之气与清气均为人身之气生成的重要物质基础。两脏相互配合,共同参与气的生成。此外,脾化生的水谷精气,依赖肺气宣降敷布全身;肺在生理活动中所需要的精气又赖脾运化的水谷精微以充养。临床上两脏之气虚往往相互影响,最终导致脾肺两虚,"母子相及",表现为食少倦怠,腹胀便溏,咳嗽气短等。

2. 津液代谢　在津液的输布过程中,脾上输津液至肺,通过肺气宣发肃降而布达全身。肺主通调水道,使水上升下达,内外布散,赖脾为之转输。二者相互促进,共同维持津液的正常输布。脾失健运,津液停聚,影响肺气宣降;肺失宣降,水道不畅,水湿困脾。两脏病变及相互影响,均导致津液输布失常,形成痰饮、水肿等。故有"脾为生痰之源,肺为贮痰之器"之说。

(六) 肺与肝

肝主升发,肺主肃降。肝和肺的关系主要体现于气机升降方面。

《素问·刺禁论》曰:"肝生于左,肺藏于右。"肺居膈上,其气肃降;肝居膈下,其气升发。

肝气从左而升,肺气从右而降。《素问·阴阳应象大论》曰:"左右者,阴阳之道路也。"肝升肺降则气机调畅,气血上下贯通,脏腑安和。若肺肝气机升降失常或气血运行不畅,可致肝火犯肺(又名木火刑金),表现为性急易怒,咳嗽胸痛,甚至咯血等。

(七) 肺与肾

肺主呼吸,为气之本;肾主纳气,为气之根。肺主行水,肾为水脏。肺与肾的关系主要表现在呼吸运动、津液代谢和阴液互资方面。

1. 呼吸运动　肺司呼吸,肾主纳气。肺为华盖之脏,其气肃降,吸入清气;肾位在下,接纳清气,维持呼吸的深度。《景岳全书·杂证谟》:"肺为气之主,肾为气之根。"肺气亏虚、肃降不足与肾气不足、摄纳无权常交互影响,可致呼吸表浅,呼多吸少,气短气喘等症。

2. 津液代谢　肺主宣降,通调水道。宣发津液外出腠理为汗,肃降水液下行至下焦。肾气蒸腾,升清降浊,清者上达于肺,浊者输入膀胱;膀胱开阖有度,使津液排出体外。肺肾两脏,相辅相成,共同完成津液的输布与排泄,故有"肺为水之上源,肾为水之下源"之说。肺宣降失职或肾失气化,均可致津液代谢失常,聚水而成痰饮,或发为水肿、尿少等。

3. 阴液互资　肾阴为一身阴液的根本,肺阴依赖肾阴的不断补益而充盛;金能生水,肾阴亦赖肺阴不断充养。肾阴不足,不能上滋肺阴;或肺阴亏虚,久虚及肾,均可出现潮热、五心烦热、颧红盗汗、腰酸耳鸣、干咳少痰、声音嘶哑等肺肾阴虚病证。

(八) 肝与脾

肝主疏泄,藏血;脾主运化,生血、统血。所以肝脾关系以疏泄、运化互用,共同调节血液的生成、贮藏和运行。

1. 气血化生　脾主运化水谷,为气血生化之源。脾气健旺,运化水谷,散精于肝,利于肝的疏泄;肝主疏泄,调畅脏腑气机,促进脾的运化功能,助血液的生成。肝失疏泄,则脾失健运;脾土壅滞,则肝气疏泄不利,均可致肝脾不和,影响饮食物的消化吸收,出现纳呆腹胀,肠鸣泄泻之症,久则可致血液化生乏源而血虚。

2. 血液调节　脾主运化生血,血足则肝有所藏;肝主疏泄促进脾运化,助血液化生。肝藏血以调节血量,血液藏泻有度;脾统血防止血溢脉外,能保障血液运行。肝与脾在调节血液生成、运行等方面相互协调,维持血液的生理功能。肝脾疾病,常影响血液生成及运行,导致血虚或失血诸证。

(九) 肝与肾

肝藏血,肾藏精;肝主疏泄,肾主封藏。肝肾关系主要体现于精血同源、藏泄互用、阴阳互资三方面。

1. 精血同源　精血皆由水谷精微所化,两者之间又可相互资生、相互转化,故称"精血同源"。肝藏血,肾藏精,又称"肝肾同源"。以脏腑归五行与天干配属,肝属乙木,肾属癸水,所以也称"乙癸同源"。肝血充足能滋养肾精,使肾精盈满;肾藏五脏六腑之精,可化血藏于肝以养肝。肝肾精血同源互资,病理上则相互影响。肾精亏虚或肝血不足,均可导致精血两亏,出现腰酸耳鸣、头晕目眩、男子精少、女子经闭等。

2. 藏泄互用　肝主疏泄,肾主封藏,二者之间存在着相互制约、相互为用的关系。肝之疏泄与肾之封藏相反相成。肝气疏泄有助于肾气开合有度;肾气封藏又可制约肝之疏泄太过,从而有效地调节女子正常行经和男子排精功能。若二者失调,可致女子月经失调,男子遗精、滑精或阳强不泄等。

3. 阴阳互资　肝在五行属木,肾在五行属水,水能生木。肾阴为一身阴液之根本,肾阴能涵养肝阴,使肝阳不致上亢,肝阴又可资助肾阴。肾阳为元阳,资助肝阳,温煦肝脉,可防肝脉寒滞。当肝阴不足累及肾阴,或肾阴虚不能养肝,均可导致肝肾阴虚,肝阳上亢之证。肾阳虚衰可累及肝阳,导致肝脉寒滞,少腹冷痛,阳痿精冷,宫寒不孕等症。

(十) 脾与肾

肾为先天之本,脾为后天之本;肾为主水之脏,脾主运化水液。脾肾关系主要体现在先后天相互资生和津液代谢方面。

1. 先后天相互资生 脾主运化,为后天之本,气血生化之源;肾藏精,为先天之本,主人体的生长发育与生殖。脾主运化,以阳气用事,脾阳必须得到肾阳的温煦蒸化,始能健运。肾藏精,肾精有赖于脾运化的水谷精微不断资生化育,才能充盛不衰。故说"先天生后天,后天养先天"。《傅青主女科·妊娠》:"脾为后天,肾为先天,脾非先天之气不能化,肾非后天之气不能生。"临床上脾阳虚与肾阳虚往往相互影响,形成脾肾阳虚证,表现为畏寒肢冷,脘腹冷痛,或下利清谷,五更泄泻等。若肾精不足,元气虚衰,易致脾失健运;若脾气虚弱,后天之精化生不足,不能充养先天,肾精亏虚,可致生长发育迟缓,生殖功能低下等。

2. 津液代谢 津液代谢是多个脏腑协同作用的结果,尤以脾肾的作用最为重要。脾主运化水液,为津液代谢的枢纽,有赖肾阳的温煦蒸化;肾为主水之脏,需脾气运化的配合。脾肾两脏相互协作,共同完成津液的输布代谢。如肾阳不足,不能温煦脾阳,或脾阳虚损,日久损及肾阳,均可导致脾肾阳虚,津液代谢失常,出现畏寒肢冷,腹胀便溏,尿少浮肿等症。

五脏各有不同的生理功能和特有的病理变化,它们之间的关系密切而复杂,了解和掌握五脏关系,对于临床诊断和治疗疾病、防止疾病的发展和传变具有重要意义。

二、六腑之间的关系

六腑位居腹腔,彼此相互连通,功能密切配合。六腑在生理上的关系,主要表现在饮食水谷消化吸收和糟粕排泄过程中的相互配合。

饮食入胃,经胃受纳腐熟,化为食糜,下传小肠。小肠受盛化物,将饮食物进一步消化,分清别浊,吸收水谷精微,经脾转输,布散全身;水谷糟粕依次下传大肠,经大肠吸收部分水液后形成粪便,由魄门排出体外;部分多余水液渗注膀胱为尿,在肾的气化作用下排泄。胆贮藏精汁,输泄于小肠,促进小肠的消化吸收。三焦为水谷之道路,在饮食物消化吸收过程中,敷布精微,疏通水道,行水泄浊。六腑之间相互协调配合,传化水谷,不断受纳和排空,具有虚实更替,以降为顺,以通为用的特点。

六腑的病变及其相互影响,多表现在传化和排泄失常。如胃失和降,气不下行,则小肠泌别清浊和大肠传化糟粕的功能失常,出现腹胀、泄泻或大便不通。若小肠功能失常,既可导致胃气上逆,表现嗳气、恶心、呕吐等,又可使大肠传导失职,出现腹泻、尿少等;若大肠传导失职,浊气上逆于小肠或胃,会出现腹胀痛、呕吐等。胆汁的分泌排泄不畅,影响胃肠消化吸收,见食欲不振、厌食油腻、呕吐等。三焦不通,水液不行,浊液不能下输于膀胱,可导致尿少。

三、五脏与六腑之间的关系

脏与腑的关系,实际上就是脏腑阴阳表里配合关系。脏属阴主里,腑属阳主表,一脏一腑,一表一里,一阴一阳,相互配合,组成心与小肠、肺与大肠、脾与胃、肝与胆、肾与膀胱等脏腑表里关系,体现了阴阳、表里相合相应的关系。

脏腑相合关系,其依据主要有四:一是经脉络属,即属脏的经脉络于所合之腑,属腑的经脉络于所合之脏,如手太阴肺经属肺络大肠,手阳明大肠经属大肠络肺,肺与大肠构成脏腑表里关系。二是结构相连,如胆附肝叶之间,脾与胃以膜相连等。三是气化相通,脏行气于腑。六腑传化水谷的功能,需有五脏之气的配合才能完成,如胃的纳谷需脾气的运化,膀胱的排尿赖肾的气化作用等。五脏主藏精气,有赖六腑的消化、吸收、输送水谷精微,需六腑传化物的功能活动相配合。四是病机相关,如肺热壅盛,肺失肃降,可致大肠传导失职而大便秘结等。反之,大肠热结,腑气不通,亦可影响肺气宣降,导致胸闷、喘促等。五脏不和,六腑闭塞,反之,六腑闭塞,五脏亦病。脏与腑之间的互相联系和影响,称之为脏腑相合。

脏腑表里关系,说明了生理上的相互联系,病理上的相互影响,脏病及腑,腑病及脏,脏腑同病。因而在治疗上也相应地有脏病治腑,腑病治脏,脏腑同治等方法。

(一) 心与小肠

心为脏,属阴,小肠为腑,属阳,两者在五行均属火。心与小肠通过经脉的相互属络构成脏腑表里关系。

心主血脉,为血液循行的动力和枢纽;小肠为受盛之府,承受由胃腑下移的饮食物并进一步消化,分清别浊。心火下移于小肠,则小肠受盛化物、泌别清浊的功能得以正常地进行,清者经脾上输心肺,化赤为血,使心血不断得到补充。

病理上,心与小肠相互影响。心经实火可循经下移于小肠,引起尿少、尿赤、尿痛等症状,"心主于血,与小肠合,若心家有热,结于小肠,故小便血也"(《诸病源候论·血病诸候》)。而小肠有热,亦可循经上炎于心,出现心烦、失眠、舌赤、口舌生疮等症状。

(二) 肺与大肠

肺为脏,属阴,大肠属腑,属阳,两者通过经脉的相互属络构成脏腑表里关系。肺主气,主行水,大肠主传导,主津,肺与大肠的关系主要表现在传导和呼吸方面。

1. 传导主津　大肠的传导功能,有赖于肺气的清肃下降。肺气清肃下降,大肠之气亦随之而降,以发挥其传导糟粕功能。所以说:"小肠中物至此,精汁尽化,变为糟粕而出,其所能出之故,则大肠为之传导,而大肠之所以能传导者,以其为肺之腑,肺气下达,故能传导,是以理大便必须调肺气"(《中西汇通医经精义·上卷》)。此外,大肠传导功能正常与否,同肺主行水、大肠主津的作用也有关系。肺主行水,通调水道,与大肠主津、重新吸收剩余水分的作用相互协作,使大肠既无水湿停留之患,又无津枯液竭之害,从而保证了大便的正常排泄。

2. 呼吸宣降　肺司呼吸,肺气以清肃下降为顺,大肠为六腑之一,六腑以通为用,其气以通降为贵。肺与大肠之气化相通,故肺气降则大肠之气亦降,大肠通畅则有助于肺气宣通。

肺与大肠在病理上的相互影响,主要表现在肺失宣降和大肠传导功能失调方面。肺气壅塞,失于肃降,津不下达,可引起腑气不通,而致大便秘结。若大肠实热,传导不畅,腑气不通,也可影响肺的宣降,出现胸满、咳喘等。肺气虚弱,气虚无力传导,可见大便艰涩难行。

(三) 脾与胃

脾与胃在五行属土,位居中焦,以膜相连,通过经络相互属络而构成脏腑表里配合关系。

脾胃同为气血生化之源,后天之本,在饮食物的受纳、消化、吸收和输布的生理过程中起主要作用。脾与胃的关系,具体表现在纳与运、升与降、燥与湿几个方面。

1. 纳运相得　胃主受纳、腐熟水谷，是脾主运化的前提；脾主运化，消化水谷，并转输精微，为胃的继续受纳提供条件。两者密切合作，才能完成饮食消化、输布精微，及供养全身之用。所以说"脾者脏也，胃者腑也，脾胃二气相为表里，胃受谷而脾磨之，二气平调则谷化而能食。"(《诸病源候论·脾胃诸病候》)"胃司受纳，脾主运化，一运一纳，化生精气。"(《景岳全书·脾胃》)

脾胃病常相互影响。若脾失健运，可导致胃纳不振，而胃气失和，也可导致脾运失常，出现纳少脘痞、腹胀泄泻等脾胃纳运失调之证。

2. 升降相因　脾胃为气机升降之枢纽。脾主运化水谷精微，可将水谷精微向上输布至心肺，并借助心肺的作用以供养全身，所以说："脾气主升"。胃主受纳腐熟，以通降为顺，胃将受纳的饮食物初步消化后，向下传送到小肠，并通过大肠使糟粕浊秽排出体外，从而保持脾胃虚实更替的生理状态，所以说："胃气主降"。"纳食主胃，运化主脾，脾宜升则健，胃宜降则和。"(《临证指南医案·卷二》)。脾胃之气升降相因，既保证了饮食纳运功能的正常进行，又维系着内脏位置的相对恒定。总之，"脾胃之病……其于升降两字，尤为紧要"(《临证指南医案·卷二》)。

在病理上，若脾气不升反而下陷，可出现泄泻或内脏下垂等症状。胃失和降而上逆，可产生脘腹作胀、呕吐、呃逆等症状。

3. 燥湿相济　脾为阴脏，以阳气用事，脾阳健则能运化，故性喜温燥而恶阴湿。胃为阳腑，赖阴液滋润，胃阴足则能受纳腐熟，故性柔润而恶燥。故曰："太阴湿土，得阳始运，阳明燥土，得阴自安。以脾喜刚燥，胃喜柔润故也"(《临证指南医案·卷二》)。胃津充足，才能受纳腐熟水谷，为脾之运化吸收水谷精微提供条件，脾不为湿困，才能健运不息，从而保证胃的受纳和腐熟功能不断地进行。

若脾湿太过，湿阻中焦，可致纳呆、嗳气、呕恶、脘腹胀痛等胃气不降等症；胃津或胃阴不足，亦可影响脾气健运，而见不思饮食、腹胀便秘、口渴等症。

(四) 肝与胆

肝位于右胁，胆附于肝叶之间，肝与胆在五行均属木，经脉又互相络属，构成脏腑表里相合关系。肝与胆的关系，主要表现在消化功能和精神情志活动方面。

1. 疏泄胆汁，共助消化　肝主疏泄，分泌胆汁；胆附于肝，贮藏、排泄胆汁。肝胆协调合作使胆汁疏泄到肠道，以帮助脾胃消化食物。

2. 肝胆相济，谋虑决断　肝主疏泄，调节精神情志；胆主决断，与人之勇怯有关。人之谋虑以肝血为基础，谋虑后做出决断需要胆气中正刚强。肝胆两者相互配合，相互为用，人的精神意识思维活动才能正常进行，故曰："胆附于肝，相为表里，肝气虽强，非胆不断，肝胆相济，勇敢乃成"(《类经·藏象类》)。

肝与胆在病变过程中主要表现在胆汁疏泄不利和精神情志异常两个方面。如肝失疏泄，可影响胆汁的分泌和排泄；胆汁排泄不畅，亦会影响肝的疏泄，出现胁肋胀痛、恶心呕吐、口苦、黄疸等。若肝胆疏泄失常，肝气郁滞，或胆郁痰扰，可见情志抑郁，或失眠多梦、惊恐胆怯等症状。

(五) 肾与膀胱

肾为水脏，膀胱为水腑，在五行同属水。两者密切相连，又有经络互相络属，构成脏腑表里相合的关系。肾与膀胱的关系，主要表现在贮存水液，排泄尿液方面。

肾司开阖，为主水之脏，主津液，开窍于二阴。膀胱贮存水液，排泄尿液，而为水腑。膀胱的气化功能,取决于肾气的盛衰。肾气充足,固摄有权,膀胱开阖有度,则尿液能够正常地贮存和排泄。肾与膀胱密切合作,共同完成尿液的生成、贮存和排泄,以维持体内水液代谢的平衡。

肾与膀胱在病理上的相互影响,主要表现在水液代谢和膀胱的贮尿和排尿功能失调方面,如肾阳虚衰,蒸化无力,影响膀胱气化,或肾气固摄无权,出现小便不利、癃闭、尿频尿多、尿失禁等。

四、五脏与奇恒之腑之间的关系

五脏与奇恒之腑具有相似的生理特点。奇恒之腑虽大多没有自身所属的经脉(胆除外),但与奇经八脉有较多联系,而五脏及其所属经脉与奇经八脉之间也有密切联系,因而五脏与奇恒之腑之间在生理上存在着相互资助、相互为用的关系,在病理上也相互影响。

(一) 五脏与女子胞

女子胞的主要功能是产生月经和孕育胎儿,而月经的产生,胎儿的孕育,均有赖于神的调控、气的推动和精血的充养。心藏神,主行血化血;肝藏血,主疏泄调畅气机;脾为气血生化之源,亦能统血;肾藏精,主生殖而为先天之本,皆与女子胞功能密切相关。女子胞的发育有赖于"天癸"的作用,而天癸乃肾中精气充盈至一定程度时体内出现的一种精微物质。肾精肾气充足,天癸来至,冲任二脉通畅充盛,女子月经来潮并开始排卵,则初步具备了生殖能力。五脏当中,女子胞与心、肝、脾、肾的关系最为密切。

心藏神,主司机体一切生理活动和心理活动,女子胞发生月经和孕育胎儿的功能,均与精神情志活动相关,均受心神的调节,故心神内守,心情舒畅,是女子月经按时来潮和适时排卵以成孕育的重要条件。心又主司血液的运行和化生,而女子以血为本,故心血充盛以养心脉,心气充沛以行血运,对女子胞发生月经和孕育胎儿的功能,具有重要的资助和促进作用。若心神不宁,或心血不足,或心气虚衰,均可影响胞宫功能而致月经失调,甚或不孕。

肝主疏泄而藏血,为全身气血情志调节之枢。女子胞主要生理作用在于血的藏与泄。肝主藏血,称为血海,为妇女经血之本。肝血充足,下注冲脉血海,则冲脉盛满,血海充盈;肝主疏泄,升发条达,气行则血行,故任脉通,太冲脉盛;肝气冲和,气机畅达,则情志舒畅。故肝的疏泄和藏血功能正常,可使气血和调,心情舒畅,月事以时下。因此,肝与女子胞的关系,主要体现在月经和孕育方面。故有"女子以肝为先天"(《临证指南医案·卷九》)之说。

脾主运化,主生血统血,为气血生化之源。血为水谷之精所化,和调于五脏,洒陈于六腑,于女子则上化为乳汁,下化为经血。女子胞与脾之关系,主要表现在经血化生与经血固摄两个方面。脾气健旺,化源充足,统摄有权,则经血藏泄有度。

肾藏精,为先天之本。肾精肾气的盛衰,主宰着人体生长发育和生殖。女子青春期,肾精肾气充盈,天癸来至,胞宫发育渐成熟,应时行经和排卵,具备基本生育能力。女子进入老年,肾精肾气衰少,天癸由少而衰至竭,月经闭止,生育能力随之丧失。

(二) 五脏与脑

脑的功能与五脏密切相关,五脏精气充盈,功能旺盛,方能化养五神并发挥其生理功能。

肾藏精,精生髓,髓充脑,脑为髓海。髓由精化,"在下为肾,在上为脑,虚则皆虚"(《医碥·卷四》),故肾精充盛则脑髓充盈,肾精亏虚则髓海不足。"脑为髓海……髓本精生,下通督脉,命火温养,则髓益之""精不足者,补之以味,皆上行至脑,以为生化之源"(《医述》引《医参》)。所以,补肾填精益髓为治疗脑病的重要方法。

"心脑息息相通,其神明自湛然长醒"(《医学衷中参西录·痫痉癫狂门》)。心有血肉之心与神明之心:血肉之心即主运血之心脏;"神明之心……主宰万事万物,虚灵不昧"(《医学入门·脏腑》)。心藏神,脑为元神之府;心主血,上供于脑,血足则脑髓充盈。故心与脑相通。临床上脑病可从心论治。

肺主气,朝百脉,助心行血。肺之功能正常,则气充血足,魄生而主司感觉,故脑与肺有着密切关系。

脾为后天之本,气血生化之源。脾胃健旺,气血化源充足,五脏安和,九窍通利,则清阳出上窍而上达于脑。脾胃虚衰则九窍不通,脑失所养。所以,从脾胃入手、益气升阳是治疗脑病的重要方法之一。李杲倡"脾胃虚则九窍不通论",开升发脾胃清阳之气以治脑病的先河。

肝主疏泄,调畅气机,又主藏血。气机调畅,血气和调,则脑清神聪,魂主司运动及内在思维。若疏泄失常,肝气抑郁或亢逆,则见精神失常,情志失调,或清窍闭塞,或为中风昏厥;若肝失藏血,神失所养,魂不得涵养而飞荡,则见运动障碍或梦呓夜游等。

总之,藏象学说认为,五脏是一个系统整体,人的神志活动虽分属于五脏,但以心为主导。脑虽为元神之府,但其生理病理与五脏休戚相关,故脑病亦从五脏论治。对于精神意识思维情志活动异常的病证,决不能简单地归结为心与脑的病变,而应从五脏论治。

(三) 五脏与脉

脉是血液运行的通道,故又称"血脉"。脉的柔韧、舒缩以及血液的畅行,与五脏功能皆有关。

心主血脉,心脏与脉道连接为密闭的血液循环系统,血液运行其中不停息,主要依赖心脏搏动,而心脏的正常搏动是心气及其心阴和心阳的推动和调控作用协调的结果。不仅如此,随着心脏的搏动,还调控着脉道的舒缩。若心气虚则推动无力,可致心脏搏动及脉道舒缩无力,血行瘀滞;心阳虚则温煦无权,可致心动迟缓,血脉拘急,血行瘀滞;心阴虚则凉润功能减退,可致心动过速,脉道弛张,血流加快。心血在脉中运行,不仅濡养全身脏腑形体官窍,而且濡养心脏、脉道及心脉(心脏本身的血管)本身。心血不足,或血质异常,心脏、脉道及心脉因其失濡可出现病变。

脾主统血,脾气健运,固摄和控制血液在脉中运行而不溢出脉外。脾气虚弱,统血无权,脉道固摄血液的能力减退,可致血液溢出脉外而见各种出血。脾又为血液生化之源,与血液生成的数量和质量皆有密切关系,因而与脉的柔韧和舒缩有关。

肺主气,朝百脉,辅助心脏推动和调节血液的运行。血液的生成质量与肺的呼吸功能有关。若呼吸正常,气体得到充分交换,血液中的清气含量丰富,对心脏、脉道及心脉则有较好的濡养作用。

肝主疏泄,调畅气机,气机畅达则心脏搏动有序,脉道舒缩有度;肝主疏泄,调畅情志,使人心情舒畅,既无抑郁又无亢奋,则维持心脏搏动稳定及脉道舒缩有度。因此,肝气疏泄功能正常发挥,则血液运行通畅而无瘀滞。

肾阴肾阳是五脏阴阳之本。肾阳资助心阳,促进心脏的搏动和脉道的收缩;肾阴资助心阴,减缓心脏的搏动及促使脉道舒缓。临床上既可见心肾阳虚,温煦推动无力的心率缓慢的心脏病,又常见心肾阴虚,凉润宁静功能减退的心率快速的心脏病。

（四）五脏与骨、髓

肾藏精,精化髓,髓充骨,精足则髓满骨充,骨骼发育健全,身健体壮。

由于肾精的充盛与五脏六腑之精是否充足有关,故骨与髓的发育与五脏精气也有密切关系。

五、六腑与奇恒之腑之间的关系

（一）六腑与脑、髓、骨

"胆者,中正之官,决断出焉"（《素问·灵兰秘典论》）,胆之决断功能与脑所主精神情志活动有关。另明代楼英《医学纲目》曰:"胆移热于脑,则辛鼻渊",胆与脑在病理方面亦相互影响,胆热移于脑易致脑热鼻渊、鼻塞等病症。

胃为水谷之海,《灵枢·五癃津液别》:"五谷之津液,和合而为膏者,内渗入骨空,补益脑髓",脑髓骨髓需要肾精的充养,同时也需要后天化生水谷精微的不断填充。脑为元神之府,精神意识主宰。《素问·逆调论》:"阳明逆,不得从其道,故不得卧也",由此可知,胃和则神定,胃不和则神不宁。

《难经·六十六难》云:"三焦者……主通行三气,经历五脏六腑",三焦通行元气及宗气,调节水液代谢,是津气升降出入之枢,三焦气化产生的气血津精成为脑神活动的重要物质基础。五脏活动正常,三焦通畅、气化正常,气血津液精运行有序是脑功能正常的基础。反之,三焦气化失司所致的五脏功能失常,也必然累及大脑,引起神志变化。对于脑神病变,责之于五脏,归因于三焦气化失司。

（二）六腑与脉

人体营卫,营行脉中,卫行脉外,阴阳相随,内外相贯,如环无端。营行脉中,脉为营血环流之路,而卫行脉外,布于三焦,遍布全身,为卫气运行之所。《难经·六十六难》说:"三焦者,原气之别使也,主通行三气,经历于五脏六腑。"三焦"主持诸气,总司全身气机气化",三焦气机通畅,诸气升降有序,气行血则行,气机畅达则脉中营血循行有常。

（三）六腑与女子胞

女子胞宫化生经血,与五脏相系,亦与三焦相关。"经血为水谷之精气,和调于五脏,洒陈于六腑,乃能入于脉也,凡其源源而来,生化于脾,总统与心,藏受于肝,宣布于肺,施泄于肾。"三焦"经历五脏六腑",三焦气化是脏腑活动的总司,三焦气化与月经的关系通过脏腑与月经的关系来体现。三焦气化功能正常,上、中、下三焦道路通畅,气、血、津、液、精滋养五脏六腑,有条不紊地输布,五脏六腑和调,月事和顺有序。

李杲《脾胃论》曰:"胃者,十二经之源,水谷之海",阳明胃为多气多血之腑,冲为血海,隶属阳明胃腑。若阳明胃土燥竭,则血海枯竭,经行不畅,出现月经量少,甚至闭经。正如李杲所言:"胃热……津液不生。夫经者,血脉津液所化,津液既绝,为热所烁……血海枯竭。"故胃腑内伤,阳明津液不足,则太冲脉衰,经少血涸,出现月经过少,月经延后,甚则经闭。

●（于东林 章莹 梁永林 高小玲 冯志成 李翠娟 刘凌云）

复习思考题

1. 何谓藏象? 藏象与解剖脏器有何异同?
2. 藏象学说形成的基础包括哪些方面?

3. 如何理解"满而不实""实而不满"？

4. 如何理解脾主升清的生理功能？

5. 如何理解肝体阴而用阳？

6. 试述肝主疏泄和肝主藏血之间有何联系？

7. 为什么说胆既为六腑之一,又为奇恒之腑之一？

8. 简述上、中、下三焦部位的划分及各自的功能特点。

扫一扫,
测一测

❖❖❖ **第四章** ❖❖❖

气 血 津 液

📏 **学习目标**

> 1. 掌握气、血、津液的基本概念；
> 2. 掌握气的生成、功能、运行、分类、分布；
> 3. 掌握血的生成、循行、功能；
> 4. 掌握津液的生成、输布、排泄和主要生理功能；
> 5. 熟悉气、血、津液之间的关系。

　　气、血、津液是构成人体和维持人体生命活动的基本物质，是脏腑、经络等组织器官进行生理活动的物质基础。

　　在人体生命活动中，气、血、津液与脏腑之间始终存在着相互依存、相互为用的密切关系。脏腑功能活动以气、血、津液等为物质基础；同时，气、血、津液的生成与代谢又离不开脏腑经络的功能。从气、血、津液的相对属性而言，气具有推动、温煦等作用，属于阳；血和津液为液态物质，具有濡养、滋润等作用，属于阴。它们之间在生理上相互转化、相互依存和相互为用，在病理上相互影响。这对临床辨证论治具有十分重要的指导意义。

　　气血津液学说是研究人体气、血、津液的生成、运行、生理功能和相互关系的学说。它是中医学理论的重要组成部分，与藏象学说和经络学说有着同等重要的地位。

第一节　气

　　中医学的气学说，是研究人体之气的概念、生成、运动、功能、分类及其与脏腑、血津液等相互关系的学说。中医学的气学说受到中国古代的气论影响，但二者又有区别。中国古代的气论属于一种哲学理论，中医学关于气的学说则有其相对具体的研究对象和既定的研究范围。

🔍 **知识链接**

气 的 形 态

　　气的形态是多种多样的，一般分为两类：一类是很容易看得见、摸得着的，被称为"有形之气"，很多时候简称为"有形""形"；另一类是很难看得见、摸得着的，被称为

"无形之气",很多时候简称为"无形""气"。

有形,呈相对稳定的安静状态,主凝聚;无形,呈不断运动状态,主弥散。有形、无形的两类基本状态之间能够相互制约,即凝聚状态会制约弥散状态,使无形的密度加大,趋向于凝聚、安静、有形;弥散状态则会制约有形的凝聚状态,使有形的密度减小,趋向于弥散、运动、无形。有形、无形的两种形态之间还能够相互转化,即无形凝聚到一定程度即为有形,有形弥散到一定程度则为无形。也就是说,有形是无形的凝聚态,无形是有形的弥散态,二者为一物之两态。

一、气的基本概念

气是人体内活力很强、运行不息的精微物质,是构成人体和维持人体生命活动的基本物质。中医学以气的运动变化来阐释人体生命活动。气运行不息,推动和调控着人体内的新陈代谢,维系着人体的生命进程。气的运动停止,则意味着生命的终止。

中医学的气概念,可能源于古人对人体生命现象的观察。古人通过对人体自身某些显而易见且至关重要的生命现象,如呼吸时气的出入、活动时随汗而出的蒸蒸热气等的观察,产生了对气的朴素而直观的认识,加之在气功锻炼中体悟到的气在体内的流动,于是在朴素认识逐渐积累的基础上进行推测、联想、抽象和纯化,逐渐形成了人体之气是人体中的能流动的细微物质的概念。随着认识的深入,对人体之气的来源、功能、运动规律和形式以及与脏腑的关系有了较系统的认识,建立了中医学的气学理论。

中医学气概念的形成,自然受到古代哲学气论的渗透和影响。古代哲学的气是运动不息的细微物质的概念、气升降聚散运动推动和调控宇宙万物发生发展和变化的思想,对中医学的气是运行不息的精微物质概念的形成、气升降出入运动推动和调控着人体生命活动等理论的构建,都具有重要的方法学意义。但中医学的气是客观存在于人体中的具体的气,是在体内不断升降出入运动的精微物质,既是构成人体的基本物质,又对生命活动起着推动和调控作用。中医学的气学说有其固有的研究对象和范围,而古代哲学的气论是一种古代的宇宙观和方法论,因此,中医学的气概念与古代哲学的气概念是有明确区别的。

二、气的生成

人体之气,由先天之精和后天之精化生,并与肺吸入的自然界之清气相融合而生成。气的生成,是肺、肾、脾等脏腑综合协调作用的结果。

(一) 主要来源

气生成的主要物质来源有二个方面:

一是禀受于父母的先天之精气。先天之精来源于父母的生殖之精,与生俱来,藏于肾中,是生命的本原。先天之精化生先天之气,成为人体之气的根本,是人体生命活动的原动力。《黄帝内经》称先天之气为"真气",如《灵枢·刺节真邪》云:"真气者,所受于天,与谷气并而充身者也";《难经》称先天之气为"原气"或"元气"。

二是饮食物中的水谷精微之气。出生以后,摄入的饮食物由脾胃化生出水谷精微,故称后天之精。后天之精化生水谷之气,简称为"谷气",布散全身后成为人体之气的主要部分。《灵枢·营卫生会》云:"人受气于谷,谷入于胃,以传于肺,五脏六腑皆以受气。"另外,水谷精微所化生的血和津液,也是化气之源。

三是由肺吸入的自然界之清气。

课堂互动

请各位同学从多学科角度谈谈对自然界之清气的直观认识。

自然界之清气参与气的生成,通过肺脏不断吐故纳新,吸进自然界之清气,促进人体代谢活动,因而也是生成人体之气的重要来源。自然界之清气随呼吸运动源源不断地进入体内,参与人体之气的构成。

(二)相关脏腑

从气的来源来看,气的生成除了与先天禀赋、后天饮食营养以及自然环境等状况有关以外,还有赖于全身各脏腑的综合作用。其中,肾、脾胃、肺的功能与气的生成关系尤为密切。

肾藏先天之精,并受后天之精的充养。先天之精是肾精的主体成分,先天之精所化生的先天之气(即元气),是人体之气的根本,因而肾藏精的生理功能对于气的生成至关重要。肾封藏精气,不使其无故流失,精保存体内,则可化为气,精充则气足。如若先天禀赋不足或肾失封藏,精亏则气衰。

脾主运化,胃主受纳,二者共同完成对饮食水谷的消化吸收。脾气升转,将水谷之精上输心肺,化为血与津液。水谷之精及其化生的血与津液,皆可化气,统称为水谷之气,布散全身脏腑经脉,成为人体之气的主要来源,所以称脾胃为生气之源。若脾胃的受纳腐熟及运化转输的功能失常,则不能消化吸收饮食水谷之精微,水谷之气的来源匮乏,影响一身之气的生成。故《灵枢·五味》说:"故谷不入,半日则气衰,一日则气少矣。"

肺主气,主司宗气的生成,在气的生成过程中占有重要地位。一方面,肺主呼吸之气,通过吸清呼浊的呼吸功能,将自然界之清气源源不断地吸入体内,同时不断地呼出浊气,保证了体内之气的生成及运行。另一方面,肺将吸入的自然界之清气与脾气上输水谷精微所化生的水谷之气二者结合起来,生成宗气。宗气积于胸中,上走息道行呼吸,贯注心脉行血气,下蓄丹田以资元气。若肺主气的功能失常,则清气吸入减少,宗气生成不足,导致人体一身之气衰少。

三、气的运动

气有运动的特性,气以其运行不息而激发和调控机体的新陈代谢,推动人体的生命进程。《灵枢·脉度》:"气之不得无行也,如水之流,如日月之行不休……其流溢之气,内溉脏腑,外濡腠理。"气的运动止息,机体新陈代谢的气化过程因而停止,则标志着生命过程的终止。

(一)气机是对气的运动基本形式的概括

1. 气运动的基本形式 气的运动称为气机。升、降、出、入是气运动的基本形式。所谓升,是指气自下而上的运行;降,是指气自上而下的运行;出,是指气由内向外的运行;入,是指气自外向内的运行。气的升降出入运动,是宇宙万物运动的普遍规律,《素问·六微旨大论》:"出入废则神机化灭,升降息则气立孤危。故非出入,则无以生长壮老已;非升降,则无以生长化收藏。是以升降出入,无器不有。"人类生活在宇宙之中,人体之气的运动也必须遵循这一规律,没有升降出入就没有生命活动。

人体之气运动的升与降、出与入是对立统一的矛盾运动,广泛存在于机体内部。虽然从某个脏腑的局部生理特点来看,有所侧重,如肝、脾主升,肺、胃主降等等,但是从整个机体的生理活动来看,升与降、出与入之间必须协调平衡。只有这样,才有人体之气的正常运动,各脏腑才能发挥正常生理功能。因此,气机升降出入的协调平衡是保证生命活动正常进行的一个重要环节。一方面,气必须有通畅无阻的运动;另一方面,气的升降出入运动之间必须平衡协调。具备这两点,气的运动才是正常的,这种正常状态称之为"气机调畅"。

2. 气的运动与脏腑的关系　一方面,气的升降出入运动推动和激发人体的各种生理活动;另一方面,只有在脏腑、经络等器官的生理活动中,才能体现出气的升降出入运动。如脾之升清、肺之宣发与肃降、肝之升发等。五脏和六腑的功能都是通过其各自的升降运动而实现的,由于五脏六腑的生理功能和特性各有不同,所以其气的升降趋势也各有不同的规律及特殊性。

一般来说,心肺在上,在上者宜降;肝肾在下,在下者宜升;脾胃居中,通连上下,脾主升、胃主降。肺主治节,肺气的升降出入直接调节和影响全身气机的升降出入;脾胃为气机升降出入的枢纽;肾为先天之本,内寄命门之火,是气机升降的动力和根本。而胃、小肠、大肠、膀胱、三焦等六腑具有传化物而不藏的特点,其气的运动是以降为主。但在饮食物的传化过程中,还有小肠与大肠的吸收水谷精微、津液的作用,所以六腑的气机运动又具有降中寓升的特点。总之,脏腑的气机升降运动,在生理状态下,体现了升已而降,降已而升,升中有降,降中有升的特点和对立统一协调平衡的规律。

由于人体各脏腑之气的运动调畅,各脏腑之间的气机升降出入处于一个协调的对立统一体中,从而保证了机体不断从自然界中摄取人体生命活动所需物质,并通过气化作用,升清降浊,摄取精微,排泄废物,维持物质代谢和能量转换的动态平衡,共同完成整个机体的新陈代谢,促进了生命活动的正常进行。

3. 气机失调　气的正常运动状态称为"气机调畅"。当气的运动出现异常变化,升降出入之间失去协调平衡时,称为"气机失调"。由于气的运动形式是多种多样的,所以气机失调也有多种表现。例如:气的运行受阻而不畅通时,称为"气机不畅";受阻较甚,局部阻滞不通时,称为"气滞";气的上升太过或下降不及时,称为"气逆";气的上升不及或下降太过时,称为"气陷";气的外出太过而不能内守时,称为"气脱";气不能外达而郁结闭塞于内时,称为"气闭"。气的运动失调表现在脏腑上可见:肺失宣降、脾气下陷、胃气上逆、肾不纳气、肝气郁结等。掌握这些气运动失常的状态和机制,将有利于确立多种"气机失调"病变的治疗法则。

(二) 气化是生命活动的基本特征

气化是指通过气的运动而产生的各种变化,具有促进气、血、津液各自的新陈代谢及其相互转化的作用。

气化过程就是新陈代谢的过程,是物质转化和能量转化的过程。例如:饮食物在体内的消化、吸收、输布;气、血、津液的生成,津液气化为汗、涕、唾、泪等,以及气、血、津液之间的相互转化,皆属气化的具体体现。

气化过程的有序进行,是脏腑生理活动相互协调的结果。病理上,脏腑功能失常,气化失司,则会影响饮食物的消化吸收,影响气、血、津液的生成和代谢,影响汗液、尿液和粪便的排泄,形成各种代谢异常的病变。由此可见,气化是人体生命活动的基本特征。气化的意义广泛,气的推动、温煦、防御、固摄、营养等作用皆包含在其中。此外,也有结合某一脏腑功能所言之"狭义"气化,如膀胱气化、三焦气化等。

(三) 气机与气化的关系

气的运动具有普遍性,生命活动是在气的不断运动过程中产生的,因此气的运动是产生气化过程的根本。气的升降出入运动,是气化过程发生和赖以进行的前提与条件。气是运行不息的,气化过程也自然是始终存在的。从另一方面说,气化过程中寓有气的升降出入运动,气的各种运动形式正是从气化过程中而得以体现出来的。《素问·天元纪大论》:"物生谓之化,物极谓之变。"突出说明气的运动及气化过程是密切相联的。气的运动及其所维持的气化过程永恒存在,分之为二,合之为一,不可间断,存在于生命过程的始终。气机调畅状态下,才能进行正常的气化,而气机失调必然会引起气化失司;相反,气化失常,也伴随有气的升降出入运动的失调。气的升降出入运动维系了体内新陈代谢的协调稳定和生命过程的有序发展,气的运动及其气化过程的停止就意味着生命活动的终结。

四、气的功能

气,对于人体具有十分重要的作用。《难经·八难》:"气者,人之根本也。"《类经·摄生类》:"人之有生,全赖此气。"人体之气的生理功能可归纳为以下几个方面:

(一) 推动作用

气的推动作用,指气激发和促进人体的生长发育及脏腑经络的生理活动,推动精的生成,推动血的生成与运行,推动津液的生成、输布与排泄。

气的这种推动作用,来自气本身的运动活力,如:元气的运动,推动激发了各脏腑的功能活动,从而促进人体的生长发育;宗气的运动,对肺主呼吸、心主血脉的功能有激发和推动作用。脏腑功能活动得到激发和推动,从而促进了精的化生及施泄、促进了血的生成与运行,促进了津液的生成、输布和排泄等一系列生理活动。

气的推动作用是人的生命活动的基本保证。若气虚,则推动和激发力量减弱。元气不足就会导致人体生长发育迟缓、生殖功能衰退,或者出现早衰,同时也可引起人体脏腑经络生理活动的减弱,使生命活动处于衰弱无力的状态之中。气的推动作用减弱,还会出现精的化生不足及施泄障碍、血和津液的生成不足及运行输布迟缓等病理变化。

(二) 温煦作用

气的温煦作用是指气对机体有温暖、熏蒸作用。"气主呴之"(《难经·二十二难》),即指气可以通过气化产生热量,气自身的运动和对脏腑组织器官生理活动的推动,均能生阳而产热,故可以温煦人体,维持人体体温恒定;温煦脏腑经络,维持其生理活动;温煦血和津液等液态物质,维持其正常循行,即所谓"得温而行,得寒而凝"。

若气虚,则温煦作用减弱,可出现畏寒喜暖、四肢不温、体温低下等症状,以及脏腑功能低下、血和津液运行迟缓或停滞等寒性病理变化。若气聚而不散,气郁化热,则可出现发热等症。故有"气有余便是火""气不足便是寒"之说。

(三) 防御作用

气的防御作用是指气既能护卫肌表,防御外邪入侵,同时也可祛除侵入体内的病邪。《素问遗篇·刺法论》:"正气存内,邪不可干。"《素问·评热病论》:"邪之所凑,其气必虚。"

气的防御功能正常,则邪气不易入侵;一旦外邪入侵人体,则气能趋于病所,积极与邪抗争,并能祛邪外出,使人体恢复健康。因此,气的防御作用决定着疾病是否发生及疾病的发展和转归。

若气虚,则防御功能减弱,外邪易于入侵,机体易罹患疾病;而气虚防御能力减弱,不能祛邪外出,则邪气深入,使病程缠绵难愈。

(四)固摄作用

气的固摄作用,是指气对于体内血、津液、精等液态物质的固护、统摄和控制作用,从而防止其无故流失,保证在体内发挥其正常的生理功能。具体来说,气的固摄作用表现:①统摄血液,使其在脉中正常运行,防止其溢出脉外;②固摄汗液、尿液、唾液、胃液、肠液,控制其排泄量和适时地排泄,防止其过多排出及无故流失;③固摄精液,防止其异常排泄。

若气的固摄作用减弱,则可导致体内液态物质大量丢失。例如:气不摄血,可以引起各种出血;气不摄津,可以引起自汗、多尿、小便失禁、流涎、呕吐清水、泄泻滑脱等;气不固精,可以引起遗精、滑精、早泄等病症。

此外,气还能为机体提供营养,并能感应传导信息以维系机体的整体联系。

气的推动、温煦、防御、固摄等作用,虽各具特点,但它们之间密不可分,在生命活动中相互促进、协调配合,共同维系人体正常的生命活动。

五、气的分类

人体之气,从整体而言,是由先天之精、后天之精及肺吸入的自然界清气在肺、脾胃、肾等脏腑综合作用下生成的,并充沛于全身,无处不到。根据其组成成分、分布部位和功能特点等的不同,而又有多种多样、不同名称的气。《素问·六节藏象论》:"气合而有形,因变以正名。"本书主要对元气、宗气、营气、卫气进行阐述。

(一)元气

元气又称原气,是人体最根本、最重要的气,是人体生命活动的原动力。

1. 生成与分布 元气主要由肾所藏的先天之精所化生,并赖后天水谷精微的不断培育。所以元气充盛与否,不仅与来源于父母的先天之精有关,还与饮食营养及脾胃化生的后天之精是否充盛有关。若先天之精不足而导致元气虚弱者,也可通过后天培育补充而使元气充实。

元气发于肾,以三焦为通路,循行全身,内而五脏六腑,外而肌肤腠理,无处不到,发挥其生理功能,成为人体最根本、最重要的气。《难经·六十六难》:"三焦者,原气之别使也,主通行三气,经历五脏六腑。"

2. 生理功能 元气的生理功能主要有两个方面:一是推动人体的生长发育和生殖功能。元气的盛衰变化体现于机体生、长、壮、老、已的自然规律。人从幼年开始,肾精以先天之精为基础,得到后天之精的补充而渐渐充盛,化生元气,促进生长发育。经过一段时期,从婴幼儿成长到青壮年,此时由于肾精充盛到一定程度,化生充足的元气,使机体发育,形体壮实,筋骨强健,同时具备了生殖能力。待到老年,由于生理和病理性消耗,肾精衰衰,化生元气渐渐减少,形体出现衰老之象,生殖功能也随之衰退,直至元气衰亡,生命终止。二是推动和调节各脏腑经络的生理活动。元气通过三焦,布散全身,促进和激发全身各脏腑经络形体官窍的生理活动。《景岳全书·传忠录下》:"命门为元气之根,为水火之宅,五脏之阴气非此不能滋,五脏之阳气非此不能发。"

元气充沛,则人体发育正常,各脏腑、经络等组织器官活力旺盛,身体素质强健而少病。若先天禀赋不足,或后天失调,或久病损耗,导致元气生成不足或耗损太过时,就会形成元气虚衰,生长发育迟缓、生殖功能低下及未老先衰,各脏腑经络功能减退,抵抗力下降,从而产生各种虚衰性病变。

(二) 宗气

宗气是由谷气与自然界清气相结合而积聚于胸中的气,属后天之气的范畴。宗气的生成直接关系到一身之气的盛衰。宗气在胸中积聚之处,《灵枢·五味》称为"气海",又名为膻中。

1. 生成与分布　宗气的生成有两个来源,一是脾胃化生的水谷精气,二是肺从自然界中吸入的清气。二者相结合便生成宗气。因此,脾运化转输功能和肺主气、司呼吸的功能是否正常,对宗气的生成和盛衰有着直接关系。

宗气聚于胸中,通过上出息道(呼吸道)、贯注心脉及沿三焦下行的方式布散全身。《灵枢·邪客》:"宗气积于胸中,出于喉咙,以贯心脉,而行呼吸。"宗气一方面上出于肺,循喉咙而走息道,推动呼吸;一方面贯注心脉,推动血行。三焦为诸气运行的通道,宗气还可沿三焦向下运行于脐下丹田,以资先天元气。此外,《灵枢·刺节真邪》中还指出宗气可由气海向下注入气街(足阳明经脉的腹股沟部位),再下行于足。

2. 生理功能　宗气的生理功能主要有三个方面:一是走息道以行呼吸。宗气上走息道,助肺气进行呼吸运动,故有司呼吸、发声音的作用。宗气的盛衰,直接影响着呼吸、语言、声音的强弱。宗气充盛则呼吸正常均匀、语言清晰、声音洪亮。反之则呼吸短促微弱、语言不清、发声低微。二是贯心脉以行气血。凡气血的运行、心搏的强弱及其节律等,皆与宗气盛衰有关。宗气充盛则脉搏徐缓,节律一致而有力。反之则脉来躁急,节律不规则,或微弱无力。《素问·平人气象论》:"胃之大络,名曰虚里,贯膈络肺。出于左乳下,其动应衣(手),脉宗气也。"虚里位于左乳下,相当于心尖搏动部位,可以依据此处搏动来测知宗气盛衰:若其搏动正常,是宗气充盛之象;若其搏动躁急,引衣而动,是宗气大虚;若其搏动消失,则宗气亡绝。三是与人体的视、听、言、动等功能相关。由于宗气贯注于心肺,又下注于气街,因而可以影响到人体的多种生理活动,因此,凡气血运行、肢体寒温和活动能力、人的视听言动等感受能力都与宗气盛衰有关。如《读医随笔·气血精神论》曰:"宗气者,动气也。凡呼吸、言语、声音,以及肢体运动,筋力强弱者,宗气之功用也。"

另外,宗气作为后天生成之气,对先天元气有重要的资助作用。藉三焦为通道,元气自下而上运行,散布于胸中,以助后天之宗气;宗气自上而下分布,蓄积于脐下丹田,以资先天元气。先天与后天之气相合,则成一身之气。由于禀受于父母的先天之精的量是有限的,其化生的元气也是一定的,因而一身之气的盛衰,主要取决于宗气的生成,而宗气的生成,又取决于脾、肺两脏的功能是否正常及饮食营养是否充足。因此,一身之气的不足,即所谓气虚,在先天主要责之肾,在后天主要责之脾肺。

(三) 营气

营气是行于脉中而具有营养作用的气。因其富有营养,在脉中营运不休,故称之为营气,又称"荣气"。由于营气在脉中,是血的重要组成部分,营与血关系密切,可分不可离,故常常将"营血"并称。营气与卫气从性质、功能和分布进行比较,则营属阴,卫属阳,所以又常常称为"营阴"。

1. 生成与分布　营气来源于脾胃化生的水谷精微,由水谷精微中的精粹部分所化生。营气分布于脉中,作为血的组成部分,通过十二经脉和任督二脉而循行于全身,内入脏腑,外达肢节,终而复始,营周不休。《素问·痹论》:"荣者,水谷之精气也,和调于五脏,洒陈于六腑,乃能入于脉也,故循脉上下,贯五脏,络六腑也。"

2. 生理功能　营气的生理功能有化生血液和营养全身两个方面。

营气是化生血液的物质基础,其与津液注入脉中,则化而为血。故《灵枢·邪客》有"荣气者,泌其津液,注之于脉,化以为血"之说。

营气循经脉流注全身,为脏腑、经络等生理活动提供营养物质,营运全身上下内外,流之于中而滋养五脏六腑,布散于外而灌溉皮毛筋骨。《灵枢·邪客》:"营气者……以荣四末,内注五脏六腑。"

营气化生血液和营养全身的生理作用是互相关联的,若营气亏少,则会引起血液亏虚,脏腑组织失养而出现生理功能减退等病理变化。

(四) 卫气

卫气是行于脉外而具有保卫作用的气。卫气与营气相对而言,属性为阳,故又称为"卫阳"。

1. 生成与分布　卫气同营气一样,也来自于脾胃化生的水谷精微,其中慓悍滑利部分化生为卫气。《素问·痹论》:"卫者,水谷之悍气也,其气慓疾滑利。"卫气的"慓疾滑利"特性相对于营气的柔顺而言,正如《灵枢·营卫生会》曰:"谷入于胃,以传与肺,五脏六腑,皆以受气,其清者为营,浊者为卫。"卫气运行于脉外,因为其"慓疾滑利"特性,故不受脉道约束,散布于皮肤肌腠之间、脏腑胸腹之中,布散全身。

2. 生理功能　卫气有温养全身、调控腠理和防御外邪的生理功能。

卫气具有温养全身的作用。人体体温相对恒定是维持机体正常生命活动的重要条件之一。卫气布达于全身,内而脏腑,外达肌肤,对脏腑、肌肉、皮毛发挥温煦调养作用。卫气温养机体,以维持人体体温的相对恒定。《读医随笔·气血精神论》:"卫气者,热气也。凡肌肉之所以能温,水谷之所以能化者,卫气之功用也。虚则病寒,实则病热。"

卫气能够调节控制腠理的开阖。卫气的这一调节作用,一方面能够通过调节汗液的正常排泄,使机体维持相对恒定体温,保证机体内外环境之间协调平衡;另一方面腠理开阖适度,也可防御外邪入侵。

卫气有防御外邪入侵的作用。肌肤腠理是机体抗御外邪的首要屏障。卫气温养肌肤腠理,司汗孔之开合,使皮肤柔润,肌肉壮实,腠理致密,构成一道抵抗外邪入侵的防线,使外邪不能侵入机体。《医旨绪余·宗气营气卫气》:"卫气者,为言护卫周身……不使外邪侵犯也。"如果卫气虚弱,外来之邪就会乘虚入侵而发病。

卫气上述三个功能是协调一致的。抵御外邪入侵,与腠理开阖的关系密切。若腠理疏松,汗液自出,则易遭邪侵犯;腠理致密,则邪气难以入侵。调节体温方面,卫气的温煦功能与汗孔的开阖密切相关。温煦的升温与出汗的降温协调,体温才得以保持正常。若温煦太过、汗出不及,则身热无汗;温煦不及、汗出过多,则肤冷多汗。《灵枢·本脏》:"卫气者,所以温分肉、充皮肤、肥腠理、司开阖者也。"这是对卫气三个功能的精炼概括。

此外,卫气的运行与"昼精而夜瞑"(《灵枢·营卫生会》)有关,当卫气行于内脏时,人便入睡;当卫气出于体表时,人便醒寤。

营气与卫气均以水谷精微为其物质基础,均由脾胃所化生,皆出入于脏腑,流行于经络。其中营气性质精粹而柔和,行于脉中,主内守而属于阴;卫气其性慓疾滑利,行于脉外,主卫外而属于阳。正常情况下,营气与卫气,一阴一阳,内守外卫,互为其根;营卫阴阳相随,内外相贯,并行不悖;营卫二者须相互协调,不失其常,方能维持腠理的开阖、体温的恒定、"昼精而夜寐",以及正常的防御外邪能力。若营卫不和,可出现恶寒发热、无汗或多汗、"昼不精而夜不瞑",以及抗御外邪能力低下等病症。因此,营卫失调是临床多种病症产生的重要机制。

除以上所述外,人体之气还包括"脏腑之气""经络之气"。一身之气分布到某一脏腑或某一经络,即某一脏腑或某一经络之气,也是全身之气的组成部分。

另外,在中医学中"气"字尚有其他用法。例如:致病的六淫称为"邪气",体内不正常的水液称为"水气",中药的四种性质称为"四气",自然界的六种气候变化称为"六气"等。这些"气"与本章所说的人体之气是不同的。

第二节　血

一、血的基本概念

血是循行于脉中富有濡养作用的红色液体,是构成人体和维持人体生命活动的基本物质之一。血与气相对而言,属性为阴,故又称为"阴血"。

血主于心,藏于肝,统于脾,且必须在脉内运行不息,才能充分发挥其生理效应。脉又称为"血府",是人体血液循行的管道,具有约束血液沿着一定方向运行的作用,使血液能够内至脏腑,外达肢节,周而复始。若在某些因素作用下,血在脉中运行受阻停滞,或溢出脉外所致的出血即"离经之血",均可成为瘀血;瘀血不仅丧失了血液的正常生理功能,而且还会成为新的致病因素。

二、血的生成

(一) 来源

1. 水谷精微　血主要由营气和津液所组成,营气和津液都来源于脾胃化生的水谷精微。而经脾胃化生的水谷精微是血液生成的最基本物质,同时也是血液生成的一个重要途径。

2. 肾精　肾精化血,一方面指肾精是血液化生的本原物质,即先天之源;另一方面指精血之间在气化过程中存在着相互资生和相互转化的关系,即精可化血、血能生精。

总之,血液的化生是以水谷之精化生的营气、津液和肾精为其主要物质基础的。

(二) 相关脏腑

血液的生成是在多个脏腑共同作用下得以完成的,其中以脾胃的生理功能尤为重要。

1. 脾胃　脾胃化生的水谷精微是血液生成的最基本物质,故脾胃为"气血生化之源"。可见,脾胃功能强健与否、饮食水谷营养充足与否,均直接影响血液的化生。若脾胃功能虚弱或失调,或长期饮食营养摄入不足,均可导致血液生化乏源,从而形成血虚病证。故临床治疗血虚病证时可以考虑从调理脾胃及饮食结构着手。

2. 肝肾　精藏于肾,血藏于肝。《诸病源候论·虚劳病诸候下》:"肾藏精。精者,血之所成也。"盖肾精可以化生为髓,髓则可以化而为血。若肾精不足,或肾不藏精,则往往导致血液生成不足的病证。可见,精血之间存在着相互资生和相互转化的关系,故临床上治疗血虚病证时也可以采用补肾益精之法。

3. 心肺　在血液生成过程中,饮食物经胃的腐熟和脾的运化转化为水谷精微,水谷精微再经脾气升清上输至心肺,与肺吸入的清气相结合,通过心肺的气化作用,注之于脉,化赤而为血。《侣山堂类辨·辨血》:"血乃中焦之汁……奉心化赤而为血",《灵枢·营卫生会》:"此所受气者,泌糟粕,蒸津液,化其精微,上注于肺脉,乃化而为血。"说明血的生成与心肺的关系十分密切。

总之,血液的生成主要与脾胃、心、肺、肝、肾等脏腑的生理功能密切相关。如某一脏腑功能失调,则可以导致血液生成不足而出现血虚的病理变化。

三、血的运行

(一)血液运行的方式

血液运行具有循环式流动和节律性运行的特点。脉为血府,血液流行于脉管之中,周而复始,循环流注全身;而且血液循环还具有一定节律性,可以从脉搏上体现血液循环的节律性。血液主要通过十四经循环、肺循环及其他途径运行全身,从而发挥其生理效应。

(二)影响血液运行的因素

1. 气的功能　血液正常运行受到诸多因素的影响,首先与气的关系十分密切。气的推动与固摄作用的协调平衡是保证血液正常运行的重要环节。

血属阴而主静,血的运行需要动力,这种动力主要依赖于气的推动和温煦作用,正如明代虞抟《医学正传·气血》云:"血非气不运。"若气的推动和温煦作用减弱,则可以出现面色青紫、口唇紫绀、四肢发凉等血行缓慢或停滞之病证。血运行在脉中而不溢出脉外,还有赖于气的固摄作用,若气的固摄作用下降,则可见便血、尿血、肌衄、鼻衄、崩漏等气不摄血的病症。

2. 脉道通畅与否　脉是一个相对密闭的管道系统,只有脉道通畅,血液才能在脉管中运行不息,敷布全身,环周不休,从而发挥其营养作用,故《灵枢·决气》曰:"壅遏营气,令无所避,是谓脉。"若各种原因导致脉道不利,血行不畅,从而形成瘀血内阻病证。因此,脉道完好无损与畅通无阻则是维持血液正常运行的必要条件。

3. 血液的性状　血液的清浊及黏稠等状态,都可以影响血液的运行。津少而血稠,或血液中痰浊较多,则可以导致血行不畅而瘀滞。血量不足则血脉空虚,不能保证血液正常运行,脏腑组织器官失其濡养而致其功能失常。可见,血液状态也是影响血液能否正常运行的重要因素。

此外,血液正常运行还受机体寒热温凉和病邪的影响。阳邪侵犯人体,或内生火热,可致阳热亢盛,迫血妄行,容易导致血液溢出脉外而出血;热伤津液,津少血稠,则血行不畅而致瘀。阴邪侵犯人体,或寒从中生,可致阴寒偏盛,寒凝血瘀,则使血行缓慢,甚至出现瘀血。

(三)与血液运行相关的脏腑

血液的正常运行与心、肺、肝、脾等脏腑功能密切相关。

1. 心主血脉　心、脉和血液构成了一个相对独立的系统,而心气推动血液在脉中运行全身,才能发挥其濡养作用。可见,心气充足与推动功能正常与否在血液运行中起着主导作用。

2. 肺朝百脉　血的运行又依赖气的推动,随着气的升降而运至全身。而肺主气司呼吸,可以调节全身气机,辅助心脏主管全身血脉。

3. 肝主疏泄而藏血　肝有贮藏血液和调节血量的功能,可以根据人体各个部位的生理需要,在肝气疏泄功能协调下,调节脉道中循环的血量,从而维持血液循环及流量的平衡。此外,肝藏血的功能还可以防止血液溢出脉外,避免出血的发生。

4. 脾主统血　脾气健旺则能控摄血液在脉中运行,防止血液溢出脉外。

总之,血液正常运行离不开气的推动和固摄两种作用。气的推动作用是血液运行的动力,具体体现在心主血脉、肺助心行血及肝主疏泄等方面。而气的固摄作用是保障血液不溢出脉外的重要因素,具体体现在脾统血和肝藏血两个方面。这两种作用协调平衡,则维持血液的正常运行。如心气不足,血运无力,可以形成瘀血;肺气不足,宣降失司也可以导致瘀血;脾气虚弱,统摄无力,则可以产生多种出血病证;肝失疏泄,肝气上逆可致出血,抑郁不畅可致瘀血等。

四、血的功能

血的功能可以概括为两个方面:一是濡养作用;二是神志活动的主要物质基础。

(一)濡养作用

血具有濡养全身的生理功能。血在脉中循行,内至脏腑,外达皮肉筋骨,对全身各脏腑组织器官起着充分的濡养作用。《难经·二十二难》将血液的这一功能概括为"血主濡之"。《素问·五脏生成》:"肝受血而能视,足受血而能步,掌受血而能握,指受血而能摄。"而血的濡养作用较明显地反映在面色、肌肉、皮肤、毛发、感觉和运动等方面。血量充盈,濡养功能正常,则面色红润、肌肉壮实、皮肤和毛发润泽、感觉灵敏、运动自如;若血量亏少,濡养功能减弱,则可出现面色萎黄、肌肉瘦削、肌肤干涩、毛发不荣、肢体麻木或运动失灵等症状。

病案分析

补肝血以养心血

闻子将尊堂,丙午冬夜,心忽然如散而沉下,便不得睡,几三月矣。召诊,独左关弱,不能应指,乃以为肝虚,须补其母,当立春始安。用熟地为君,茯苓、枣仁、当归、人参、防风、远志佐之。服二十帖,至期而愈。(卢复《芷园臆草存案》)

分析:血是神志活动的物质基础。《灵枢·营卫生会》曰:"血者,神气也。"故中医理论认为血能养神。《素问·五脏生成》篇指出:"诸血者,皆属于心。"心血充足,则心神自安。本案患者因血虚,血不养心,神失所舍,故出现心悸、不得睡等症状。医者通过补肝血以养心血,从而获得痊愈。

(二)神志活动的主要物质基础

血是人体神志活动的主要物质基础,《素问·八正神明论》:"血气者,人之神,不可不谨养。"《灵枢·平人绝谷》:"血脉和利,精神乃居。"说明人体的精神活动必须得到血液的营养。血气充盛,血脉和利,则精力充沛、神志清晰、思维敏捷、活动自如;若血虚、血热或血运失常时,则可见精神衰退、失眠多梦、健忘、烦躁,甚至神志恍惚、惊悸不安、谵狂、昏厥等多种临床表现。

第三节 津 液

一、津液的基本概念

津液是机体内一切正常水液的总称,包括各脏腑组织器官的内在液体及人体正常的分泌物,如胃液、肠液、关节液、涕、泪、唾等。

津液来源于饮食物,由脾胃化生。津液是津和液的总称,虽同属于水液,但两者在性状、功能及其分布部位等方面又有所不同。《灵枢·决气》:"腠理发泄,汗出溱溱,是谓津……谷入气满,淖泽注于骨,骨属屈伸,泄泽,补益脑髓,皮肤润泽,是谓液。"又《灵枢·五癃津液别》:"津液各走其道,故三焦出气,以温肌肉,充皮肤,为其津;其流而不行者,为液。"一般地说,性质清稀,流动性大,布散于体表皮肤、肌肉和孔窍,并能渗注于血脉,侧重于滋润作用者,称为津;性质稠厚,流动性小,灌注于骨节、脏腑、脑髓等组织,侧重于濡养作用者,称为液。

津和液在运行、代谢的过程中相互补充、相互转化,两者难以区分,故津和液常同时并称。而在病理过程中津与液又相互影响,则有"伤津"和"脱液"的区别,一般"伤津"较轻、"脱液"较重,且有"伤津未必脱液,脱液必兼伤津"的病理变化规律。

二、津液的生成、输布和排泄

津液的生成、输布和排泄,是一个较为复杂的生理过程,它依赖于多个脏腑生理功能的相互协调与配合。《素问·经脉别论》:"饮入于胃,游溢精气,上输于脾,脾气散精,上归于肺,通调水道,下输膀胱,水精四布,五经并行。"

(一)津液的生成

津液来源于饮食水谷,主要通过脾胃、小肠、大肠等脏腑的气化功能而生成。水饮及流质类食物入胃,胃主受纳、腐熟,吸收饮食水谷中的部分水谷精微;小肠受盛化物、主液、泌别清浊,将水谷精微与大量水液吸收;并将食物残渣下输大肠;大肠主津,在传化糟粕的过程中,吸收部分水分。胃、小肠、大肠所吸收的水谷精微和水液,均上输于脾,通过脾气的转输作用布散至全身。

津液的生成取决于两个方面:一是有充足的水饮类食物摄入;二是脾胃、小肠、大肠的生理功能正常。若摄入不足,或脾胃、小肠、大肠功能失调,均可导致津液生成不足而出现津液亏虚等病理变化。

(二)津液的输布

津液的输布主要依赖脾、肺、肾三脏功能的密切配合及肝、三焦等脏腑的参与来完成的。

1. 脾气散精 津液生成之后,"脾主为胃行其津液"(《素问·太阴阳明论》),借"脾气散精"以"灌溉四傍"(《素问·玉机真脏论》),将部分津液布散于各脏腑组织,而大量津液又在脾的升清作用下"上归于肺",通过肺的宣发肃降再将津液布散全身,并下达于肾。若脾失健运,津液输布障碍,水液停聚,或为痰饮,或为水肿,故《素问·至真要大论》云:"诸湿肿满,皆属于脾"。

2. 肺通调水道 肺接受脾转输来的津液,一方面通过肺气的宣发,将津液向身体外周体表和上部布散,另一方面则通过肺气的肃降,将津液向身体下部和内部脏腑输布,并将脏腑代谢后产生的浊液向肾或膀胱输送,故称"肺为水之上源"。肺气的宣发与肃降,对水液的输布有疏通和调节作用,体现了"肺主行水"的生理功能。若肺气宣发肃降失常,则水液输布不畅、津液运行障碍,则可发为痰饮或水肿等病理变化。

3. 肾主水 肾为主水之脏,肾中阳气的蒸腾气化作用,一方面对整个津液代谢起主宰和调节作用;另一方面直接参与津液输布,对津液进行蒸清泌浊的加工,将清者蒸腾,复归于脾肺,重新参与体内环流循行,剩余之浊者则化为尿液,注于膀胱。可见,肾的蒸腾气化作用是津液输布的一个重要环节。

4. 肝主疏泄 肝主疏泄可以调畅气机,气行则津布,促进了津液输布的通畅。若肝失疏泄,气机郁结,往往影响津液输布,水液停滞而产生痰饮、水肿以及痰气互结的梅核气、瘿瘤等病证。

5. 三焦决渎 三焦为水液和诸气运行的通路,而三焦通利为津液的正常输布提供了保证。若三焦气化失司、水道不利,也会导致水液停聚等多种病证。

综上可见,津液在体内的正常输布是多个脏腑生理功能密切协调、相互配合的结果。主要依赖于肾气的蒸化和调控、脾气的运化、肺气的宣降、肝气的疏泄和三焦之通利。若其中任何一个脏腑功能失调,都会导致津液输布障碍而产生水液停聚等病理变化。

(三)津液的排泄

津液的排泄主要通过尿液和汗液来完成。除此之外,呼气和粪便也会带走部分水液。其排泄过程主要依赖于肾、膀胱、肺、大肠等功能的协调配合而完成。

1. 尿液 尿液为津液代谢的最终产物,也是津液排泄的最主要途径,而且尿液中含有人体代谢所产生的废物。可见,尿液的排泄状况和排出量的多少不仅关系到全身津液代谢的动态平衡,而且还会关系到全身各脏腑组织器官生理活动的正常。尿液形成与肺、脾、肾等脏腑的功能密切相关,但尤以肾的功能最为重要。若肾的蒸腾气化作用失常,则会引起尿少、尿闭、水肿等津液排泄障碍的病证。

2. 汗液 肺气宣发,将津液外输于体表皮毛,在阳气蒸化作用下形成汗液,由汗孔排出体外。中医学把汗孔称为"气门",说明肺气宣发功能在津液排泄中的重要作用。若肺宣发失司,则会出现汗液排泄异常。

3. 呼气 肺主宣发,肺通过宣发呼出浊气的同时,会带走部分水液,这也是津液排泄的一个途径。

4. 粪便 大肠在其他脏腑配合下传化水谷糟粕,其所形成的粪便中也会带走部分水液。当各种原因导致腹泻时,则可引起体内津液大量丢失,甚至出现伤津或脱液等病理变化。

综上所述,津液的生成、输布和排泄是由多个脏腑共同参与并综合协调来完成的。其中尤以肺、脾、肾三脏最为重要。《景岳全书·肿胀》:"盖水为至阴,故其本在肾;水化于气,故其标在肺;水惟畏土,故其制在脾。"若肺、脾、肾三脏中任何一脏功能失调,均可影响津液的生成、输布和排泄,出现津液亏虚或水湿、痰饮内停等病变。三脏之中,肾为主宰,若肾气的蒸腾气化作用失常,则可引起尿少、尿闭、水肿等津液排泄障碍的病变,正如《素问·水热穴论》云:"肾者,胃之关也,关门不利,故聚水而从其类也。"

三、津液的功能

津液以水为主体,含有丰富的营养物质,具有滋润濡养、参与血液生成、调节阴阳平衡、排泄代谢废物等功能。

（一）滋润濡养脏腑组织

津液具有滋润和濡养作用。津以滋润作用为主，液以濡养作用为主。全身各脏腑组织器官无不依赖于津液的滋润和濡养。如布散于体表、孔窍之津，使肌肉丰润，毛发光泽，官窍滋润，功能灵敏；而灌注于脏腑、骨节、脑髓之液，使脏腑得养，关节滑利，屈伸自如，骨骼坚强，脑髓充盈。若津液不足，失去滋润和濡养作用，则会使皮毛、肌肤、孔窍、骨节、脏腑以及脑髓的生理活动受到影响，从而发生多种病理变化。

（二）参与血液生成

水谷精微化生的津液渗入脉中，充养血脉，成为血液的重要组成部分。津液还有调节血液浓度的作用，当血液浓度增高时，津液就会渗入脉中稀释血液，并补充血量。血液充足，并濡养和滑利血脉，从而使血液环流不息。故《灵枢·痈疽》云："中焦出气如露，上注溪谷，而渗孙脉，津液和调，变化而赤为血。"

（三）调节阴阳平衡

津液作为阴精的一部分，对调节机体阴阳平衡起着重要作用。脏腑之阴的正常与否，与津液盛衰密不可分。人体根据体内生理状态和外界环境的变化，通过津液的自我调节使机体保持正常状态，从而适应外界环境的变化，以保持与自然界的协调统一。如天气寒冷，腠理闭合，津液不能借汗液排出体外而下输膀胱，则小便增多；天气炎热，腠理开放，津液以汗的形式排出体外，故尿液减少。正如《灵枢·五癃津液别》云："水谷入于口，输于肠胃，其液别为五，天寒衣薄则为溺与气，天热衣厚则为汗。"

（四）排泄代谢废物

人体在生理活动过程中，必然会产生代谢废物，这些废物必须通过一定的途径而排出体外。津液在其自身的代谢过程中，能把机体的代谢产物或废物通过汗、尿等方式及时排出体外，以保证各脏腑组织器官正常的功能活动。若这一作用受到损害和发生障碍，就会导致代谢产物或废物蓄积体内而形成湿毒浊邪，造成严重的病理后果。

第四节　气、血、津液之间的关系

气、血、津液都是构成人体和维持人体生命活动的基本物质，都依赖于脾胃化生的水谷精微不断地充实。虽然它们在性状、功能及分布上各有特点，但三者之间均可相互资生、相互转化。在生理上相互依存，相互为用，协调制约；在病理上又相互影响。

一、气与血的关系

气属阳，主动，主温煦；血属阴，主静，主濡润。故《难经·二十二难》云："气主煦之，血主润之。"《难经本义》将气与血的关系归纳为"气中有血，血中有气，气与血不可须臾相离，乃阴阳互根，自然之理也"。气与血具有互根互用的关系，若血气不和，则百病丛生。故气与血的关系通常概括为"气为血之帅，血为气之母"两个方面。

（一）气为血之帅

气为血之帅，是指气对血的作用，主要体现在气能生血、气能行血、气能摄血三个方面。

1. 气能生血　是指血的组成及其化生，均离不开气及气的气化功能。具体体现在两个

气与血的
关系

方面:一是指营气化血,营气与津液入脉化而为血;二是指气化是血液生成的动力。从饮食物转化成水谷精微,最终生成红色的血液,均为脾胃、心肺及肝肾气化作用的结果,若离开这些脏腑的气化作用,血液便无从化生。故《医论三十篇》有"血不独生,赖气以生"的说法。

气能生血,气旺则血充,气虚则血少。故气虚常常可以导致血虚,而见气短乏力、面色无华、头昏目眩、心悸怔忡等临床症状。因此,治疗血虚病证时,在使用补血药的同时常配益气之品,以促进血液化生。

2. 气能行血 是指血液的运行离不开气的推动作用。血属阴,主静,不能自行,气是推动血液在脉中运行的动力。而血液运行有赖于心气、肺气的推动及肝气的疏泄调畅,故《血证论·阴阳水火气血论》云:"运血者,即是气。"气的充盛和气机调畅,可使气行则血行,气止则血止。因此,气有一息之不运,则血有一息之不行。若气虚或气滞推动无力,均可引起血行迟缓甚至滞涩而成瘀血;而气行逆乱,包括升降出入失常,也可导致血行异常,如气逆则血随气升,气陷则血随气下。总之,临床治疗血行失常的病变常以调气(包括补气、行气、降气等)为主,调血次之。《温病条辨》:"血滞者,调其气而血自通;血外溢者,降其气而血自下⋯⋯"

3. 气能摄血 是指气具有统摄血液在脉中运行,防止其溢出脉外的功能。这一功能实际上是通过脾主统血的作用来实现的。《景岳全书·血证》:"脾统血,脾气虚则不能收摄"。故脾气亏虚,失于统摄,则见衄血、尿血、便血、崩漏等多种出血病证,此时治以补气摄血之法,方能达到止血的目的。若大出血而见血脱之危证,则当急投大剂补气之品,可重用独参汤补气摄血而气充血止。故《医宗金鉴》云:"有形之血难以速生,无形之气所当急固。"

(二) 血为气之母

血为气之母,是指血对气的作用,包括血能养气、血能载气两个方面。

1. 血能养气 是指气的充盛及其功能发挥离不开血的濡养,故《王九峰医案》中有"气赖血补"之说。血在其运行过程中,不断为气的生成和功能活动提供营养,故血足则气旺,血虚则气少。而人体脏腑、肢节、官窍等任何部位,一旦失去血的供养,这些部位也可能出现气虚的病变,故血虚患者常兼气虚表现,临床治疗血虚日久而致气虚或气血两虚者,常需补气与养血兼顾。

2. 血能载气 是指气存于血中,血是气的载体,气有赖于血之运载而到达全身。气的活力很强,易于脱失,气必须依附于血和津液而不致散脱。《血证论·阴阳水火气血论》:"载气者,血也""守气者,即是血"。若血不载气,则气浮散无根而发生气脱。故血虚患者常出现气虚病变,而大出血患者气也常随之脱失,终致气随血脱之危证。

二、气与津液的关系

气无形而动,属阳,津液有质而静,属阴,是气与津液在属性上的区别,但两者均源于脾胃化生的水谷精微,在其生成和输布过程中有着密切关系。气与津液的关系,雷同于气与血的关系。津液的生成、输布和排泄,离不开气的推动、固摄和气化等作用,而气的充盛和运动也离不开津液的滋养和运载。

(一) 气对津液的作用

气对津液的作用主要体现在气能生津、气能行津、气能摄津三个方面。

1. 气能生津 是指气是津液生成的动力。津液的生成依赖于气的推动和气化作用,如脾胃的腐熟运化、小肠"主液"、大肠"主津"等,而在津液生成的一系列气化过程中,各脏腑之气尤其是脾胃之气起着至关重要的作用。若脾胃、大肠、小肠等脏腑之气充沛,从水谷中化生津液的功能健旺,津液则充足。若脾胃、大肠、小肠等脏腑之气亏虚,化生津液的功能减弱,则可导致津液亏损不足等病变。故临床治疗津液不足时,常常采用益气健脾之法,以达到补气生津之效。

2. 气能行津　是指津液的输布、排泄依赖气的推动和升降出入。其中津液的输布依赖肺、脾、肾、肝及三焦等脏腑之气的推动,将津液布散全身,发挥其滋润和濡养作用;而津液的排泄主要是通过肺、肾、膀胱等脏腑的气化作用而化为汗、尿等排出体外,以保证人体水液代谢的平衡。如气虚推动作用减弱,气化无力,或气机郁滞,气化受阻,均可引起津液输布、排泄障碍,形成水湿痰饮等病理产物,称为"气不行(化)水";反之,津液停聚又可导致气机不利,则称为"水停气滞",两者互为因果。故临床上治疗水肿等病变,行气和利水之法常常并用。《血证论·阴阳水火气血论》:"治气即是治水"。

3. 气能摄津　是指气具有固摄津液,防止其无故流失的作用。气通过对津液排泄的有节控制,维持着体内津液量的相对恒定。如肺卫之气司汗孔开合,固摄肌腠,对汗液进行调控;肾与膀胱之气固摄下窍,对尿液的形成和排泄进行管司;脾胃之气对涎、肠液的约束等,都是气对津液发挥其固摄作用的具体体现。若气虚固摄无力,可致多汗、多尿、尿频、遗尿、小便失禁或口角流涎等病证。这类病证临床常用补气固津之法进行治疗。

(二)津液对气的作用

津液对气的作用,主要表现为津能养气、津能载气两个方面。

1. 津能养气　由饮食水谷化生的津液,在载气的同时,还为气提供营养,以作为气发挥其功能的物质补充。而在津液输布过程中,受到各脏腑阳气蒸腾气化,津液则可化生为气以敷布于脏腑组织器官,发挥其滋养作用,从而促进脏腑组织器官的生理活动。可见,津足则气旺,津亏则气少。

2. 津能载气　是指津液也是气的载体之一。气无形而动,必须附着于有形之津液才能存在于体内。津液丢失过多,必定导致气的损耗,如暑热病邪伤人,大汗出,不仅伤津耗液,而且气亦随汗液外泄,出现少气懒言、体倦乏力等气虚症状;而当大汗、大吐、大泻等津液大量丢失时,气亦随之大量外脱,形成"气随液脱"之候。《金匮要略心典》:"吐下之余,定无完气。"此外,津液代谢障碍,水湿痰饮等有形之邪留滞体内,则可阻碍气机,形成"津停气阻"之候。

三、血与津液的关系

血与津液均为液态营养物质,与气相对而言,两者均属阴而主静,均有滋润和濡养作用,表现为"津血同源"和"津血互生"的关系。津血同源是指两者来源相近,都来源于脾胃化生的水谷精微。津液不断渗入脉中,与营气相合,化为血液;脉内的血液,其液体成分渗于脉外便化为津液,此为"津血互生",两者同盛同衰。津液还可化为汗液排出体外,故还有"血汗同源"之说。

血和津液在生理上相互渗透、相互资生、相互转化,即津可入血、血可化津;而在病理上,血与津液又相互影响,津血同病。若脾胃功能虚弱,或汗吐下太过,或严重烧烫伤时,脉外津液不足,不能进入脉内以化生为血,脉内津液成分反而渗出脉外以补充津液的亏耗,导致血的亏少,血相对变稠而流行不畅,最终形成"津枯血燥"或"津亏血瘀"等病理变化,此时不可妄用破血、耗血之法,以防止血和津液进一步耗伤。若血的亏耗,尤其是失血过多时,脉中血少不能化为津液,反而引起脉外津液渗入血脉,以补充血之不足,导致脉外津液不足而出现口渴、尿少、皮肤干燥等症状,此时不可妄用发汗之法,以防津液与血进一步耗竭的恶性后果,故《灵枢·营卫生会》指出:"夺血者无汗、夺汗者无血";张仲景云:"衄家不可发汗""亡血家不可发汗"(《伤寒论》)。此外,瘀血可以是水肿形成后影响血的运行而出现的病理产物,水肿也可以是瘀血引起水液敷布障碍而出现的病理反应,即水肿可致瘀血、瘀血可致水肿,故临床治疗应注意水病治血、血病治水、水血兼顾等。

总之,津液进入脉中与营气结合,便化生为血;血中的津液与营气分离而渗出脉外,便化为津液。脉中脉外,有进有出,有分有合,就是津液与血互相转化、互相影响的生理病理基础。

● (刘红杰 张 挺 张国华)

复习思考题

1. 简述气的概念及其主要生理功能。
2. 营气、卫气在生成与分布、生理功能方面有什么区别和联系?
3. 试述血液运行与脏腑功能的关系。

第五章

经 络

1. 掌握经络的概念、经络系统的组成和功能。
2. 掌握十二经脉概念、命名,分布、走向与交接规律,表里关系及流注次序。
3. 熟悉奇经八脉的概念、功能。
4. 熟悉十二经脉及任脉、督脉、冲脉、带脉的循行路线和经络学说在中医学中的应用。
5. 了解经络学说的形成,经别、经筋、皮部、络脉的循行及功能。

经络对人体生命活动发挥着信息传递等重要作用,将人体各个组成部分有机地结合起来,使其各司其职协调有序地共同完成整体的生命活动。

经络学说是研究人体经络系统的概念、构成、循行分布、生理功能、病理变化及其与脏腑形体官窍相互关系的学说,是中医学理论体系的重要组成部分。

《灵枢·经别》:"夫十二经脉者,人之所以生,病之所以成,人之所以治,病之所以起,学之所始,工之所止也,粗之所易,上之所难也。"《灵枢·经脉》:"经脉者,所以能决死生,处百病,调虚实,不可不通。"宋代窦材《扁鹊心书·当明经络》:"学医不知经络,开口动手便错。盖经络不明,无以识病证之根源,究阴阳之传变。"经络学说贯穿于人体的生理、病理、疾病的诊断和养生防治等各个方面,它从古代形成之始就一直有效地指导着中医临床各科实践,尤其是针灸、推拿、气功及用药等,因此,备受历代医家的重视,医者必当通晓。经络学说的科学价值,不仅在于其对经络线路循行的描述、对经络规律的直观解释,更在于其丰富的经验事实及其由此导出的体表与体表、体表与脏腑之间特定联系规律的抽象表达。

第一节 经络概念与经络系统

古人通过对生命现象、医疗实践的长期观察,运用天人合一、直觉顿悟、司外揣内、内景反观、援物比类的中医思维方式与方法,逐渐发现了经络现象,并总结形成了经络学说。

一、经络的基本概念

经络是经脉和络脉的统称,是运行全身气血、联络脏腑肢节、沟通内外、贯穿上下的通路,是人体组织结构的重要组成部分。

经脉,又称经。经,指织物的纵线,与"纬"相对,引申为直行。经脉是经络系统中的主干线,数量较少,多为纵行,多呈直行。络脉,又称络。络,泛指网状物。络脉是经脉的分支,数量丰富,纵横交错,网络全身。

经脉和络脉的区别,早在《黄帝内经》中就有记载。《灵枢·脉度》:"经脉为里,支而横者为络,络之别者为孙。"《灵枢·经脉》:"经脉十二者,伏行分肉之间,深而不见……诸脉之浮而常见者,皆络脉也。"经脉与络脉既有区别更有联系,共同形成一个主辅相承、纵横交错的网状经络系统。人体的经络系统,担负着运行全身气血、联络传递等作用,将人体五脏六腑、四肢百骸、形体官窍等组织器官密切地联结成一个有机的整体,使其平衡协调地进行着各种正常功能活动。

二、经络学说的形成

《足臂十一脉灸经》和《阴阳十一脉灸经》,为经络学说的形成奠定了雏形。《黄帝内经》的问世,标志着经络学说的形成。《难经》使经络学说更加丰富全面,尤其是构建了奇经八脉系统。《伤寒杂病论》将十二经病症分类法发展为"六经辨证"之举,开辟了中医临床辨证之路,是对《黄帝内经》经络学说的新发展。《针灸甲乙经》,全面论述了脏腑经络学说,以经统穴,将"经"与"穴"结合起来,并以交会穴的形式表述各经之间的关系,载有各经腧穴349个,是经络学说、针灸学的又一次总结与提升。唐代名医甄全对前人的人体经络腧穴图"明堂图"进行了修订并改以彩线绘之。宋代问世的"针灸铜人"开创了经络理论虚拟仿真的先河。元代著名医家滑寿所著的《十四经发挥》,经络、腧穴理论更为丰富,一直是后人关于经络腧穴研究的重要参考书之一。明代杰出医药学家李时珍的《奇经八脉考》、明代著名针灸学家杨继洲的《针灸大成》、清代医家姚澜的《本草分经》等著作分别侧重对奇经八脉、腧穴、分经用药等方面充实了经络理论。

总之,经络学说自《黄帝内经》以来,逐步广泛地指导中医各科临床实践,并在几千年漫长浩瀚的医疗实践过程中接受检验,得到修正、补充与发展。

三、经络系统的组成

经络系统主要由经脉、络脉和连属部分组成,共同构成一个遍布人体内外的网状组织结构系统(表5-1)。

经脉主要包括正经、奇经、经别3大类,是经络系统的主干。正经又称十二经脉、十二正经,包括手三阴经、手三阳经、足三阴经和足三阳经。奇经因共有8条而又称奇经八脉。经别是从十二经脉各自别出的最大分支经脉,故又称十二经别。

络脉是经脉除经别以外的分支,包括十五别络、浮络、孙络,有加强经脉在体表联系和渗灌气血等作用。

连属部分是经络与机体相连的组织结构。经络不是孤立存在于机体之中的,它包括内属与外连。内属,即经络所络属的五脏六腑。外连,即经络在外所分布的肌肤筋肉部位,包括十二经筋、十二皮部。

表 5-1 经络系统简表

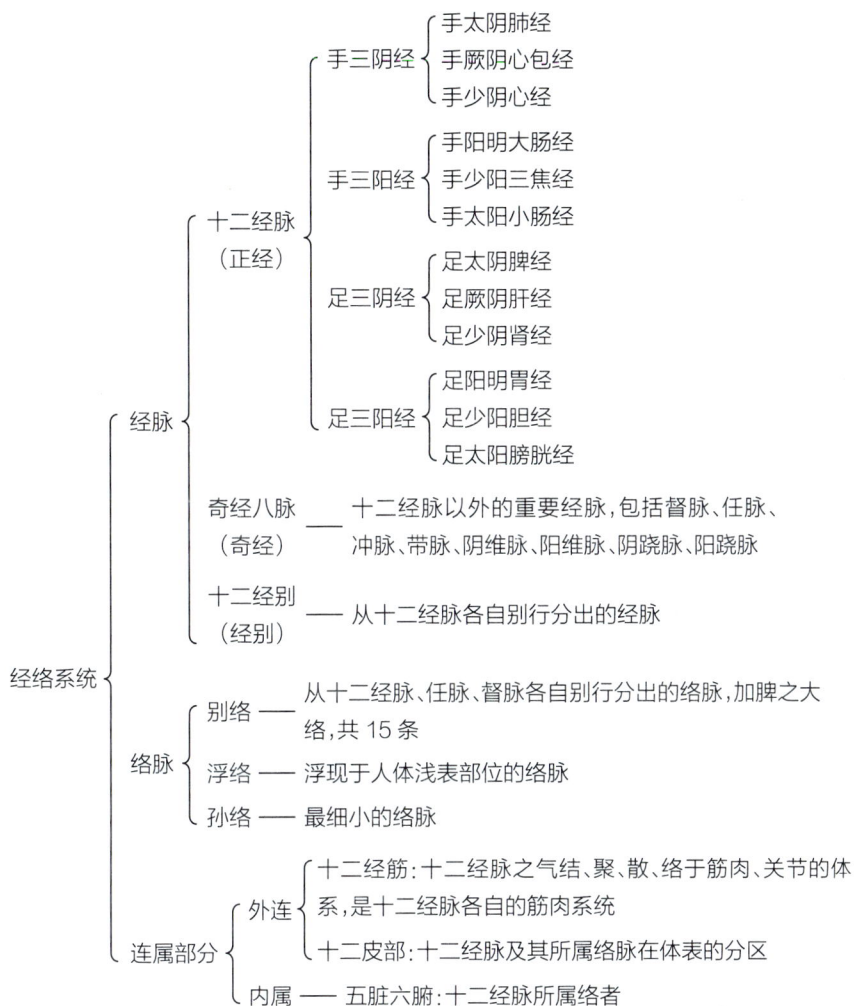

```
                        ┌ 手太阴肺经
                 ┌ 手三阴经 ┤ 手厥阴心包经
                 │        └ 手少阴心经
                 │        ┌ 手阳明大肠经
                 │ 手三阳经 ┤ 手少阳三焦经
           ┌ 十二经脉 ┤        └ 手太阳小肠经
           │ （正经）│        ┌ 足太阴脾经
           │        │ 足三阴经 ┤ 足厥阴肝经
           │        │        └ 足少阴肾经
      ┌ 经脉 ┤        │        ┌ 足阳明胃经
      │    │        └ 足三阳经 ┤ 足少阳胆经
      │    │                 └ 足太阳膀胱经
      │    │ 奇经八脉 ── 十二经脉以外的重要经脉，包括督脉、任脉、
      │    │ （奇经）    冲脉、带脉、阴维脉、阳维脉、阴跷脉、阳跷脉
      │    └ 十二经别 ── 从十二经脉各自别行分出的经脉
      │      （经别）
经络系统 ┤        ┌ 别络 ── 从十二经脉、任脉、督脉各自别行分出的络脉，加脾之大
      │    │        络，共 15 条
      │ 络脉 ┤ 浮络 ── 浮现于人体浅表部位的络脉
      │    └ 孙络 ── 最细小的络脉
      │        ┌ 外连 ┤┌ 十二经筋：十二经脉之气结、聚、散、络于筋肉、关节的体
      │        │     │  系，是十二经脉各自的筋肉系统
      └ 连属部分 ┤     └ 十二皮部：十二经脉及其所属络脉在体表的分区
               └ 内属 ── 五脏六腑：十二经脉所属络者
```

第二节 经 脉

一、十二经脉

(一) 十二经脉的名称

十二经脉的名称，主要是运用阴阳三分法，依据其循行手足内外所属脏腑而得名。一阴分为三阴，即太阴、厥阴、少阴；一阳分为三阳，即阳明、少阳、太阳。主要循行于上肢的经脉，称"手经"；主要循行于下肢的经脉，称"足经"。循行于四肢内侧面的经脉，称"阴经"；循行于四肢外侧面的经脉，称"阳经"。阴经属脏，阳经属腑。十二经脉的名称，则分别为手太阴肺经、手厥阴心包经、手少阴心经、手阳明大肠经、手少阳三焦经、手太阳小肠经、足太阴脾经、足厥阴肝经、足少阴肾经、足阳明胃经、足少阳胆经、足太阳膀胱经。

(二) 十二经脉的走向和交接规律

关于十二经脉的走向，《灵枢·逆顺肥瘦》："手之三阴，从脏走手；手之三阳，从手走头；足之三阳，从头走足；足之三阴，从足走腹。"说明手三阴经均是从内脏循行到手，手三阳经均是从手循行到头,足三阳经均是从头循行到足,足三阴经均是从足循行到腹部胸部(图 5-1)。

十二经脉的循行衔接过程中,其交接部位呈现出明显的规律性。相为表里的手经交接于手,同名手足阳经交接于头,相为表里的足经交接于足,异名手足阴经交接于胸。如此,十二经脉构成了"阴阳相贯,如环无端"(《灵枢·营卫生会》)的循行路线。

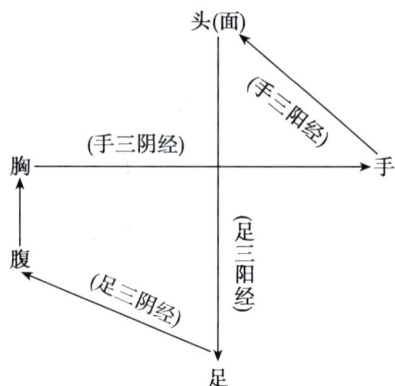

图 5-1 十二经脉走向交接规律示意图

(三)十二经脉的分布规律

十二经脉在体内和体表都有一定的循行规律,即多呈纵行、直行,亦偶有迂曲交错。下面主要介绍其在体表的分布规律。

1. 四肢部 手经行于上肢,足经行于下肢;阴经行于肢体内侧,阳经行于肢体外侧。手三阴经行于上肢内侧,手三阳经行于上肢外侧;足三阴经行于下肢内侧,足三阳经行于下肢外侧。内侧面从前缘至后缘依次为太阴、厥阴、少阴;外侧面从前缘至后缘依次为阳明、少阳、太阳。需要注意的是,在下肢内侧内踝尖上 8 寸以下微有不同(厥阴在前,太阴在中),内踝尖上 8 寸以上则又完全依此序循行分布(表 5-2)。

表 5-2 十二经脉分布规律、表里关系

	阴经(属阴)	阳经(属阳)	循行部位(阴经行于内侧,阳经行于外侧)	
手	太阴肺经	阳明大肠经	上肢	前缘
	厥阴心包经	少阳三焦经		中线
	少阴心经	太阳小肠经		后缘
足	太阴脾经 *	阳明胃经	下肢	前缘
	厥阴肝经 *	少阳胆经		中线
	少阴肾经	太阳膀胱经		后缘

* 在小腿下半部和足背部,肝经在前,脾经居中。至内踝上 8 寸处交叉之后,脾经在前,肝经居中。

2. 头面部 头面部是手足阳经交接之处,手三阳经从手走头,在头面部与同名足阳经交接,足三阳经从头走足。《难经·四十七难》:"人头者,诸阳之会也。诸阴脉皆至颈、胸中而还,独诸阳脉皆上至头耳。"手足阳经在头面部的分布规律是手足阳明经主要行于面部、额部;手足少阳经主要行于侧头部;手太阳经主要行于面颊部,足太阳经主要行于面额、头顶和头后部。

3. 躯干部 手三阴经均从腋下走出行于上肢内侧;手三阳经从上肢外侧经肩部、肩胛部上行于头面部;足三阳经经躯干下行下肢外侧,其中阳明经行于前面(胸腹面),太阳经行于后面(背面),少阳经行于两侧(侧面);足三阴经从下肢内侧上行躯干处均行于腹胸面。胸腹面经络分布状况,自内向外依次为少阴肾、阳明胃、太阴脾和厥阴肝。

(四)十二经脉的表里关系

十二经脉通过各自的经别和别络相互联系相互属络,构成六对"表里相合"关系。阴经为里,阳经为表,手之三阴经与手之三阳经互为表里,足之三阴经与足之三阳经互为表里,即手太阴肺经与手阳明大肠经、手厥阴心包经与手少阳三焦经、手少阴心经与手太阳小肠经、足太阴脾经与足阳明胃经、足厥阴肝经与足少阳胆经、足少阴肾经与足太阳膀胱经相为表里。互为表里的两条经脉,均在四肢末端交接,分别循行于四肢内外两个侧面的相对位置(足厥阴肝经与足太阴脾经在内踝上8寸以下交叉变换前后位置,故而除外),分别络属于互为表里的脏腑。

十二经脉的表里关系,加强了互为表里的两条经脉间的联系,同时由于相互络属同一对脏腑,因此使互为表里的脏和腑在生理方面配合紧密,在病理上亦相互影响。如脾胃纳运相得、气机升降相因、阴阳燥湿相济;肺经受邪致大肠传导失司,进而腑气不通而便秘,等等。在治疗上,互为表里的两条经脉的腧穴可交叉使用,如治疗脾胃病,可以同时在脾经、胃经的穴位取穴。

(五) 十二经脉的流注次序

十二经脉分布在人体内外,经脉中的气血运行是循环贯注的。因手太阴肺经起于中焦,中焦脾胃是气血生化之源,故十二经脉气血的流注从手太阴肺经开始,流向手阳明大肠经,继续流向足阳明胃经,之后逐经依次流注,当流至足厥阴肝经后,从足厥阴肝经再流向手太阴肺经,如此循环往复,周而不休(表5-3)。

表5-3 十二经脉的流注次序

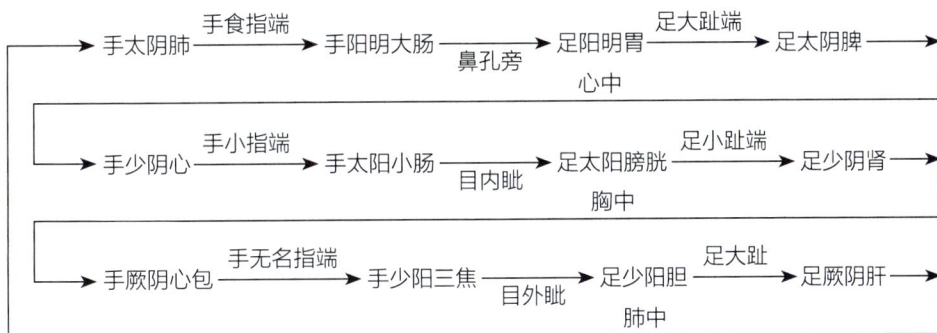

附:十二经脉的循行

(一) 手太阴肺经

起于中焦,下行联络大肠,返回循行于胃口(下口幽门,上口贲门),向上穿过膈肌,上行属肺,上行喉部,平行至胸部外上方(中府穴),浅出腋下,沿上肢内侧前缘下行,经过肘窝,入寸口,上行至鱼际,沿鱼际边缘直出拇指桡侧端(少商穴)。

分支:从手腕后方(列缺穴)分出,沿掌背食指桡侧走向食指桡侧端(商阳穴),交于手阳明大肠经(图5-2)。

(二) 手阳明大肠经

起于食指桡侧端(商阳穴),沿食指背部桡侧缘上行,经过合谷穴,至腕上拇指后两筋之间,行于上肢伸侧前缘,上肩,至肩关节前缘,向后行至第7颈椎棘突下(大椎穴),再向前下行入锁骨上窝(缺盆穴),进入胸腔络肺,向下穿过膈肌下行,属大肠。

分支:从锁骨上窝上行,经颈部至面颊,进入下齿中,回出夹口两旁,环绕口唇,在鼻唇沟人中穴处左右相交,各上行至对侧鼻翼旁(迎香穴),交于足阳明胃经(图5-3)。

(三) 足阳明胃经

起于鼻翼旁(迎香穴),夹鼻上行,左右侧交会于鼻根部,分而各旁行入目内眦,与足太阳

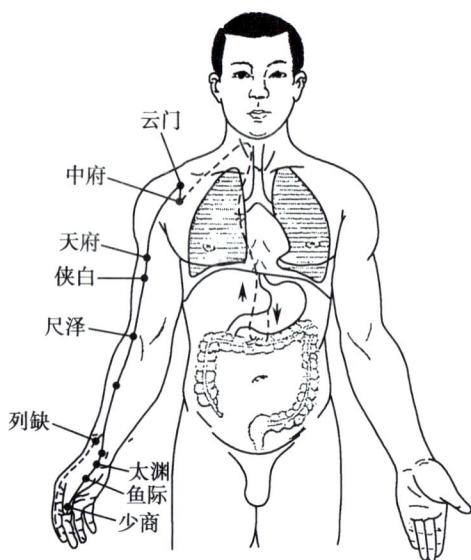

图 5-2　手太阴肺经

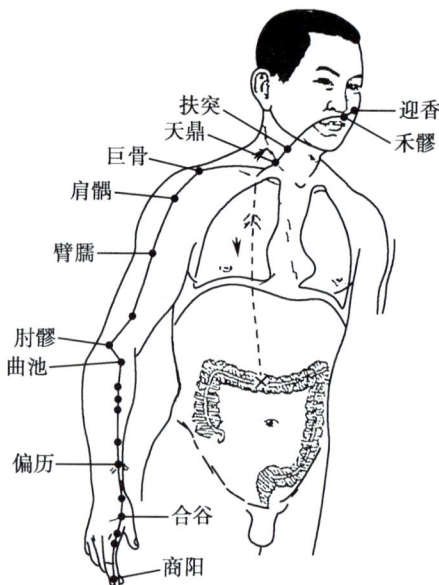

图 5-3　手阳明大肠经

经相交,分而向下沿鼻柱外侧,进入上齿中,从内回出,夹口两旁,环绕口唇,在颏唇沟承浆穴处左右相交,各折回沿下颌骨下缘向后行,经大迎穴至下颌角(颊车穴),上行至耳前,经过上关穴,沿发际,至额前。

分支:从颌骨下缘大迎穴前下方分出,下行至人迎穴,沿喉咙向下后行至大椎穴,折向前行至缺盆,深入胸腔,下行穿过膈肌,属胃,络脾。

直行者:从缺盆沿乳中线下行,夹脐两旁(旁开2寸),下行至腹股沟处的气街穴。

分支:从胃下口幽门处分出,沿腹腔内下行至气街穴,与直行之脉相会合,然后由此沿大腿前侧下行,至膝髌,沿胫骨前缘下行至足背,前行入足第2趾外侧端(厉兑穴)。

分支:从膝下3寸处(足三里穴)分出,下行至足背,前行入足中趾外侧端。

分支:从足背冲阳穴分出,斜前行入足大趾内侧端(隐白穴),交于足太阴脾经(图5-4)。

(四)足太阴脾经

起于足大趾内侧端(隐白穴),沿足内侧赤白肉际前行,经过内踝前缘,沿小腿内侧正中线上行,在内踝尖上8寸处,交出足厥阴肝经之前,沿大腿内侧前缘上行,直达腹内,属脾,络胃,再向上穿过膈肌,沿食管两旁,连舌根,散布舌下。

分支:从胃分出,上行穿过膈肌,注入心中,交于手少阴心经(图5-5)。

(五)手少阴心经

起于心中,走出后属心系,向下穿过膈肌,络小肠。

直行者:从心系分出,上行入肺,横行下行肺中,浅出腋下(极泉穴),沿上肢内侧后缘,通过肘窝,经掌后豌豆骨端,进入掌中,沿小指桡侧,出小指桡侧端(少冲穴),交于手太阳小肠经。

分支:从心系分出,夹食管咽喉上行,连于目系(图5-6)。

(六)手太阳小肠经

起于小指尺侧端(少泽穴),沿手背尺侧进入腕部,从腕背小指侧尺骨茎突,直上沿前臂外侧后缘,经过肘部,沿上臂外侧后缘上行,至肩关节后面,绕肩胛部上行,交会于大椎穴,

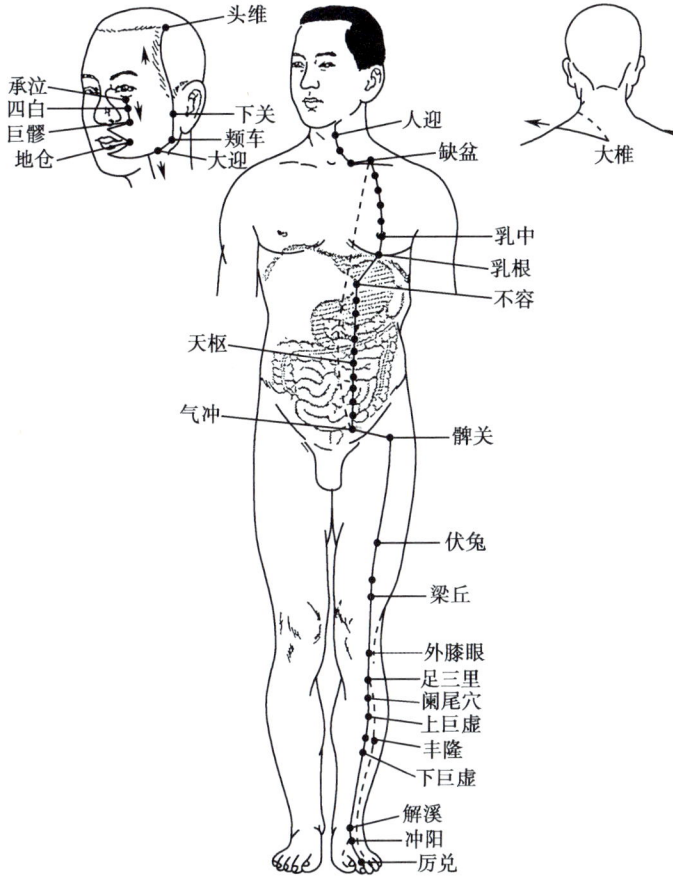

图 5-4 足阳明胃经

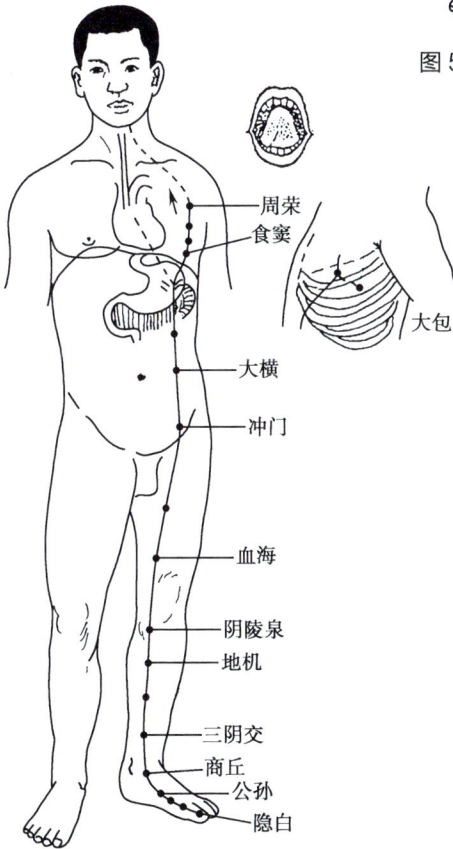

图 5-5 足太阴脾经

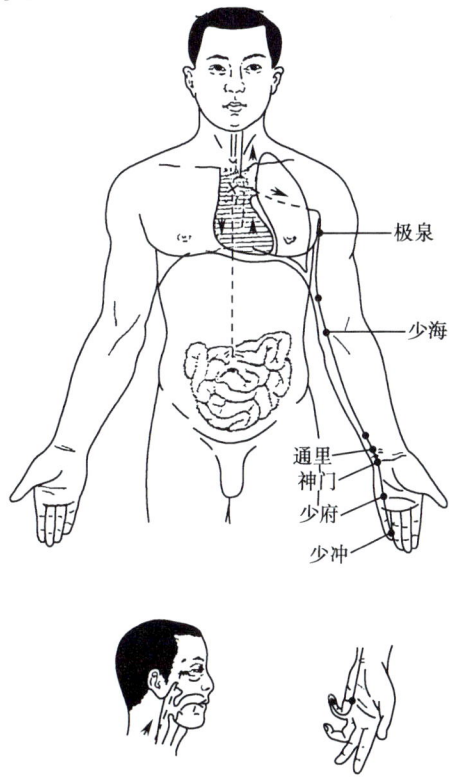

图 5-6 手少阴心经

再前行入缺盆,深入胸腔,络心,沿食管下行,穿过膈肌,到达胃部,下行,属小肠。

分支1:从缺盆出来,沿颈部上达面颊,至目外眦后,折行进入耳中(听宫穴)。

分支2:从面颊部分出,上行于目眶下,至目内眦(睛明穴),交于足太阳膀胱经(图5-7)。

(七)足太阳膀胱经

起于目内眦(睛明穴),上行经额部,左右交会于头顶部(百会穴)。直行者:从头顶部分出,各向后行至枕骨处,进入颅腔,络脑,从内回出后下行到项部(天柱穴),左右各分两支。左右的内侧分支下行交会于大椎穴,再分开各沿肩胛内侧、脊柱两旁(距脊柱正中1.5寸)下行,到达腰部(肾俞穴),进入脊柱两旁的肌肉(膂),深入体腔,络肾,属膀胱。

分支1:从头顶部分出,下行至头侧部平耳上角处。

分支2:从腰部分出,沿脊柱两侧下行,经过臀部,从大腿后侧外缘下行至腘窝中(委中穴)。

分支3:从项部(天柱穴)分出的左右各自外侧分支下行,经肩胛骨内缘,从附分穴夹脊(距脊柱正中3寸)下行至髀枢(环跳穴),经大腿后侧至腘窝中与前一支脉相会合,然后下行穿过腓肠肌,至足外踝后下方,折向前,沿足背外侧缘至小趾外侧端(至阴穴),交于足少阴肾经(图5-8)。

(八)足少阴肾经

起于足小趾下,斜行于足心(涌泉穴),出行于舟骨粗隆之下(然谷穴),沿内踝后方,别而下行,进入足跟,向上沿小腿内侧后缘,至腘窝

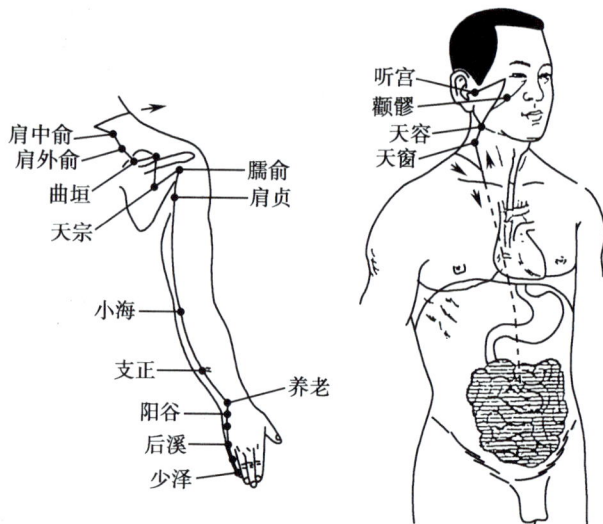

图5-7 手太阳小肠经

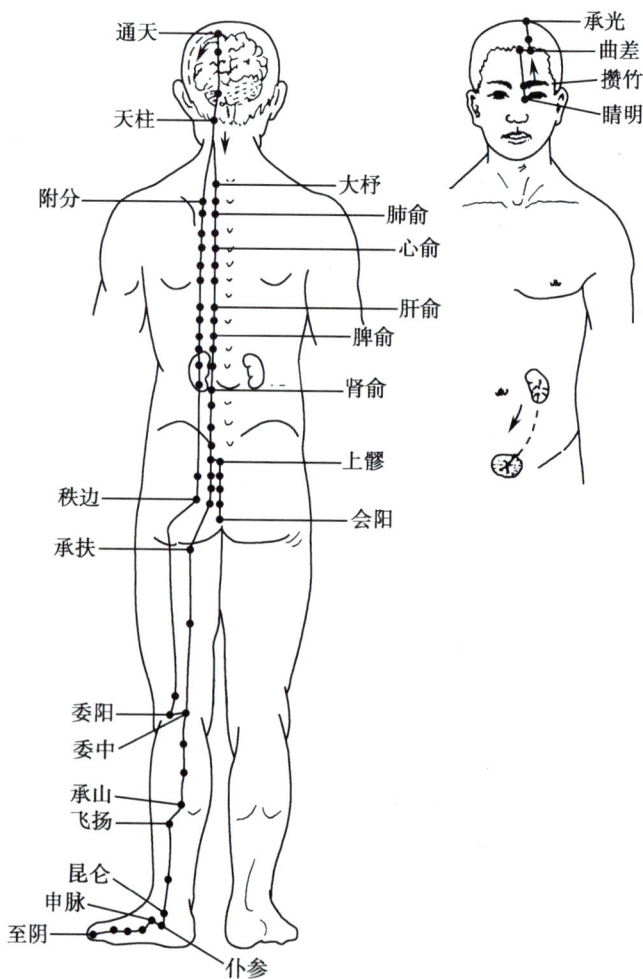

图5-8 足太阳膀胱经

内侧,直上股内侧后缘入脊内(长强穴),贯穿脊柱至腰部,属肾(体表通路:还出于前,向上行腹部前正中线旁开 0.5 寸,胸部前正中线旁开 2 寸,止于锁骨下缘俞府穴),络膀胱。

直行者:从肾上行,经过肝和膈肌,进入肺,沿喉咙,至舌根两旁。

分支:从肺中分出,络心,注入胸中,交于手厥阴心包经(图 5-9)。

(九) 手厥阴心包经

起于胸中,出属心包络,下行穿过膈肌,依次络于上、中、下三焦。

分支 1:从胸中分出,横行至胁,于腋下 3 寸处(天池穴)浅出,向上至腋窝中,沿上肢内侧中线入肘,下行前臂两筋之间,经腕部,入掌中(劳宫穴),沿中指桡侧,出中指桡侧端(中冲穴)。

分支 2:从掌中分出,沿无名指尺侧,出无名指尺侧端(关冲穴),交于手少阳三焦经(图 5-10)。

(十) 手少阳三焦经

起于无名指尺侧端(关冲穴),沿无名指尺侧上行,经手背过腕部,上行尺、桡骨之间,过肘尖,沿上臂外侧上行至肩,向前行入缺盆,布于胸中,散络心包,下行穿过膈肌,依次属上、中、下三焦。

分支 1:从胸中分出,上行浅出缺盆,经肩部至项下,左右交会于大椎穴,分而上行至项,沿耳后(翳风穴)直上至耳上角,由此先下再上屈曲行绕颊部,至目眶下。

分支 2:从耳后分出,进入耳中,出走耳前,经上关穴前,在面颊部与前一支脉相交,至目外眦(瞳子髎穴),交于足少阳胆经(图 5-11)。

(十一) 足少阳胆经

起始于目外眦(瞳子髎穴),上至额角(额厌穴),折而下行至耳后(完骨穴),再折回上行,经额部至眉上(阳白穴),又向后折行至风池穴,沿颈下行至肩上,左

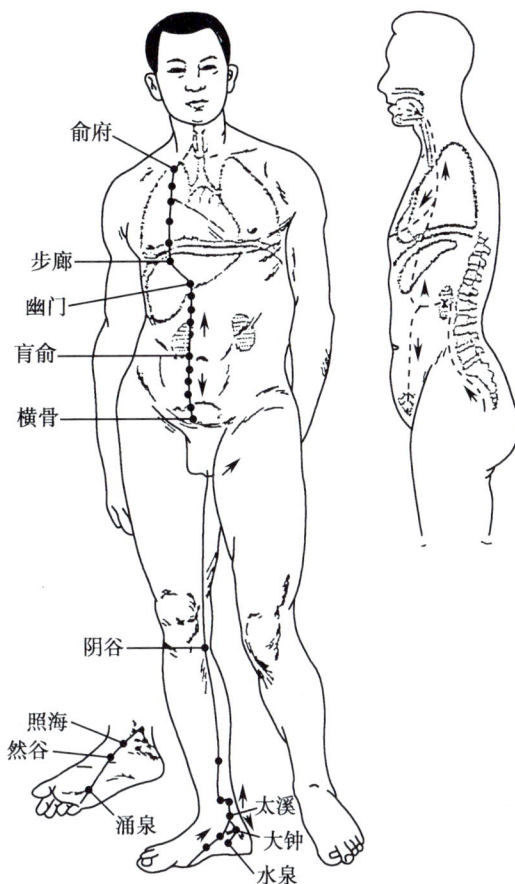

图 5-9　足少阴肾经

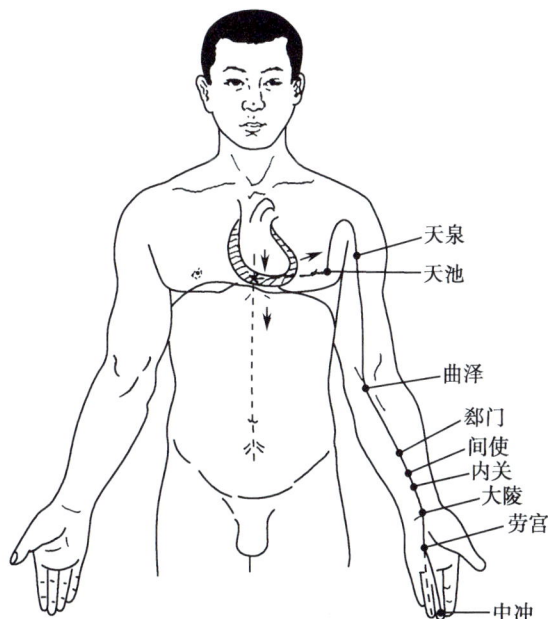

图 5-10　手厥阴心包经

123

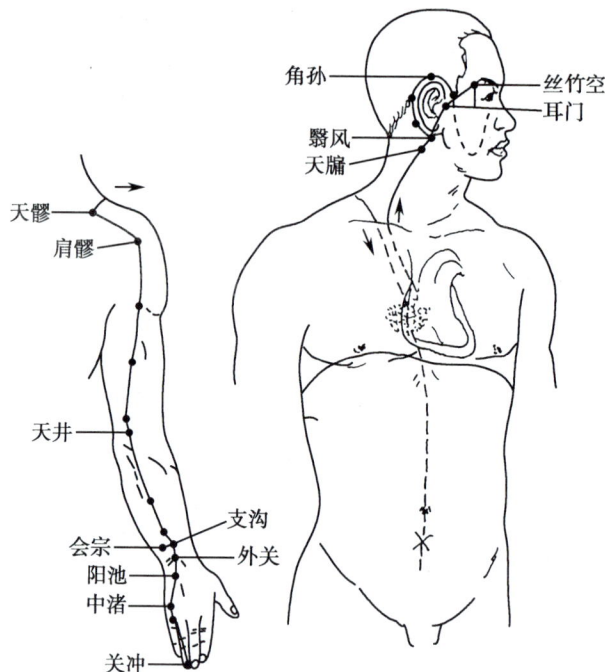

图 5-11　手少阳三焦经

右交会于大椎穴,分而前行入缺盆。从缺盆下行腋下,沿侧胸,过季胁,下行至环跳穴处与前脉相会合。然后向下沿大腿外侧、膝关节外缘,行于腓骨前面,直下至腓骨下端(悬钟穴),从外踝前侧至足背,前行入足第 4 趾外侧端(足窍阴穴)。

分支 1:从耳后完骨穴分出,进入耳中,从耳前走出,至目外眦后方。

分支 2:从目外眦分出,下行至下颌部(大迎穴),同手少阳经分布于面颊部的支脉相合,复行至目眶下,再向下经过下颌角部(颊车穴),下行经颈部至缺盆,与前脉相会。然后下行进入胸腔,穿过膈肌,络肝,属胆,沿胁里浅出气街穴,绕阴部毛际,横行至髋关节(环跳穴)处。

分支 3:从足背(足临泣穴)分出,前行至足大趾外侧端,再折回穿过爪甲,分布于足大趾爪甲后丛毛处,交于足厥阴肝经(图 5-12)。

(十二) 足厥阴肝经

起于足大趾爪甲后丛毛处,沿足背内侧行至内踝前 1 寸处(中封穴),再沿胫骨内侧前缘上行,在内踝尖上 8 寸处交出足太阴脾经之后,上行过膝内侧,沿大腿内侧中线进入阴毛中,绕阴器,至少腹,上行经章门穴、期门穴后进入腹中,夹胃两旁,属肝,络胆,向上穿过膈肌,布于胁肋部,沿喉咙的后边,上入鼻咽部,上行连接目系,出于前额,上行与督脉会于头顶部。

分支 1:从目系分出,下行于颊里,环绕唇内。

分支 2:从肝分出,上行穿过膈肌,注入肺中,交于手太阴肺经(图 5-13)。

二、奇经八脉

(一) 奇经八脉的概念

奇经八脉是督脉、任脉、冲脉、带脉、阴维脉、阳维脉、阴跷脉、阳跷脉的合称,是经络系统

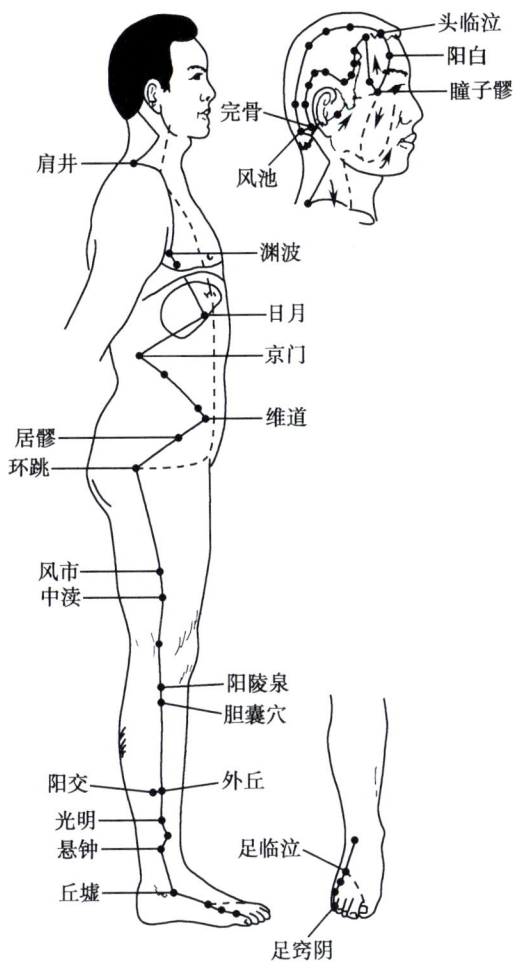

图 5-12　足少阳胆经

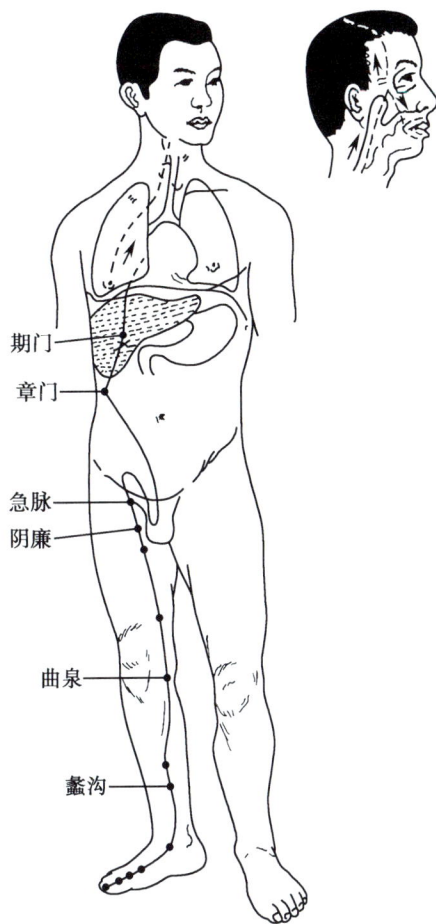

图 5-13　足厥阴肝经

的重要组成部分。

对奇经八脉的描述，首见于《黄帝内经》，但没有专篇的论述，只是零散的提及，也没有提出"奇经八脉"这一概念，更没有形成系统的理论认识。《素问·骨空论》："任脉者，起于中极之下，以上毛际……冲脉为病，逆气里急。督脉为病，脊强反折。督脉者，起于少腹以下骨中央。"《灵枢·本输》："缺盆之中，任脉也，名曰天突……颈中央之脉，督脉也，名曰风府。"《灵枢·经别》："足少阴之正，至腘中，别走太阳而合，上至肾，当十四椎出属带脉。"《素问·刺腰痛》："阳维之脉令人腰痛，痛上怫然肿。"《灵枢·脉度》："跷脉者，少阴之别，起于然谷之后。"《难经》在二十七难中论述了奇经八脉的名称和功能，在二十八难中论述了奇经八脉的起止点、循行部位及功能，在二十九难中论述了奇经八脉的病候。《难经》确立了"奇经八脉"的概念，使奇经八脉系统化、理论化。奇经八脉与十二经脉既自成体系又相互调节，共同构成经络系统。

《奇经八脉考》对前贤奇经八脉理论详正考究，系统整理，在辨析了正经与奇经异同的基础上，详细描述了奇经八脉的循行部位，整理了各经循行所过穴位，总结了各经的生理功能、病机变化以及临床论治等，极大丰富了奇经八脉理论的内涵，为临床应用八脉辨证打下坚实基础。

🔍 **知识链接**

李时珍与奇经八脉

《难经》提出了奇经八脉的起止、循行、功能及一些病候,确立了"奇经八脉"系统理论。张仲景提出了以奔豚汤治疗冲脉为病的辨证论治方法;《脉经》对奇经八脉的病症及其脉诊进行了补充完善;《诸病源候论》《妇人大全良方》都描述了女性经带胎产等疾病与冲脉和任脉的联系。《十四经发挥》:"经络……凡十有二,而云十四者,并任、督二脉言也。"将任、督脉与十二经脉并称为"十四经"。

李时珍在全面总结前人成就的基础上进行了重要创新,著有《奇经八脉考》,他厘定了"正经"与"奇经"的联系与区别;确立了奇经八脉为十二经阴阳纲维统率的地位,指出"阳维主一身之表,阴维主一身之里……阳跷主一身左右之阳,阴跷主一身左右之阴……"还对八脉病证详究,并讨论相应的治疗方药。

而清代叶天士创"八脉辨证"思维,丰富了中医辨证思路,也将奇经八脉辨证应用于胎产经带之外的淋浊、血证、痿证、痹证等多种病证;增加了奇经论治的方药,如紫石英治疗冲脉病,龟板治疗任脉病,鹿茸治疗督脉病,当归治疗带脉病,推动了奇经八脉理论广泛应用于临床。

(二)奇经八脉的循行特点

《奇经八脉考》:"奇经凡八脉,不拘制于十二正经,无表里配合,故谓之奇。正经犹夫沟渠,奇经犹夫湖泽,正经之脉隆盛,则入奇经。故秦越人比之天雨降下,沟渠溢满,雾需妄行,流于湖泽。"将十二正经比作"沟渠",奇经八脉比作"湖泽",形象说明了十二经与奇经八脉的关系。奇经八脉与十二正经相比,其循行主要有以下特点:

1. 分布不如十二正经规则　十二正经均是左右各一,对称分布。奇经只有阴维脉、阳维脉、阴跷脉、阳跷脉左右各一,对称分布,其余督脉、任脉、冲脉、带脉则为单条,自然不存在对称的情况。

2. 不循行上肢　十二正经循行于头面部、躯干部、四肢部,而奇经八脉只在头面部、躯干部和下肢循行。

3. 无表里关系　十二正经或属脏络腑,或属腑络脏,互为表里,而奇经八脉与脏腑没有直接的属络关系(督脉属肾除外),彼此之间也无表里配合关系。

(三)奇经八脉的生理功能

奇经八脉与十二经脉在循行上多次交会,并与某些内脏组织有直接的联系,故其生理功能主要体现在以下三个方面:

1. 加强十二经脉之间的联系　十二经脉自身体系,在其循行过程中的联络,不但依靠个别经脉的个别分支之间的交会,更主要是通过依次衔接构成一个循环线路而实现的。奇经八脉在其循行过程中,集中式、多点式与十二经脉相交会,弥补了十二经脉间简单式、漫长式联络的不足,密切了十二经脉间的联系。

如十二经脉中的手足六条阳经都在督脉的大椎穴处交会,十二经脉中的足三阴经均在任脉关元穴处交会,如此集中式交会,使得十二经脉在督、任二脉上也获得了集中式联系;冲脉行上达下,前布胸腹,后入脊内,多次与十二经脉交叉交会,自然十二经脉通过冲脉取得了更广泛的联系;带脉横腰一周,约束纵行诸经,加强了腰腹部经脉的沟通;阳维脉维系所有阳经而与督脉相合,阴维脉维系所有阴经而与任脉相会,阳跷脉、阴跷脉亦多次与十二经脉相交会,使得十二经脉亦获得了多点式联系。

2. 调节十二经脉气血　人体气血从手太阴肺经开始,沿着十二经脉气血流注顺序最后流注足厥阴肝经,再接续流注手太阴肺经,如此周而复始、环流不休。奇经八脉在十二经脉气血流注过程中,发挥着重要的调节作用。足厥阴肝经既直接与手太阴肺经相连接,又与督脉会于巅顶,督脉与任脉相接续,任脉又从缺盆入胸注于肺,与手太阴肺经相沟通。因此,任、督二脉在十二经环路上,又建立了侧支环路,直接地参与了十二经脉的气血运行。

奇经八脉别道奇行,多次与十二经脉相交会,所以对十二经脉气血又有重要的调节作用。十二经脉与奇经八脉各司其职,协同作用,才能保证人体气血的恒态运行、濡养周身。十二经脉气血有余时,输送给奇经八脉为其贮存,反之则从奇经八脉调取补其不足,故古人将十二经脉比作"沟渠",奇经八脉比作"湖泽"。

3. 与肝、肾、脑、髓、女子胞等脏腑关系密切　十二经脉都与脏腑有直接的属络关系,奇经八脉虽不如此,但亦与肝、肾、脑、髓、女子胞等脏腑有较为密切的联系。如督脉、任脉、冲脉都起于胞中,有调节女子胞生理功能的作用;督脉"入颅络脑""行脊中"以及"络肾",加强了脑、髓、肾之间的沟通。奇经八脉与上述脏腑的生理功能和病理变化紧密相关。

(四) 奇经八脉的循行及功能

1. 督脉

(1) 循行部位:督脉起始于胞中,下出会阴,沿脊柱里面直向上行,至项后风府穴处进入颅内,络脑,并由项沿头部正中线上行头顶,下行额部、鼻部、上唇,至上唇系带处。

分支:从腰部脊柱里面分出,络肾。

分支:从小腹内分出,直上贯脐中央,上贯心,至喉部,向上至下颌部,环绕口唇,再向上到两目下部的中央(图 5-14)。

(2) 生理功能:"督",有执掌、督管、统率之意,如总督、都督。①调节阳经气血:督脉行于人体后正中线,多次与手足三阳经及阳维脉相交会,如督脉与手足三阳经交会于大椎穴;与足太阳经交会于百会穴、脑户穴等;与阳维脉交会于风府穴、哑门穴。所以督脉与各阳经都有联系,称为"阳脉之海",对全身阳经气血起调节作用。②反映脑、髓和肾的功能:督脉上行脊里,入络于脑,与脑、髓密切相关。《素问·骨空论》:"督脉为病,脊强反折。"《难经·二十九难》:"督之为病,脊强而厥。""脊强"和"厥"是脊髓和脑的病变,属督脉病候,因督脉循行过脊络脑。督脉起于胞中又络肾,因此督脉功能与人体生殖功能相关,临床上很多生殖病症,多考虑督脉病变。

2. 任脉

(1) 循行部位:任脉起始于胞中,下出会阴,向前上行至阴毛处,沿腹部和胸部正中线上行,经咽喉至下颌部,环绕口唇,沿面颊,分行至目眶下。

分支:由胞中别出,向后与冲脉相并,行于脊柱前(图 5-15)。

(2) 生理功能:"任",有担任、妊养之意。①调节阴经气血:任脉循行于腹面正中线,多次与足三阴经及阴维脉相交会,如任脉与足三阴经交会于中极穴、关元穴;与足厥阴交会于曲骨穴;与足太阴经交会于下脘穴;与手太阴经交会于上脘穴;与阴维脉交会于廉泉穴、天突穴。所以任脉与各阴经都有联系,称为"阴脉之海",对全身阴经气血起调节作用。②与女子经孕关系密切:任脉起于胞中,能调节女子月经、妊娠等生殖功能,故有"任主胞胎"之称。

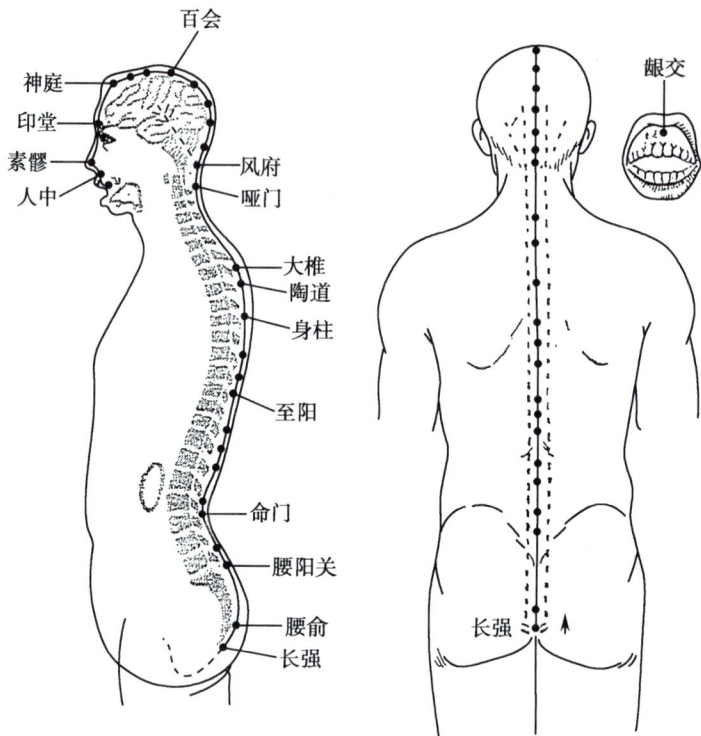

图 5-14 督脉

3. 冲脉

(1) 循行部位:冲脉起始于胞中,下出会阴后,从气街部起与足少阴经相并,夹脐上行,散布于胸中,再向上行,经咽喉,环绕口唇,至目眶下。

分支:从气街处浅出体表,沿大腿内侧进入腘窝,再沿胫骨内缘,下行到足底。

分支:从内踝后分出,向前斜入足背,进入大趾。

分支:从胞中分出,向后与督脉相通,上行于脊柱内(图 5-16)。

(2) 生理功能:"冲",有交通要道之意,如要冲。①调节十二经气血:冲脉上行至头,下行至足,后行于背,前布于胸腹,可谓贯穿全身,分布广泛,为一身气血之要冲。且上行者,行于脊

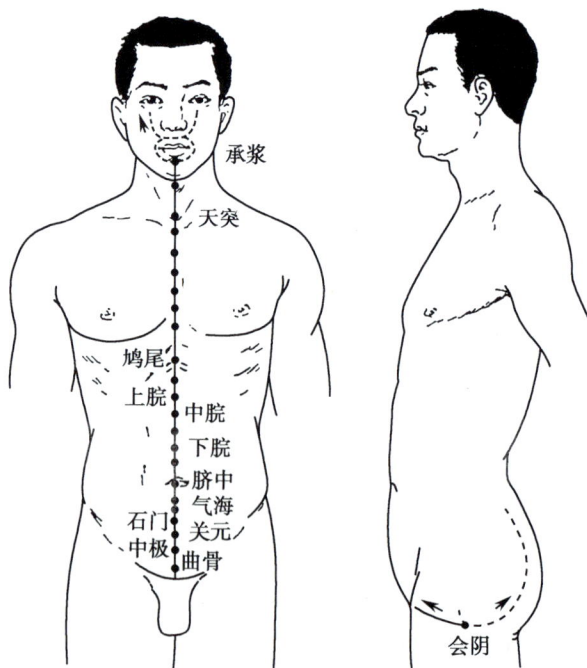

图 5-15 任脉

内渗诸阳;下行者,行于下肢渗诸阴,能容纳和调节十二经脉及五脏六腑之气血,故有"十二经脉之海"和"五脏六腑之海"之称。②调节女子生殖功能:女子经孕生理功能,都要以血为本。冲脉起于胞中,分布广泛,为"十二经脉之海",又为"血海"。因此,女子月经来潮及妊娠与冲脉盛衰密切相关。冲、任二脉气血旺盛,其血如时如量下注于胞中,月经才能信而有

时,胞胎才能得以充足滋养。若冲、任二脉气血亏虚或通行不畅,则会发生月经不调、闭经或不孕等病证,临床上常以调理冲任之法治之。

4. 带脉

(1) 循行部位:带脉起始于季胁,斜向下行至带脉穴,再向前下方沿髂骨上缘斜行至少腹,环绕腰腹部一周(图 5-17)。

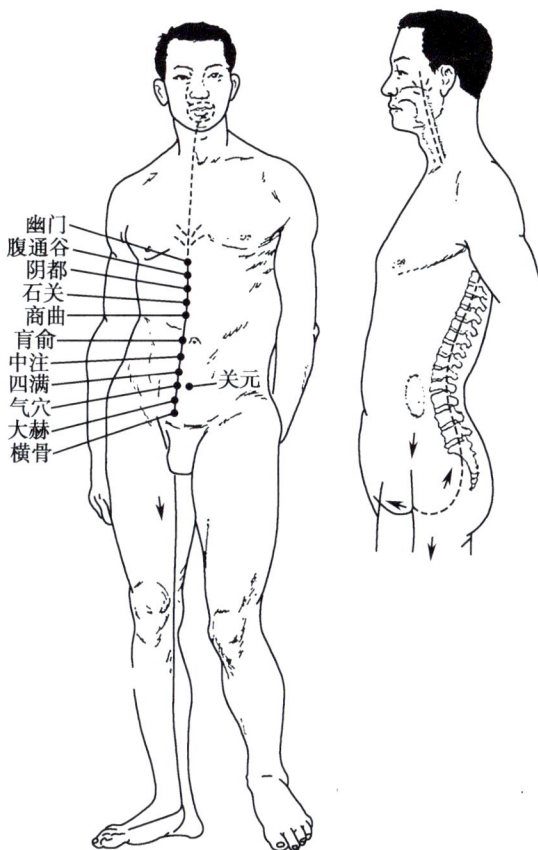

图 5-16　冲脉

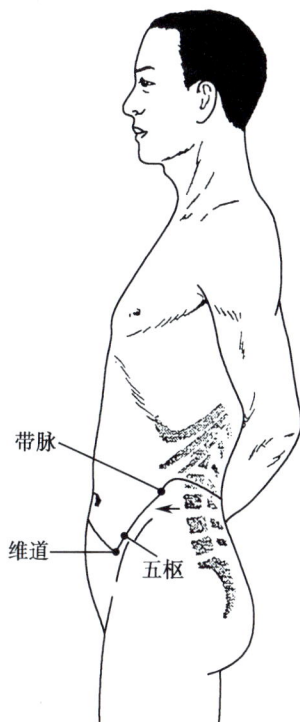

图 5-17　带脉

(2) 生理功能:"带",有围绕之意,如束带。①约束纵行诸经:十二经脉和奇经中的其他七条经脉都是纵行经脉,全身唯有带脉为横行经脉。带脉围腰一周,前垂如带,对所有纵行诸脉具有束带般约束作用。如《太平圣惠方·辨奇经八脉法》曰:"夫带者,言束也,言总束诸脉,使得调柔也。"说明带脉约束纵行经脉,以调节脉气,使之调畅。②主司妇女带下:带脉具有固护胎儿、主司妇女带下的作用。《傅青主女科》:"夫带下俱是湿证,而以带名者,因带脉不能约束而有此病。"带脉亏虚,临床常易出现流产、带下病、子脏下垂等病候。

5. 阴维脉和阳维脉

(1) 循行部位:阴维脉起始于小腿内侧足三阴经交会之处(筑宾穴),沿下肢内侧上行,至腹部与足太阴脾经同行,至胁部与足厥阴肝经相合,然后上行至咽喉,合于任脉(图 5-18)。阳维脉起始于外踝下(金门穴),上行经过外踝,与足少阳胆经并行,沿下肢外侧向上,经躯干部后外侧,从腋后上行至肩,经颈部、耳后,前行至额部,后折经头侧至项,合于督脉(图 5-19)。

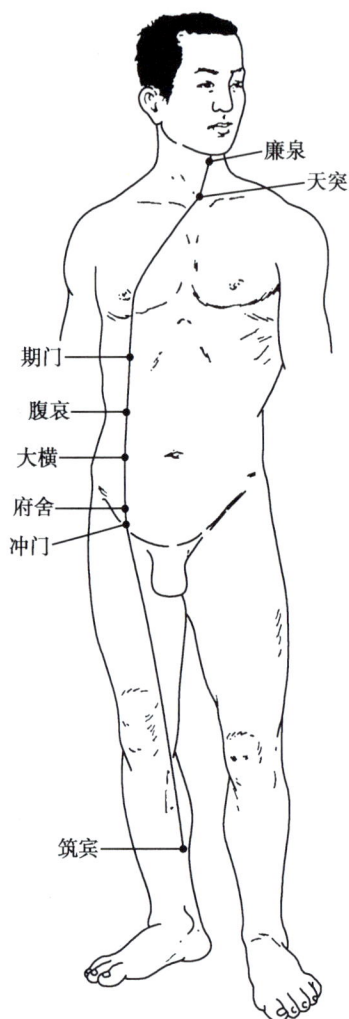

图 5-18 阴维脉

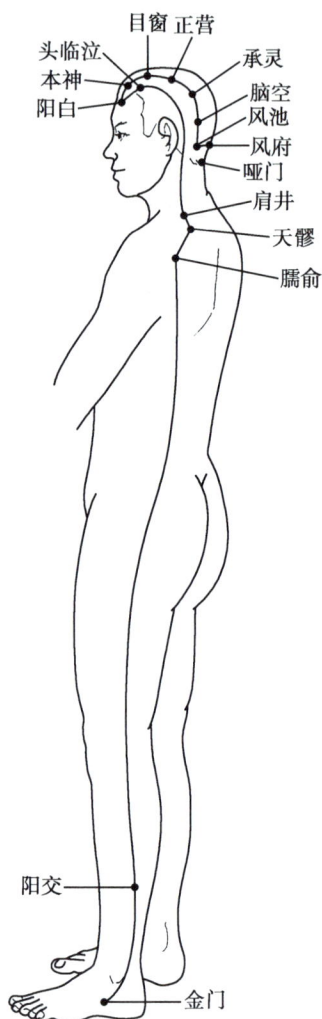

图 5-19 阳维脉

（2）生理功能："维"，有维系、维护、维络之意。《难经集注·二十八难》："阳维者,维络诸阳,起于诸阳会也;阴维者,维络诸阴,起于诸阴交也。"阴维脉在循行过程中与足三阴经相交会,并最后合于任脉;阳维脉在循行过程中与足三阳经相交会,并最后合于督脉。因此,阴维有维系联络全身阴经的作用;阳维有维系联络全身阳经的作用。

6. 阴跷脉和阳跷脉

（1）循行部位:阴跷脉起于内踝下足少阴肾经的照海穴,沿内踝后缘直上小腿、大腿内侧,经前阴,向上沿腹、胸内侧进入缺盆,上经人迎穴之前,沿鼻旁,至目内眦,与手足太阳经、阳跷脉会合（图5-20）。阳跷脉起始于外踝下足太阳膀胱经的申脉穴,沿外踝后缘上行,经小腿、大腿外侧,再向上经腹、胸侧面至肩上,过颈外侧上夹口角,至目内眦,与手足太阳经、阴跷脉会合,再上行进入发际,上行后行至耳后,与足少阳胆经会合于项后（图5-21）。

（2）生理功能:①主司下肢运动:《难经·二十九难》："阴跷为病,阳缓而阴急,阳跷为病,阴缓而阳急。"跷脉,均起于足踝下,阴跷脉行于下肢内侧,阳跷脉行于下肢外侧,具有沟通一身阴阳之气和保持肢体动作稳健轻捷的作用。如某侧发生病变就会收缩挛急,对侧则会表现出弛缓状。②司眼睑开阖:跷脉具有濡养眼目,主持眼睑开阖的作用。《灵枢·寒热病》："阴

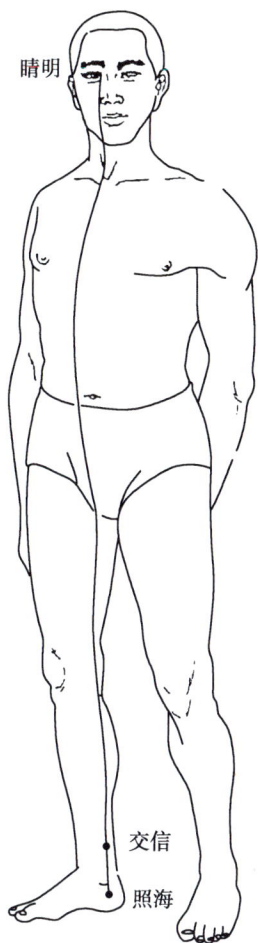

图 5-20 阴跷脉

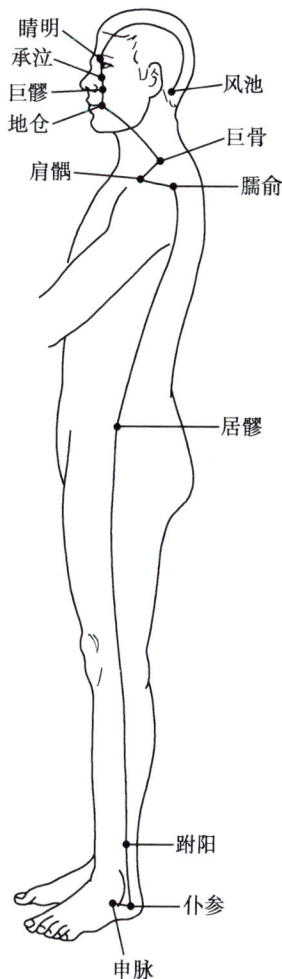

图 5-21 阳跷脉

跷、阳跷,阴阳相交,阳入阴,阴出阳,交于目锐眦,阳气盛则瞋目,阴气盛则瞑目。"阴跷脉由里出外,阳跷脉由外入里,交会于目内眦。若阳跷气盛不得入内,则两目张大不得合。若阴跷气盛不得外出,则两目闭合不得开。

三、经别

(一) 概念

经别是别行的正经,是从十二经脉别行分出,循行于胸腔、腹腔及头部的重要支脉。也同十二经脉一样,呈左右对称分布,故共有十二对经别。

十二经别多从十二经脉的四肢部位别出(离),向心性深入胸腹腔与相关脏腑联系(入),再浅出体表而上头面部(出),阴经的经别合于相表里的阳经经别,该阳经经别再合于本阳经(合)。故其循行分布特点,可用"离、合、出、入"来加以概括,十二经别也就构成了手足三阴、三阳 6 对组合,习称为"六合"。

(二) 功能

由于经别循行到十二经脉所不及之处,所以在人体生理、病理及治疗等方面都有一定作用。

1. 加强了十二经脉表里两经在体内的联系　十二经脉间都有联系,但表里两经关系更为密切,经别对此发挥了重要作用。十二经别深入体腔后,表里两经经别并列而行;浅出体表时,阴经经别合入阳经经别,然后阳经经别回归汇入体表的阳经。另外,十二经别深入胸腹腔后,大多数经别都循行于本经脉所属络的脏腑,尤其是阳经经别,如足少阳经别"属胆,散之肝",足阳明经别"属胃,散之脾"等。经别使得体内一脏一腑的配合,表里两经在体内的联系更加紧密。

2. 加强了十二经脉和头面部的联系　十二经脉不都行经头面部,而十二经别却都上达头面部。如手太阴经别沿喉咙合入手阳明经别;手厥阴经别浅出耳后,与手少阳经合于完骨之下;手少阴经别浅出面部后与手太阳经合于目内眦。《灵枢·邪气脏腑病形》:"十二经脉,三百六十五络,其血气皆上于面而走空窍。"这样就为十二经脉与头面部搭建或丰富了直接联络的通路。

3. 加强了体表与体内、四肢与躯干的向心性联系　由于十二经别一般都是从十二经脉的四肢部别出,深入体腔后又都呈向心性循行,从而为体外、四肢建立了向心式联系通路,增进了体外与体内、四肢与躯干的联系。

4. 加强了足三阴、足三阳经脉与心的联系　足三阴、足三阳经脉所属络的脏腑,都位于腹腔。通过它们的经别,不仅使腹腔内表里脏腑的联系得到加强,又使得腹腔内脏腑与心的联系得到增进,为心统率腹腔内脏腑提供了必要的结构基础,对于分析心与腹腔内脏腑生理、病理的相关性,有不可轻视的作用。

5. 扩大了十二经脉的主治范围　十二经脉在循行过程中最突出的特点、最主要的方式是直接依次相贯,其间也有少许经脉间的交会。十二经别,深入体腔浅出体表,丰富了十二经脉的循行联络路径,扩大了十二经脉的分布领域,加强了十二经脉间的联系,扩大了十二经脉的主治范围。如足太阳膀胱经并不到达肛门,但通过其经别"别入于肛"的循行,使临床上常选足太阳膀胱经的承山、承筋等穴位治疗肛门疾病。又如在内脏,足阳明经没有分布到心,而手少阴经也没有到胃,但是,足阳明的经别"属于胃,散络于脾",又"上通于心",沟通了心与胃之间的联系,为心胃相关理论的构建奠定了基础。

(三) 循行

1. 足太阳与足少阴经别(一合)　足太阳经别:从足太阳经脉的腘窝处别出上行,至骶骨下5寸处进入肛门,上行属膀胱,散布联络肾脏,沿脊柱两旁的肌肉上行至心脏后,散布于心脏内;直行者,从脊柱两旁的肌肉处继续上行,浅出项部后注入足太阳本经。

足少阴经别:从足少阴经脉的腘窝处别出,与足太阳的经别相合并行,上至肾,在十四椎(第2腰椎)处分出,联属带脉;直行者,从肾上行,系舌根,浅出项部后注入足太阳经的经别。

2. 足少阳与足厥阴经别(二合)　足少阳经别:从足少阳经脉在大腿外侧循行处别出,绕过大腿前侧,进入毛际,与足厥阴的经别相会合,上行进入季胁之间,沿体腔内,属于胆,散布而上至肝脏,通过心脏,夹食管上行,浅出下颌、口旁,散布在面部,系目系,在目外眦部注入足少阳本经。

足厥阴经别:从足厥阴经脉的足背处别出,上行至毛际,与足少阳的经别会合并行。

3. 足阳明与足太阴经别(三合)　足阳明经别:从足阳明经脉的大腿前面处别出上行,进入腹腔内,属于胃,散布到脾脏,上行经过心脏,沿食管浅出口腔,上达鼻根及目眶下,返回联系目系后注入足阳明本经。

足太阴经别:从足太阴经脉的股内侧处别出后至大腿前面,同足阳明的经别相合并行,向上结于咽,贯通舌中。

4. 手太阳与手少阴经别(四合)　手太阳经别:从手太阳经脉的肩关节处别出,下行入于腋窝,行体内走向心脏,属小肠。

手少阴经别:从手少阴经脉的腋窝两筋之间别出后,进入胸腔,属于心脏,上行至喉咙,浅出面部,在目内眦与手太阳经相合。

5. 手少阳与手厥阴经别(五合)　手少阳经别:从手少阳经脉的头顶处别出,行入锁骨上窝,下行三焦,散布于胸中。

手厥阴经别:从手厥阴经脉的腋下 3 寸处别出,进入胸腔,联属三焦,向上沿着喉咙,浅出于耳后,于乳突下同手少阳经会合。

6. 手阳明与手太阴经别(六合)　手阳明经别:从手阳明经脉的肩髃穴处别出,行入项后大椎,下行者走向大肠,归属于肺;上行者,沿喉咙,浅出于锁骨上窝,注于手阳明本经。

手太阴经别:从手太阴经脉的渊腋处别出,行于手少阴经别之前,深入胸腔,走向肺脏,散布于大肠,向上浅出锁骨上窝,沿喉咙,合于手阳明的经别。

第三节　络　　脉

一、别络

(一) 概念

别络是从经脉分出的最大络脉分支,以别出位置的络穴命名。人体共有十五别络,即十二经脉各一别络,加之任、督二脉的别络和脾之大络。另外,还有十六络之说,即再加胃之大络。如《素问·平人气象论》曰:"胃之大络,名曰虚里。"

(二) 功能

1. 加强了十二经脉表里两经在体表的联系　十二经脉的别络多行于机体的浅表部位,从肘膝关节以下的络穴分出,均走向相表里的经脉,并与其络相汇通。阴经的别络走向阳经,阳经的别络走向阴经,因而别络具有加强十二经脉表里两经在体表联系的作用。

别络和经别共同加强表里两经的联系,但其方式不同、作用不同:①别络从四肢下部分出,大多行于体表,偶有深入体腔和内脏,但也没有固定的属络关系;经别多从四肢上部分出,大多深入体腔内部,然后浅出体表。故别络主要在体表联络表里两经,经别则主要在体内沟通表里两经,亦能加强其脏腑属络关系。②经别是通过阴经经别会合于相表里的阳经经别而联络,突出了阳经的统率作用;别络则是通过阴经与阳经相互交通而联络的。③经别没有所属穴位,也没有所主病证;别络有络穴,并有所主病证,对针灸选穴有特殊意义。

2. 加强了人体前、后、侧面的整体联系,统率其他络脉　别络增加了经脉间的联络途径,也使得每条经脉更能有效地作用于相关部位。如督脉的别络散布于背部及头,别走太阳;任脉的别络散布于腹部;脾之大络散布于胸胁部。故别络可加强十二经脉、任脉、督脉间及其与躯体组织的联系,尤其是加强人体前、后、侧面的整体联系。别络为经脉的斜行细支脉,又是络脉中最大脉络,故别络对其他络脉起统领作用。

3. 渗灌气血以濡养全身　络脉又分化出最细小的络脉,即为"孙络",若浮现于体表则称"浮络",这些络脉呈网状扩散敷布全身,同全身各组织广泛联系。运行于经脉中的气血,通过别络的渗灌作用注入孙络、浮络,并逐渐扩散输布到全身而发挥濡养滋润作用。

(三) 循行

1. 手太阴别络(列缺)　从腕关节上方(列缺穴)分出,在腕后半寸处走入手阳明经。其支脉与本经脉并行,直入掌中,散布于鱼际处。

2. 手阳明别络(偏历)　从腕关节后 3 寸处(偏历穴)分出,走入手太阴肺经。其支脉沿臂上行至肩髃部,上行经项至下颌角处,遍布于牙齿根部;另一支脉,进入耳中,与耳中所聚集的众多经脉(宗脉)会合。

3. 足阳明别络(丰隆)　从足外踝尖上 8 寸处(丰隆穴)分出,走入足太阴脾经。其支脉,沿着胫骨外缘,上行络于头项部,与该处其他各经的脉气相会合,向下绕络喉咙及咽峡部。

4. 足太阴别络(公孙)　从足大趾本节后 1 寸处(公孙穴)分出,别行走入足阳明经。其支脉上行进入腹腔,络肠胃。

5. 手少阴别络(通里)　从腕关节后 1 寸处(通里穴)分出,顺沿着手少阴本经经脉上行,入于心中,再由心而上联络舌根部,上行归属于眼和脑相连的系带。

6. 手太阳别络(支正)　从腕关节后 5 寸处(支正穴)分出,向内侧注入手少阴心经。有一别出的支脉上行肘部,再向上络于肩髃部。

7. 足太阳别络(飞扬)　从外踝上 7 寸处(飞扬)分出,走入足少阴经脉。

8. 足少阴别络(大钟)　从内踝后(大钟穴)分出,绕足跟,走入足太阳经。其支脉与足少阴肾经相并上行,走至心包络之下,再向外贯穿腰脊之间。

9. 手厥阴别络(内关)　从腕后 2 寸处于两筋之间(内关穴)分出,走入手少阳经脉。其支脉,顺沿着本经上行,连系于心包,散络于心系。

10. 手少阳别络(外关)　从腕关节后 2 寸处(外关穴)分出,上行,绕行于臂膊的外侧,进入胸中,与手厥阴心包经会合。

11. 足少阳别络(光明)　从足外踝上 5 寸处(光明穴)分出,走入足厥阴经脉,向下联络足背。

12. 足厥阴别络(蠡沟)　从内踝上 5 寸处(蠡沟穴)分出,走入足少阳经脉。其支脉,经过胫骨部,上行至睾丸,结聚在阴茎处。

13. 督脉别络(长强)　从尾骶骨(长强穴)分出,夹脊柱两旁上行至项部,散布头上;下行的络脉,正当肩胛部开始,向左右分别走入足太阳经,深入脊柱两旁的肌肉(膂)。

14. 任脉别络(鸠尾,亦称尾翳)　从胸骨剑突下面(鸠尾穴)分出,下行散布于腹部。

15. 脾之大络(大包)　从大包穴分出,浅出于渊腋穴下 3 寸处,散布于胸胁部。

二、浮络

浮络,是别络分出的分布在人体皮肤表面"浮而常见"的络脉。络脉按大小、内外、深浅而分为别络、浮络、孙络。浮络位置表浅、数量繁多,故将气血广布肌表皮肤以营养濡润之,使肌表皮肤发挥防御外邪的屏障作用和内外沟通信息的使者作用。

三、孙络

孙络,是最细小的络脉。《灵枢·脉度》:"络之别者为孙。"《素问·四时刺逆从论》:"夏者,经满气溢,入孙络受血,皮肤充实。"孙络细小而丰富,使经络间进行广泛的联系,能将气血渗灌到机体各个角落。从而形成了纵横交错的无处不到的网状系统。

第四节 经筋与皮部

一、经筋

(一) 概念

经筋是十二经脉之气结、聚、散、络于筋肉、关节的体系,具有约束骨骼、屈伸关节的功能,又称"十二经筋"。

(二) 功能

经筋附属于十二经脉的筋膜系统,多附着于骨和关节,具有控制骨骼,主持关节运动的功能。如《素问·痿论》曰:"宗筋主束骨而利机关也。"经筋还分布于躯体和四肢的浅部,全身各脏腑组织亦受到一定的保护。

(三) 循行

十二经筋的分布,与其各自本经经脉在体表的分布基本是相同的,但走向不尽相同,十二经筋多呈向心性循行。手足三阳经的经筋分布于肢体外侧,手足三阴经的经筋分布于肢体内侧,有的还进入胸腹腔,但不属络脏腑。十二经筋的循行,呈"结、聚、散、络"的特点。所谓"结聚散络",是指十二经筋起于四肢末端,交结汇聚于关节,布散于胸背,止于头身的循行状态。

1. 足太阳经筋 起于足小趾趾甲外侧,上行结聚于外踝后,斜上结聚于膝部。在下者,沿外踝结于足跟,再上沿跟腱结聚于腘窝部。从外踝处别出的筋,结聚于腓肠肌(腨)的外侧,上行入膝腘内侧,与上行结于腘窝部之筋相合并,上行结于臀部,再向上夹脊到达项部。从项别出分支,入内结于舌根。直行者,从项上行,结于枕骨,上行至头顶,从额部下结于鼻。从鼻别出分支,绕目上睑,向下结于颧部。背部的分支从腋后外侧结于肩髃部。此处分支进入腋下,向上出缺盆,又上行结于耳后乳突(完骨)。从缺盆别出分支,斜上结于鼻旁颧部。

2. 足少阳经筋 起于第四趾之端,上行结于外踝,又向上沿胫骨外侧缘,结于膝外侧。其分支另起于腓骨部,上行大腿外侧分歧,前行结于"伏兔",后行结于骶部。直行者,经季胁,上走腋部分歧。一走腋前缘,系于胸侧和乳部,结于缺盆。一上出腋部,通过缺盆,行于太阳经筋的前方,沿耳后,上额角,交会于头顶,下行走向下颌,再上行结于鼻旁颧部。此处分支结于目外眦,成"外维"。

3. 足阳明经筋 起于第二、三、四趾之端,结于足背。斜行者,向外上至腓骨,上结于膝外侧,再直上结于髀枢(大转子部),又上行沿胁肋,连属脊椎。直行者,沿足背胫骨上行,结于膝部。此处分支,结于腓骨部,与足少阳经筋相合。直行者,沿伏兔向上,结于股骨前,聚集于前阴部,再上行分布于腹部,结于缺盆,上行颈部,夹口两旁,会合于颧部,再下行结于鼻部,又上行合于足太阳经筋(太阳为"目上纲"即上睑,阳明为"目下纲"即下睑)。颧部分支通过面颊而结于耳前。

4. 足太阴经筋 起于大趾内侧之端,上行结于内踝。直行者,从内踝上行,络于膝内辅骨(胫骨内髁部),再沿大腿内侧上行,结于股骨前,聚集于前阴,上腹部,结于脐,又沿腹内,结于肋骨,散布于胸中。行于内者,由前阴上行,附着于脊椎。

5. 足少阴经筋　起于小趾之下,同足太阴经筋合并,斜行内踝下方,结于足跟,又与足太阳经筋会合,向上结于胫骨内髁下,再与足太阴经筋相合上行,沿大腿内侧,结于前阴,沿脊里,夹膂,向上至项,结于枕骨,与足太阳经筋相合。

6. 足厥阴经筋　起于大趾之上,上行结于内踝之前,再沿胫骨内侧向上结于胫骨内髁之下,向上沿大腿内侧,结于前阴,联络各经筋(太阴、厥阴、阳明、少阴之筋及督、任、冲之脉,皆聚于前阴,故前阴又名宗筋)。

7. 手太阳经筋　起于小指之上,上行结于腕背,又沿前臂内侧缘上行,结于肘内锐骨(肱骨内上髁)的后面,再上行入内结于腋下。其分支,从腋出腋后侧缘,上行绕肩胛,沿颈旁行于足太阳经筋的前方,结于耳后乳突。此处分歧,一支进入耳中,一支直出耳上,向下结于下颌,又上行连属目外眦。还有一条支筋从颌部分出,至下颌角部,沿耳前,连属目外眦,上额,结于额角。

8. 手少阳经筋　起于无名指之端,上行结于腕背,又沿前臂上行,结于肘部,上绕上臂外侧缘上肩,走向颈部,与手太阳经筋相合。从项别出分支,上行当下颌角处入口腔内,联系舌根;从下颌角别出分支,沿耳前上行,连属目外眦,上经额部,结于额角。

9. 手阳明经筋　起于食指之端,上行结于腕背,又沿前臂上行,结于肘外侧,上经上臂外侧,结于肩峰(肩髃穴)。此处分歧,一支绕肩胛,夹脊旁;一支直行上颈。颈处分歧,一支上行面颊,结于鼻旁。直行分支,于手太阳经筋的前方上行,上至本侧额角,络头部,再下行至对侧下颌部。

10. 手太阴经筋　起于拇指之上,沿指上行,结于鱼际后,从寸口动脉外侧,上沿前臂,结于肘中,再向上沿上臂内侧,进入腋下,上出缺盆,结于肩髃前方。从腋上行之筋,结于缺盆;下行之筋,结于胸内,散布于膈,会合于膈下,下达季胁。

11. 手少阴经筋　起于小指内侧,沿指上行,结于腕后锐骨(豌豆骨),上行结于肘内侧,再向上进入腋内,与手太阴经筋相合,夹乳内侧,结于胸中,沿膈向下,系于脐部。

12. 手厥阴经筋　起于中指之端,与手太阴经筋并行,结于肘内侧,上经上臂内侧,结于腋下,向下散布于胁肋的前后。腋下分支,进入腋内,散布于胸中,结聚于膈。

二、皮部

(一) 概念

皮部是十二经脉及其所属络脉在体表的分区,亦是经气外达布散的区域,具有保卫机体、防御外邪的功能,又称"十二皮部"。

(二) 功能

皮部从经络角度来说,人体体表被经络划分为十二个区域,分别被十二经脉各自对应掌控,正如《素问·皮部论》曰"欲知皮部,以经脉为纪""凡十二经络脉者,皮之部也"。因此,皮部受十二经脉及其络脉气血的濡养滋润而发挥防御等作用。皮部是人体抗御外邪的最外屏障,也是人体内在脏腑表达变化的部位。

(三) 循行

人体体表皮肤被十二经脉所掌控,也就被分为十二个区域,每一条经脉在皮肤表面的分区即是该经脉的皮部。

第五节　经络的生理功能

经络系统,以十二经脉为主体成网状遍布全身,在人体生命活动过程中,发挥着沟通联系、运行气血、感应传导和调节平衡等作用。

一、沟通联系作用

人体内有脏腑,外有形体官窍皮毛,这些组织器官虽有各自不同的生理功能,但却是相互协调、有机配合的,这种协调配合主要是依赖经络系统的沟通联系作用来实现,表现为内脏与肌表的多重系统联系、近端与远端的上下综合联系、经络与经络的多点交叉联系。经络对人体的沟通联系主要体现在以下几个方面:

(一)脏腑与肌表肢节的联系

《灵枢·海论》:"夫十二经脉者,内属于腑脏,外络于肢节。"人体内在脏腑与外在肌肤、居中器官与远端组织之间的联系,主要是通过十二经脉的沟通联系作用来实现的。十二经脉中,手三阴经从胸走手,循行于上肢内侧,将脏腑(心、肺、心包络、大肠、小肠、三焦)与上肢联系起来;手三阳经由手走头,循行于上肢外侧及头面部,将脏腑与上肢及头面部联系起来。足三阴经从足走胸腹,循行于下肢内侧,将肝、脾、肾、胆、胃、膀胱与下肢联系起来,足三阳经从头走足,循行于下肢外侧及头面部,将上述脏腑与下肢及头面部联系起来。十二经脉又通过依次交接和经脉间的交会,建立了机体组织器官间的多种联系路径,进一步密切了机体组织间的关系。经络中还有奇经八脉的别道奇行,经别、经筋、皮部、络脉的深入浅出和交错广泛分布,补充了十二经脉在组织器官联系上的不足,使得脏腑与肌表肢节内外上下相互贯通,成为一个内外统一的整体。

(二)脏腑与官窍之间的联系

脏腑与五官九窍间的联系,也是通过经络的属络循行沟通联系而实现的。十二经脉内属于脏腑,奇经八脉与肝、肾、女子胞、脑、髓等脏腑关系密切,它们在循行分布过程中经过或交会于目舌口鼻耳及前后二阴等官窍。《灵枢·邪气脏腑病形》:"十二经脉,三百六十五络,其血气皆上于面而走空窍。"《难经·二十八难》:"督脉者,起于下极之俞……任脉者,起于中极之下……上关元,至喉咽。"经络保障了脏腑与官窍的沟通,如手少阴"系目系",手太阳"至目内眦",足少阳"起于目锐眦";足太阴"连舌本,散舌下",足少阴"挟舌本";手少手阳明"挟口两旁",足阳明"挟口环唇",足厥阴"环唇内";手阳明"挟鼻孔",足阳明"起于鼻",手太阳"抵鼻";手太阳"却入耳中",手少阳"入耳中",足少阳"下耳后,入耳中,走耳前";足少阳"绕毛际",足厥阴"入毛中,过阴器",冲、任、督三脉均"下出会阴"等。这种联系保障了脏腑与官窍的协调统一,脏腑的生理功能和病理变化均可以通过经络反映于对应官窍。

(三)脏腑之间的联系

脏与脏、脏与腑、腑与腑之间的联系,经络发挥了重要的纽带桥梁作用。人体十二经脉中,每一条经脉都分别属络一脏和一腑,这为脏腑阴阳表里相合奠定了必要的结构基础。如手少阴经属心络小肠,手太阳经属小肠络心;足太阴经属脾络胃,足阳明经属胃络脾等。此外,十二经脉中某些经脉,除属络特定的一脏一腑外,还联络多个脏腑。如足少阴经,不仅属肾络膀胱,还贯肝,入肺,络心,注胸中接心包;足厥阴经,除属肝络胆外,还夹胃、注肺中等。

奇经八脉也加强了脏腑间的联系,如督脉起于胞中,络脑,属肾;任脉、冲脉也共起于胞中等。同时经别的深入浅出进一步补充了正经之不足,如足阳明、足少阳及足太阳的经别都通过心。可见,一条经络可能联系多个脏腑,一脏或一腑可能同时与多条经脉联络。这就使得每个脏腑都能通过经络与另外脏腑发生联系,经络则为脏腑搭建了多线路联系路径,保证了脏与脏、脏与腑、腑与腑间的紧密联系。

(四) 经络之间的联系

经络系统是一个立体网状结构,它们之间也存在着多维的联系。首先,十二经脉通过依次首尾衔接环周无端呈现一定衔接和流注规律,这是经络系统中最主体的联系方式。其次,十二经脉相互间的交叉交会,如手少阴经与足厥阴经都与目系相连,手足少阳经与手太阳经在目外眦和耳中交会,手阳明与足阳明均环绕口唇,足少阳经和手少阳经的支脉在面部相合等。其三,奇经八脉自身也有联系,如督、任、冲三脉同起于胞中,"一源而三歧";阳维脉与督脉会于风府穴;阴维脉、冲脉会于任脉;冲脉与任脉并于胸中,又向后与督脉相通等,都体现出奇经间的关联。其四,十二经脉和奇经八脉之间纵横交错相互联系,如足厥阴经行于头顶与督脉及足太阳经交会于百会;足少阳经与阳跷脉会于项后;手足三阳经均与督脉会于大椎;手足太阳经、足阳明经及阴阳跷脉会合于目内眦;足三阴经、阴维脉、冲脉都与任脉交会;冲脉从气冲起于足少阴经相并而上行;冲脉与任脉并于胸中,后通于督脉,任、督二脉又通会于十二经等。其五,经别、别络、浮络、孙络保障了经络间的广泛联系,如十二经别离合出入,加强了十二经脉中表里两经在体内的沟通;十五别络促进了十二经脉中表里两经在体表的联系;浮络、孙络细小,表浅而丰富,搭建了经脉间、络脉间、经脉与络脉间联络的桥梁,使经络系统成为一种具有完整结构的网络状调节系统。如《类经·经络类》说:"络脉所行,乃不经大节,而于经脉不到之处,出入联络,以为流通之用。"

二、运行气血作用

经络是气血运行的主要通道,不断将气血输布全身,在内灌注脏腑组织,在外濡养腠理皮毛,为人体生命活动提供营养。故《灵枢·本脏》曰:"经脉者,所以行血气而营阴阳,濡筋骨,利关节者也。"《灵枢·脉度》:"气之不得无行也,如水之流,如日月之行不休,故阴脉荣其脏,阳脉荣其腑,如环之无端,莫知其纪,终而复始。其流溢之气,内溉脏腑,外濡腠理。"经络运行气血主要是通过两种方式实现:一是十二经脉相互连通,纵贯上下,横通前后,四通八达,承载着大部分气血的输送功能,能将气血输送到较大的区域。二是络脉作为经脉的分支而具有布散和渗灌经脉气血的作用,因其繁多密集广布,故能将气血运送到更细微的部位,使机体细微部位也能获得气血的濡养。各脏腑形体官窍及经络本身,得到充足气血的濡养,则经络畅通,脏腑和谐,筋骨强健,肌腠皮毛润泽,机体健康。可见,经络运行气血对人体有着十分重要的意义。

三、感应传导作用

经络的感应传导作用,是指经络具有捕捉信息、传递信息的能力。经络因其运行气血而具有传送信息的功能,是人体信息传递的载体。如针刺腧穴时,局部有酸、麻、重、胀等感觉及沿经脉走向传导的"得气"现象,就是经络感应传导现象的典型表现。

大量临床资料表明感传与疗效息息相关,感传愈显著,治疗效果则愈好,故《灵枢·九针十二原》强调:"刺之要,气至而有效。"因此,针刺为了达到"气至病所"的目的,临床上也常常采用提插、捻转等针刺手法促使其产生得气或明显的得气现象,即所谓的"行气"。

人体生命活动极其复杂,每一瞬间都有许多生命信息发出、交换和传递,这就必须依靠经络的感应传导作用。经络是一个立体网状结构,它内属脏腑,外络肢节,行走形体官窍,通上达下,出表入里,贯通左右,从机体各处感受信息,并传导至有关的脏腑形体官窍,以反映和调节其功能状态。这种感应传导可以发生在所有组织器官间,如脏腑之间、形体官窍之间、脏腑与形体官窍之间、体表与体内之间等;可以一点对多点,也可多点对一点,如局部对整体、整体对局部、局部对局部等。人体各种生命信息的发出、交换、传递、接收,都必须时刻依赖四通八达覆盖全身的经络系统。如果经络系统功能正常,人体才能进行正常的感传,人体才能进行正常有序的生命活动。反之,人体就会出现感应传导障碍,机体也会产生相应的病变。经络感传是双向性的,这正是"司外揣内"诊病和采用针灸推拿等手段方法治病的内在机制。

四、调节平衡作用

经络系统具有感应针灸推拿或其他刺激,并将感应到的信息传送至机体相应区域组织,从而发挥调节机体平衡的作用。腧穴是经络发挥调节作用的重要节点。

《灵枢·刺节真邪》:"泻其有余,补其不足,阴阳平复,用针若此,疾于解惑。"阐明了经络具有调整人体阴阳平衡的功能,这是针刺治病的内在根据,也阐发了针刺调整疾病偏盛偏衰的治疗原则,即泻其有余、补其不足。针灸、推拿等治疗手段,就是通过促进和激发经络的调节平衡能力而实现治疗目的的。临床实践与现代实验证明,这种调节能力还具有双向性,亢者得抑,抑者得兴。如针刺足三里穴,可调节胃的蠕动与分泌功能。轻刺激可使胃的蠕动增强胃液增多,重刺激则胃的蠕动减弱胃液减少,所以可视病情而予以轻重不同的手法。又如,针刺手厥阴心包经的内关穴,既可使心动加速,又可抑制心动过速,故该穴在临床上既可治心动过缓,又可治心动过速。可见,经络这种调节作用表现出"适应原样效应",即原来亢奋的,可通过它的调节使之抑制;原来抑制的,又可通过它的调节而使之兴奋,经脉的这种调整作用是一种良性双向调整作用,在针灸、推拿等疗法中具有重要意义。故临床上许多疾病,都可选用经络这种良性双向调节作用治之。

经络的沟通联系、运行气血、感应传导和调节平衡等功能,各有侧重,相互补充。其中沟通联系作用是运行气血、感应传导和调节平衡等作用的基础,调节平衡作用又是通过经络的沟通联系、运行气血、感应传导等作用共同协助而实现的。

第六节 经络学说在中医学中的应用

经络学说是中医理论体系的重要组成部分,不仅能解释人体的生理现象,而且也能阐释人体的病理变化,对于疾病的诊断、治疗和指导养生保健都有着重要意义。

一、阐释病理变化

正常生理情况下,经络有运行气血、沟通表里、联系脏腑及感应传导等作用,所以在病理情况下,经络就可能成为传递病邪和反映病变的途径,因此,经络学说也可以用来阐释人体的病理变化。

（一）外邪由表传里的途径

《素问·缪刺论》："夫邪之客于形也,必先舍于皮毛;留而不去,入舍于孙脉;留而不去,入舍于络脉;留而不去,入舍于经脉,内连五脏,散于肠胃。"说明经络是外邪从皮毛腠理内传于脏腑的途径。经络内属脏腑,外络肢节,是体内外沟通的桥梁,也是病邪出入的通道,故病邪可通过经络由表及里,由浅入深,逐渐向内传变而波及脏腑。如风寒外邪侵袭肌表,初见发热恶寒、头痛、肢节酸痛等症状,但若表邪不解,则可内传于肺,继而出现咳嗽声重、胸闷、胸痛等症状。因肺经与大肠经相互络属,关系最为密切,故又可伴有腹痛、腹泻等大肠病症。

（二）体内病变表现于外的途径

脏腑病变循经表现于外的事实与规律性,早在《黄帝内经》时代就有所阐释,《灵枢·九针十二原》："五脏有疾也,应出十二原,而原各有所出。明知其原,睹其应,而知五脏之害矣。"经络与体内外相连,是体内外信息运行的双向道,既可进行信息输入,又可进行信息输出。因此,人体内在脏腑发生病变,其病变信息必会通过经络反映于外。如足厥阴肝经,过阴器,抵小腹,布胁肋,连目系,上出额,与督脉会于巅,故肝气郁结常见胸胁及少腹胀满窜痛,肝火上炎易见头晕胀痛、面红目赤,肝经湿热多见阴部湿疹瘙痒等。又如足少阴肾经别入跟中,贯脊,是故肾精亏虚常见足跟绵绵作痛、腰膝酸痛等。

（三）脏腑病变相互传变的途径

经络传递脏腑间生理信息,也传递病理信息。某一脏腑发生病变,常可通过经络波及其他脏腑而发生脏腑传变。脏腑传变,常有传于表里脏腑、所过脏腑、虚弱脏腑等多种情况。如肝胆湿热证、肝火犯肺证、肝胃不和证、肝郁脾虚证、肝肾阴虚证等,往往是由于肝病先发而致脏腑兼病。寻其由,都可从经络的循行上释其因。足厥阴肝经,夹胃属肝络胆,上注肺,肝经、脾经、肾经三经交会于三阴交穴,肾经又上贯肝膈,所以肝病常可传至于胆、肺、胃和波及脾肾。再如心火炽盛出现尿短色赤、肺气虚弱而见大便秘结等,都是疾病循经发生脏腑传变的表现。

二、指导临床诊断

经络具有一定的循行路线和属络脏腑,因此它可以反映所属脏腑的病证。在临床上,可以根据疾病症状出现的部位,结合经络循行的部位及所联系的脏腑,做出相应疾病的诊断。经络内传外达,时刻进行着体内外信息的沟通。因此,"有诸内者,必形诸外",可以"司外揣内",从而形成了据外诊断模式。望、闻、问、切是中医诊察疾病总的手段与方法,它们的共性都是在藏象、气血和经络理论的指导下,在不破坏内环境、不对机体造成任何伤害的情况下,从体外获得有价值的信息,从而形成诊断。体现了中医整体思维的诊断模式和特点。常见的诊断方法有腧穴诊断,循经诊断,分经诊断等。

腧穴诊断,即根据疾病表现的症状和体征,结合视、按某些腧穴而进行诊断。由于腧穴是脏腑经络之气最浓密的部位,因此也是体表上最能反映内在脏腑病变之处。如中府穴压痛或肺俞穴出现梭状或条索状结节,提示肺脏发病;脾俞穴压痛明显,提示脾胃病变;阑尾穴明显压痛,多为肠痈;横骨压痛,多反映月经不调或遗精。

循经诊断,即根据疾病表现的症状和体征,结合经络循行分布及其属络脏腑进行诊断。如胸前"虚里"处疼痛,痛连左手臂及小指,常为心脏发病;缺盆中痛,多为肺病表现;两胁疼痛,两乳胀痛,多为肝胆疾病。

分经诊断,即根据病变部位,结合经络循行分布而对疾病进行归经诊断。如头痛:痛在前额,多为阳明经病变;痛在两侧,多为少阳经病变;痛在后头及项部,常为太阳经病变;痛在巅顶,多为厥阴经病变。

此外,络脉诊察,望小儿指纹、耳壳视诊等诊法,都是经络学说在诊断中的具体运用。通过诊法获得辨证材料,通过辨证确定病证,这是诊断的逻辑过程。汉代张机创造性地运用经络理论,创立了六经辨证方法,为中医临床辨证之首创,为后世其他种种辨证方法之基础。

三、指导疾病治疗

经络学说被广泛地用以指导临床各科的治疗,是针灸、推拿和药物疗法的理论基础。

(一) 指导临床用药

中药是中医临床治病的最常用最主要手段。中医临床用药,不仅要考虑药物的四气五味、升降浮沉、补泻及有毒无毒等性能,也要根据其归经而择定。归经就是指药物对于机体某经或某几经有特殊的亲和性,从而对该部位病变发挥主要的治疗作用。归经理论是以经络脏腑学说为基础,经历代医疗实践而形成和完善的。归经理论有助于临床辨证用药和区别功效相似的药物,使临床用药更加优效。如病患火热之证,当选清热泻火药。同为清热泻火药,但各有所倾,亦即归经不同,黄连归心经泻心火,黄芩归肺经泻肺火,柴胡归肝经泻肝火,知母归肾经泻肾火,石膏归胃经泻胃火等。若心火旺当选黄连,肺经有热当用黄芩,肝火炽盛当择柴胡,依次类推。

金代张元素在归经理论基础上,又提出了"引经报使"理论,进一步发展了经络理论在药物学方面的运用,使临床用药更加便利得当。某些药物不仅自身对某脏某腑某经有天然的亲近性,还能够引导其他药物的药力到达该病处,起"向导"的作用,此即"引经报使"。如太阳经有病,常用羌活、防风、藁本为引;阳明经有病,常选升麻、葛根、白芷为引;少阳经有病,常择柴胡为引;太阴经有病,多用苍术为引;少阴经有病,多选独活为引;厥阴经有病,多择川芎为引。

(二) 指导疾病治疗

经络学说与针灸推拿气功疗法关系极其密切,既能解释其作用机制,又能指导其临床实践。经络呈网状遍布全身,具有沟通内外上下、运行气血、感应传递信息、调节机体平衡的作用,是故针灸推拿在外部、局部施以刺激,就能够调整机体内部、远处、整体的功能,中医气功的调身就是以疏通经络为要。针灸治病的靶点是腧穴,腧穴分别归属各经,各经又分别属络各脏腑。腧穴—经络—脏腑间的连锁关系,决定了针灸选穴的基本原则,即根据经脉的循行和主治特点进行循经取穴。经络的循行分布、与脏腑的隶属关系和主治特点,也是决定推拿施术部位和采用手法类别、用力程度的重要依据,尤其是点穴推拿。

四、指导养生保健

在经络理论指导下的针灸、推拿等疗法广泛运用于人体的养生和保健。针灸刺激人体经络上的相关腧穴使阴阳调和、气血流畅,从而增强了机体的调节能力和抗病能力。《卫生要求》:"人之脏腑经络血气肌肉,日有不慎,外邪干之则病。古之人以针灸为本……所以利关节和气血,使速去邪;邪去而正自复,正复而病自愈。"如针刺足三里可以调整肠胃、内分泌,针刺心俞可改善心脏供血,增加冠状动脉的血流量,针刺或灸风门、肺俞有益于肺的宣降功能,针刺三阴交可以调整肝、脾、肾的功能等。

中医临床的保健灸法,也具有和气血、调经络、养脏腑、延年益寿作用。《扁鹊心书》:"人于无病时,常灸关元、气海、命门……虽未得长生,亦可得百余岁矣。"足三里穴是抗衰老增强人体免疫力的主要穴位,用于养生保健有着悠久的历史。常灸足三里穴位,可使气血调和,身体安康。正如《医说》:"若要安,三里莫要干。"任脉上的关元穴,具有补肾温阳的作用,也是保健灸的要穴。《扁鹊心书》:"王超者……年至九十精彩腴润……每夏秋之交,即灼关元千炷,久久不畏寒暑,累日不饥,至今脐下如火之暖。"

推拿运用于防病、治病、健身益寿也有悠久的历史。《素问·调经论》:"按摩勿释,着针勿斥,移气于不足,神气及得复。"《备急千金要方·养性》:"每日必须调气补泻,按摩导引为佳。"推拿相应的经络腧穴,可以调节脏腑气血,增强五脏的生理功能。如按揉足三里、推脾经可增强脾胃的运化功能。推拿肝经相关穴位能增强肝的疏泄功能。在推拿心经、心包经上的穴位,如推拿神门、内关、劳宫可改善心脏功能,加强血液循环,降低血液的黏稠度,常用于心血管疾病的保养和康复。

近年来,随着科学技术的快速发展和经络理论研究的深入,经络理论得到更广泛的应用,出现了许多体现经络理论与现代高科技手段相结合的治疗仪器、治疗方法和研发的新药,如络脉与络病学理论的研究,使得络病学理论对心脑血管病、糖尿病、神经肌肉类等疾病的科学研究与临床实践有着一定的指导意义,进一步拓展和深化了经络理论的运用。总之,经络理论一直有效地指导着中医各科临床实践,又在实践中得到修正与发展。

（刘晓艳 张 挺 曹继刚）

复习思考题

1. 何谓经络? 简述经络系统的组成。
2. 试述十二经脉在体表的循行分布规律。
3. 试述奇经八脉的生理功能。
4. 试述经络的生理功能。
5. 别络和经别在加强表里两经联系上有何区别?

第六章

禀赋与体质

📖 学习目标

1. 掌握禀赋的概念和形成。
2. 掌握体质的基本概念、体质的构成和特点。
3. 熟悉禀赋与先天之本、后天之本的关系。
4. 熟悉体质的评价及常用体质的分类和特点。
5. 了解禀赋与疾病发生发展的关系。
6. 了解影响体质的因素、体质的分类方法和体质学说的应用。

　　禀赋,又称先天因素,是指禀受于父母的遗传特质。体质,是人体先天禀赋和后天获得所决定的表现在形态结构、生理功能和心理状态方面相对稳定的固有特性。禀赋和体质都是中医学生命观的重要内容。禀赋和体质的关系密切,父母生殖之精的盈亏盛衰和体质特征决定着子代禀赋的厚薄强弱。不同的正常个体在体质方面的差异性是先天禀赋与后天多种因素共同作用的结果。禀赋和体质的理论是以藏象理论为指导思想,研究正常人体的形态结构、生理功能和心理活动的差异性,从而揭示个体在脏腑、经络、形体、精气血津液神等方面的差异,对认识人体生理病理及疾病诊断、治疗、预防及养生康复等均有重要指导作用。

第一节　禀　　赋

一、禀赋的概念

　　禀意接受,指子代承受父代,赋意给予,指父代赋予子代。禀赋是指禀受于父母的遗传特质。中医学之"禀赋"理论源于《黄帝内经》,而成熟于宋代。唐代孙思邈《备急千金要方》称为"禀质",南宋无名氏《小儿卫生总微论方》称为"赋禀",明代张介宾《类经》称为"禀赋"等。先天禀赋是指子代出生以前在母体内禀受的一切,主要取决于父母,父母生殖之精的盈亏盛衰影响着子代禀赋的厚薄强弱。同时,父母体内的阴阳偏颇和功能活动的差异,使子代禀赋和生命活动过程中也具有同样的倾向性。子代禀赋强弱与否还受父母血缘关系的远近,父母生育时的年龄,母体在孕期中的生活、起居、情志、疾病等因素的直接影响。

二、禀赋的形成

《灵枢·天年》认为人之始生，"以母为基，以父为楯"。周敦颐《太极图说》："无极之真，二五之精，妙合而凝，乾道成男，坤道成女。""二"指禀受于父母之天壬之精、天癸之精，意为阴阳二气交感而成先天之精。"五"是指胚胎之五行气化。二五之精，均由五行生克制化，妙合而成，能调控胚胎之生长、发育。禀赋的形成取决于父母的生殖之精，父母之精气是构成生命个体的物质基础。先天禀赋亦受母体孕期饮食起居、情志、疾病、天时地理等因素的影响。《灵枢·寿夭刚柔》："人之生也，有刚有柔，有弱有强，有短有长，有阴有阳。"母体孕期五谷充养、五味调和、起居有常，情志调适，天时地理之常，注意预防疾病，则子代禀赋强盛；若母体饮食不调、劳逸过度、七情内伤、身体虚弱、疾病缠身、母体感受邪气或误用药物、误食不利于胎儿之物等均会影响子代的禀赋。

总之，禀赋是在父母生殖之精的基础上及胎孕期间内外环境的影响下，子代所形成的在形态结构、生理功能、心理状态等综合的相对稳定的固有特性。

三、禀赋与先天之本的关系

先天之本指人体生命之本源，禀赋强盛，称之为先天充足，禀赋虚弱则属先天不足。肾为先天之本，父母肾中所藏之精有两个来源：一是来源于生殖之精，因其与生俱来，故称之为"先天之精"，同时包括父母机体发育成熟后自己产生的生殖之精；二是来源于父母出生之后，机体从饮食物中摄取的营养成分和脏腑代谢所化生的精微物质，称为"后天之精"，肾中所藏之精以先天之精为主，后天之精为辅。禀赋取决于父母的先天之精，并受母体孕期生活起居、饮食营养、情志疾病的影响，而先天之本中之先天之精主要源自于父母的生殖之精，如果父母生殖之精充盛，则禀赋强盛，先天之精也强盛，父母生殖之精虚衰，则禀赋不足，先天之精也不足。

父母生殖之精会影响源自于自身所产生的生殖之精，如父母生殖之精充盛，禀赋强盛，则后天的生理功能旺盛，自身所产生的生殖之精也旺盛，对饮食物的运化功能旺盛，则机体从饮食物中摄取的营养成分和脏腑代谢所化生的精微物质，即"后天之精"也旺盛；反之，父母生殖之精不足，自身所产生的生殖之精也不足，禀赋不足，则"后天之精"也不足。

四、禀赋与后天之本的关系

肾为先天之本，脾为后天之本，肾与脾之间存在先天促后天，后天养先天的关系。后天之本是指脾胃，禀赋强盛，则后天之本强盛，禀赋虚弱，则后天之本虚弱。脾胃中所藏之精有两个来源：一是来源于肾之"先天之精"；二是来源于人出生之后，机体从饮食物中摄取的营养成分和脏腑代谢所化生的精微物质，称为"后天之精"。脾胃中所藏之精以后天之精为主，先天之精为辅。禀赋与后天之本的关系就表现为先天之精和后天之精的关系。如果父母生殖之精充盛，则禀赋先天之精强盛，后天之本也强盛；如果父母生殖之精虚衰，则禀赋先天之精不足，后天之本也不足。

五、禀赋与疾病发生发展的关系

禀赋强盛，则机体功能旺盛，不易发病，即使发病，不易传变，或发病易愈；若禀赋虚弱，则机体功能低下，易于发病，容易传变，或发病难愈。因此，随个体禀赋的差异，其预防、诊治、养生保健的方法亦不同。如禀赋不足,可表现为五迟、五软、鸡胸、解颅等先天性病变。另外,父母体质的倾向性,使子代禀赋具有同样的倾向性。如父母有消渴、癫痫、哮喘、佝偻病等,子代也有可能会出现类似的疾病。

第二节　体　　质

体质,又称"素质""气质""形质",中医体质理论渊源于《黄帝内经》,在《灵枢·阴阳二十五人》中应用阴阳五行学说对体质分类及其特征进行了比较详细的阐述,论述了不同个体及不同群体体质的差异性,初步勾画出中医体质理论的雏形。《小儿药证直诀》将小儿体质特征概括为"成而未全""全而未壮"。《景岳全书·传忠录》提及"禀赋"一词,并提出体质不仅受先天禀赋的影响,也受后天因素的干预。清代医家称体质为"气禀""气体""形质"等,自叶天士始称"体质",《临证指南医案·呕吐》:"凡论病先论体质、形色、脉象,以病乃外加于身也",叶天士对体质辨证的应用成为辨体论治的精蕴与示范。《医学源流论·五方异治论》将"气体""体质"合用,自此,人们渐趋接受"体质"一词,普遍用它来表述不同个体的生理特殊性。

一、体质的概念

(一)体质的基本概念

体质禀受于先天,调养于后天,是在先天禀赋和后天获得基础上所形成的形态结构、生理功能、心理状态方面相对稳定的特性,是在生长、发育和衰老过程中所形成的与自然、社会环境相适应的相对稳定的人体个性特征。

(二)体质的构成

人体正常生命活动是形与神的协调统一,所以体质包含了形、神两方面的内容,一定的形态结构必然产生出相应的生理功能和心理特征,而良好的生理功能和心理特征是正常形态结构的反映,两者相互依存,相互影响,在体质的固有特征中综合地体现出来。可见,体质由形态结构、生理功能和心理特征三个方面构成,不同个体存在差异性。

1. 形态结构的差异性　人体形态结构上的差异性包括外部形态结构和内部形态结构的差异性,外部形态结构是体质的外在表现,内部形态结构是体质的内在基础,两者是有机的整体。形态结构主要通过身体外部形态体现出来,故人的体质特征首先表现为体表形态、体格、体型等方面的差异性。

体表形态是个体外观形态的特征,包括体格、体型、体重、性征、体姿、面色、毛发、舌象、脉象等。体格是指反映人体生长发育水平、营养状况和锻炼程度的状态,一般通过观察和测量身体各部分的大小、形状、匀称程度,以及体重、胸围、肩宽、骨盆宽度等情况来判断,是反映体质的标志之一。体型是指身体各部位大小比例的形态特征,又称身体类型,是衡量体格的重要指标。中医观察体型,主要观察形体之肥瘦长短,皮肉之厚薄坚松,肤色之黑白苍嫩等,尤以肥瘦最有代表性,如《灵枢·逆顺肥瘦》中将体型分为肥人与瘦人。

2. 生理功能的差异性　生理功能的差异性取决于不同的形态结构。不同个体有不同的形态结构,决定着机体生理功能及对刺激反应的差异,而机体生理功能的个性特征,又会影响形态结构,引起一系列相应的改变。因此,生理功能的差异也是体质特征的组成部分。

人体生理功能的差异,反映了脏腑功能的盛衰偏颇,反映了个体在生长发育、生殖、水谷运化、呼吸吐纳、血液运行、津液代谢、意识思维等方面在功能上的差异性。同时,机体防病抗病能力、自我调节能力,以及偏于兴奋或偏于抑制的基本状态等均是脏腑经络及精、气、血、津液、神生理功能的反映,是了解体质状况的重要内容。

3. 心理特征的差异性 心理属于中医学神的范畴,是指客观事物在大脑中的反映,是感觉、知觉、情感、记忆、思维、性格、能力等的总称。心理特征是个体在形态结构和生理功能上的综合反映,存在差异性。不同脏腑的功能活动,总是表现为某种特定的情感、情绪反应与认知活动,《素问·阴阳应象大论》:"人有五脏化五气,以生喜怒悲忧恐。"人的心理特征不仅与形态结构、生理功能有关,而且与个体生活经历以及所处的社会文化环境有着密切的联系,如《灵枢·阴阳二十五人》中,每一种类型的形态功能又有五种不同的心理倾向,木、火、土、金、水五种类型形态功能的人共有 25 种心理类型。

(三) 体质的评价

体质是通过其构成内容来体现,评价一个人的体质状况,应从形态结构、生理功能及心理特征方面进行综合考虑。

1. 体质的评价指标

(1) 身体的形态结构:包括体表形态、体格、体型、内部的结构和功能的完整性、协调性。

(2) 身体的功能水平:包括机体的新陈代谢和各器官、系统的功能。

(3) 身体的素质及运动能力水平:包括速度、力量、耐力、灵敏性、协调性及走、跳、跑、投、攀越等身体的基本活动能力。

(4) 心理的发育水平:包括智力、情感、行为、感知觉、个性、性格、意志等方面。

(5) 适应能力:包括对自然环境、社会环境和各种精神心理环境的适应能力及对病因、疾病损害的抵抗、调控能力、修复能力。

2. 理想体质的标志 理想体质指人体在禀赋的基础上,经过后天积极培育,使机体在形态结构、生理功能、心理特征等方面处于最佳状态。其具体标志主要包括:

(1) 身体发育良好,体格健壮,体型匀称,体重适当。

(2) 面色红润,两目有神,须发润泽,肌肉皮肤有弹性。

(3) 声音洪亮有力,牙齿清洁坚固,双耳聪敏,脉象和缓调匀,睡眠良好,二便正常。

(4) 精力充沛,动作灵活,有较强的运动与劳作等能力。

(5) 情绪乐观,感觉灵敏,意志坚强,有较强的抗干扰、抗不良刺激的能力。

(6) 处事态度积极、镇定,有主见,富有理性和创造性。

(7) 应变能力强,对自然、社会环境有较强的适应能力。

(四) 体质的特点

中医学认为"神乃形之主,形乃神之宅",形神合一是体质的基本特点之一,体质具体特点包括个体差异性、群体趋同性、相对稳定性、特征连续性、动态可变性、类型倾向性、形神一体性、后天可调性等方面。

1. 个体差异性 由于个体先天禀赋和后天调养不同,所形成的体质特征就有明显的个体差异性,具体通过人体的形态结构、生理功能和心理活动的差异性而表现出来。

2. 群体趋同性 同一种族或居住在同一地域的人,由于遗传背景相近、生存环境一致、生活习惯相同,使人群的体质具有相同或类似的特点,形成地域人群的不同体质特征,因此体质具有群体趋同性。

3. 相对稳定性　个体秉承了父母的遗传信息,先天禀赋决定着个体体质的相对稳定性,呈现出与亲代类似的特征,不会轻易改变,所以在生命过程中的某阶段,体质具有相对稳定性。

4. 特征连续性　体质的连续性体现在不同个体体质的存在和演变时间的不间断性,体质的特征伴随着生命自始至终的全过程。

5. 动态可变性　先天禀赋决定着个体体质的特异性,体质随着个体发育的不同阶段而演变,在生命过程中,个体受后天各种环境因素、营养状况、饮食习惯、精神因素、年龄变化、疾病损害、针药治疗等的影响,使得体质具有动态可变性。

6. 类型倾向性　体质的特征伴随着生命的全过程,无论是生理还是病理,均表现一定的倾向性,这种倾向性或表现为生理状态下的生理反应性,或表现为病理状态下的发病倾向性。偏于某种体质类型者,多具有循着这类体质固有的发展演变规律缓慢演化的趋势,这种趋势,就是体质的倾向性。

7. 后天可调性　人体的体质既有相对稳定性,又有动态可变性,因此,通过后天干预使偏颇体质得以纠正或改善,减少体质对疾病的易感性,预防疾病的发生和发展,甚至从根本上改变治疗的观点从而达到未病先防,既病防变。

二、体质的形成

体质秉承于先天,得养于后天。先天禀赋是人体体质形成的重要因素,但体质的形成、发展与强弱在很大程度上又依赖于后天因素的影响。先天因素对体质的发展提供了前提性,而体质强弱的现实性,则有赖于后天因素。

(一)先天因素

先天因素又称禀赋,是体质形成的基础,是人体体质强弱的前提条件,决定着体质的相对稳定性和个体体质的特异性。体质形成的先天因素主要与父母的生殖之精、婚育年龄,养胎,护胎和胎教等密切相关。

(二)后天因素

后天因素是人出生之后赖以生存的各种因素的总和。后天因素包括膳食营养、生活起居、劳逸、精神情志,自然环境,社会环境,疾病损害,药物治疗等。体质在后天各种因素的影响下发生变化,改善后天体质形成的条件,可以弥补先天禀赋之不足,从而达到以后天养先天,使弱者变强而强者更强的目的。

三、影响体质的因素

先、后天多种因素构成影响体质的内外环境,在诸多因素的共同作用下,形成个体不同的体质特征,具体影响体质的因素如下:

(一)先天禀赋

先天禀赋是体质形成的基础,是人体体质强弱的前提条件,在体质的形成过程中,先天因素起着关键性作用。父母生殖之精的盈亏盛衰和体质特征决定着子代禀赋的厚薄强弱,影响其体质,父母体内阴阳的偏颇和功能活动的差异,可使子代也有同样的倾向性。

(二)年龄因素

体质在生命过程中随着个体的生长壮老已的发展变化过程而不断发生变化,脏腑精气由弱到强,又由盛至衰。一般情况下,小儿为“纯阳之体”,生机旺盛,精气阴阳蓬勃生长,但其精气阴阳均未充分成熟,故又称为"稚阴稚阳",故小儿体质特点为脏腑娇嫩,形气未充,易虚易实,易寒易热;成年人精气血津液充盛,脏腑功能强健,体质强壮;老年人脏腑功能活动出现生理性衰退,常表现出精气神渐衰、代谢减缓、气血郁滞等体质特点。

(三) 性别差异

人类最基本的体质类型可分为男性体质与女性体质两大类。男为阳,女为阴。男性多禀阳刚之气,脏腑功能较强,体魄健壮魁梧,性格多外向,粗犷,心胸开阔;女性多禀阴柔之气,脏腑功能较弱,体形小巧苗条,性格多内向,喜静,细腻,多愁善感。女子由于经、带、胎、产、乳等特殊生理过程,在月经期、妊娠期和产褥期的体质会发生一定的变化。

(四) 地理因素

个体居住地域的差异,生活环境、水土性质、生活习俗等不同,会形成体质上的差异性。而人类具有能动的适应性,各自形成了与其生存环境条件相协调的自我调节机制和适应方式,从而产生并形成了不同自然条件下各自的体质特征。一般而言,北方人形体多壮实,气候寒冷,易形成阳虚体质;东南人多体型瘦弱,气候炎热,易形成阴虚体质。

(五) 饮食因素

饮食是后天营养物质的来源,科学合理的膳食结构和饮食习惯,能促进身体正常生长和发育,使体质强壮。长期饮食失调,膳食搭配不合理,日久可因体内某些成分的增减等变化而影响体质。如嗜食肥甘厚味可助湿生痰,形成痰湿体质;嗜食辛辣则易化火灼津,形成阴虚火旺体质。

(六) 劳逸因素

过劳与过逸也影响体质,劳逸结合,有利于人体的身心健康,保持良好的体质;但过度的劳作,则易于损伤筋骨,消耗气血,致脏腑精气不足,功能减弱,形成虚性体质;过度安逸,长期养尊处优,四体不勤,则可使气血流行不畅,筋肉松弛,脾胃功能减退,而影响体质。

(七) 情志因素

情志是人体对外界客观事物刺激的正常反应,情志变化会影响脏腑精气的盛衰变化,从而影响人体体质。情志和调,则气血调畅,脏腑功能协调,体质强壮;长期强烈的情志刺激,持久不懈的情志活动,超过了人体的生理调节能力,可致脏腑精气的不足或紊乱,给体质造成不良影响。

(八) 疾病因素

疾病是促使体质改变的一个重要因素。如大病、久病之后,体质常虚弱。一些慢性消耗性疾病也会对体质产生明显的影响,如慢性肝炎早期多为气滞型体质,随着病变的发展可转为瘀血型、阴虚型等不同类型的体质。但有时感染麻疹、痄腮等疾病,康复后会使机体体质具有针对性的防病能力。

(九) 针药因素

药物具有不同的性味特点,针灸具有相应的补泻效果,两者都能够调整脏腑精气阴阳之盛衰及经络气血之偏颇,用之得当,将会收到补偏救弊的功效,使病理体质恢复正常;用之不当,或针药误施,将会加重体质损害,使体质由壮变衰,由强变弱。

四、体质的分类

对体质进行分类研究是认识和掌握体质差异性的重要手段。中医学体质的分类,是以整体观念为指导思想,以阴阳五行学说为说理工具,以藏象及气血津液理论为基础而进

笔记栏

行的。

　　古今医家从个体的形态结构、生理功能、心理特征、情志变化、疾病的倾向性与易感性等不同角度对体质做了不同的分类。《黄帝内经》提出过阴阳五行分类法、形态与功能特征分类法、心理特征分类法等,张介宾以藏象阴阳分类,叶桂采用阴阳属性进行分类,章虚谷则以阴阳虚实分类。现代医家多从临床角度根据发病群体中的体质变化、表现特征进行分类,但由于观察角度、分类方法不同,对体质划分的类型、命名方法也有所不同,有四分法、五分法、六分法、七分法、九分法、十二分法等。

　　理想的体质应是阴阳平和体质。《素问·调经论》:"阴阳匀平……命曰平人。"体质大致可分为正常体质与偏颇体质两大类。

(一)正常体质

　　正常体质类型即为阴阳平和质,是阴阳协调、最理想的体质类型。体质特征为身体强壮,胖瘦适度;面色与肤色虽有五色之偏,但都明润含蓄;食量适中,二便通调;舌红润,脉象缓匀有神;夜寐安和,精力充沛,反应灵活,思维敏捷;目光有神,性格开朗、随和;自身调节和对外适应能力强。

　　具有这种体质特征的人,不易感受外邪,很少生病。即使患病,多为表证、实证,且易于治愈,甚至有时会不药而愈。如果后天调养得宜,其体质不易改变,易获长寿。

(二)偏颇体质

　　1. 偏阳质　偏阳质是指具有亢奋、偏热、多动等特性的体质类型。体质特征为形体适中或偏瘦,但较结实;面色多略偏红或微苍黑,或呈油性皮肤;食量较大,消化吸收功能健旺;大便易干燥,小便易黄赤;平时畏热喜冷,或体温略偏高,动则易出汗,喜饮水;唇、舌偏红,苔薄易黄,脉多偏阳;性格外向,喜动好强,易急躁,自制力较差;精力旺盛,动作敏捷,反应灵敏,性欲较强。

　　具有这种体质特征的人,对风、暑、热等阳邪的易感性较强,受邪发病后多表现为热证、实证,并易化燥伤阴;皮肤易生疔疮;内伤杂病多见火旺、阳亢或兼阴虚之证;容易发生眩晕、头痛、心悸、失眠及出血等病症。

　　2. 偏阴质　偏阴质是指具有抑制、偏寒、多静等特征的体质类型。体质特征为形体适中或偏胖,但较弱,容易疲劳;面色偏白而欠华;食量较小,消化吸收功能一般;平时畏寒喜热,或体温偏低;性格内向,喜静少动,或胆小易惊;精力偏弱,动作迟缓,反应较慢,性欲偏弱。

　　具有这种体质特征的人,对寒、湿等阴邪的易感性较强,受邪发病后多表现为寒证、虚证;表证易传里或直中内脏;冬天易生冻疮;内伤杂病多见阴盛、阳虚之证;容易发生湿滞、水肿、痰饮、瘀血等病症。

五、体质理论应用

　　体质理论强调脏腑经络的偏颇和精气阴阳的盛衰对形成体质差异的决定性作用,而体质的差异性在很大程度上决定着疾病的发生发展变化、转归预后上的差异及个体对治疗措施的不同反应性。因此,体质与病因、发病、病机、辨证、治疗及养生预防均有密切的关系,体质理论在临床诊疗中具有重要的应用价值。

(一)预测疾病倾向

　　体质因素决定着个体对某些病邪的易感性、耐受性。在疾病尚未发生或有明确表征之前,可以通过不同的体质的特征对其易患疾病进行预测,提前预知可能的疾病倾向及其转归情况,采取相应的调治措施,做到"未病先防""既病防变"。如偏阳质者易感受风、暑、热之邪而耐寒;偏阴质者易感受寒湿之邪而耐热。小儿脏腑娇嫩,体质未壮,易患咳喘、腹泻、食积等疾;年高之人,五脏精气多虚,体质转弱,易患痰饮、咳喘、眩晕、心悸、消渴等病。肥人或痰湿内盛者,易患中风、眩晕;瘦人或阴虚之体,易罹肺痨、咳嗽等诸疾。

(二)阐释发病原理

正气不足是发病的内在根据,邪气是发病的重要条件,体质是正气盛衰偏颇的反映。一般而言,体质强壮者,正气旺盛,抗病力强,邪气难以侵入致病;体质羸弱者,正气虚弱,抵抗力差,邪气易于乘虚侵入而发病。情志致病与否,不仅与情志刺激的种类及其量、质有关,更重要的是与机体体质有关,个体体质的特殊状态或缺陷是内伤情志病变发生的关键性因素。

疾病的发生,除由正邪斗争的结果决定外,还受环境、饮食、营养、遗传、年龄、性别、情志、劳逸等多方面因素的影响,这些因素均是通过影响人体体质的状态,使机体的调节能力和适应能力下降而导致疾病的发生。

(三)解释病理变化

体质因素决定病机的从化。从化,是指病证的性质随体质阴阳而变化,如从阳而化热、从阴而化寒等。从化的一般规律是素体阴虚阳亢者,功能活动相对亢奋,受邪后多从热化;素体阳虚阴盛者,功能活动相对不足,受邪后多从寒化;素体津亏血耗者,易致邪从燥化;气虚湿盛者,受邪后多从湿化。

疾病传变与否,虽与正邪盛衰、调治得当与否有关,但主要还是取决于体质因素。具体体现在两个方面:其一是通过正气的强弱,决定是否传变。体质强壮者,正气充足,抗邪能力强,一般病情轻浅,不易传变;体质虚弱者,一般易于感邪,且易深入,病情易传变,甚至发生重证或危证。其二是通过病邪的"从化"而影响传变。如素体阳盛阴虚者,感邪多从阳化热,疾病多向实热或虚热方面演变;素体阴盛阳虚者,则邪多从阴化寒,疾病多向实寒或虚寒方面转化。

(四)指导临床辨证

体质是辨证的基础,体质的差异性在一定程度上决定着发病证候倾向性,同病异证与异病同证,主要是以体质的差异为基础进行临床辨证。一方面,个体感受了相同的致病因素或患同一种疾病,因其体质有差异可表现出阴阳表里寒热虚实等不同证候类型,即同病异证。如同样感受寒邪,素体强壮,正气可以御邪于肌表者,表现为恶寒发热,头身疼痛,苔薄白,脉浮等风寒表证;而素体阳虚,正不胜邪者,一发病就出现寒邪直中脾胃的畏寒肢冷,纳呆食减,腹痛泄泻,脉象缓弱等脾阳不足之证。另一方面,个体感受不同的病因或患不同的疾病,而体质在某些方面具有共同点时,常常可表现为相同或类似的证候类型,即异病同证。如阳热体质者,感受暑、热邪气势必出现热证,但若感受风寒邪气,亦可郁而化热,表现为热性证候。

(五)指导疾病治疗

1. 辨体论治,因人制宜　个体体质的不同,决定了证候的不同,治法和方药应当针对证候而有别。通常所说的"因人制宜",其核心应是区别体质而治疗。

2. 辨体施治针药　体质有阴阳之别、强弱之分、寒热虚实之异,所以在治疗中,常以患者的体质状态作为立法处方用药的重要依据。如面色白而体胖,属阳虚体质者,感受寒湿阴邪,易从阴化寒化湿,当用大热之品以温阳祛寒或通阳利湿;如面色红而形瘦,属阴虚体质

150

者,内火易动,若同感受寒湿阴邪,反易从阳化热伤阴,治宜清润之品。针刺治疗也要依据病人体质施以补泻之法:体质强壮者,多发为实性病证,当用泻法;体质虚弱者,多发为虚性病证,当用补法。

3. 根据体质特征注意针药宜忌　体质有寒热虚实之异,药物有性味偏颇,针灸也有补泻手法的不同,因此,治疗时就要明辨体质对针药的宜忌,把握用药及针灸的"度"。

(1) 注意药物性味:一般来说,体质偏阳者宜寒凉,忌辛热;体质偏阴者宜温热,忌苦寒;素体气虚者宜补气培元,忌耗散克伐;阴阳平和质者宜视病情权衡寒热补泻;痰湿质者忌阴柔滋补;湿热质者忌滋补厚味;瘀血质者忌固涩收敛等。

(2) 注意用药剂量:不同的体质对药物的反应不同,一般说来,体质强壮者,对药物耐受性强,剂量宜大,用药可峻猛;体质瘦弱者,对药物耐受性差,剂量宜小,药性宜平和。

(3) 注意针灸宜忌:体质不同,针灸治疗的反应有别。一般体质强壮者,耐受性强,体质弱者,耐受性差;肥胖体质者,多气血迟涩,对针刺反应迟钝,进针宜深,刺激量宜大,多用温针艾灸;瘦长体型者气血滑利,对针刺反应敏感,进针宜浅,刺激量相应宜小,少用温灸。

(六) 指导养生防病

中医学的养生方法,贯穿于衣食住行的各个方面,其调摄方法因体质特征而异,以达到防治疾病、延年益寿的目的,包括四季养生、精神调摄、生活起居、劳逸适度、饮食调养和运动锻炼等。如在饮食调养方面,阴虚之体,饮食宜甘润生津之品,阳虚之体宜多食温补之品;在精神调摄方面,气郁质者,应注意情感上的疏导,消解其不良情绪,以防过极。

（黄建波）

复习思考题

1. 何谓禀赋与体质？两者的关系如何？
2. 体质的具体特点有哪些？
3. 偏颇体质分为哪几类？各有何特征？
4. 影响体质的因素有哪些？

扫一扫,
测一测

◆◆◆ 第七章 ◆◆◆

病 因

1. 掌握病因的概念及病因学说的主要特点。
2. 掌握六淫、疬气的概念和六淫的共同致病特点。
3. 掌握六淫各自的性质和致病特点。
4. 掌握七情的基本概念,七情内伤的致病特点。
5. 掌握痰饮、瘀血的基本概念和致病特点;
6. 熟悉饮食失宜、劳逸失度的致病规律和特点。
7. 熟悉痰饮、瘀血的形成原因。
8. 了解结石、外伤、诸虫、毒邪、药邪、医过和先天病因的致病概况。

疾病的发生是有原因的,导致疾病发生的各种因素,称为病因。病因作用于人体,破坏人体相对平衡的状态,引起了脏腑经络功能失调,精气血津液代谢失常,皮肉筋骨损伤等病理变化,使人体产生疾病。因此,病因是疾病发生必不可少的因素。

第一节 病因概述

病因学说是研究各种病因的概念、形成、性质、致病特点及其所致疾病临床表现的理论。中医病因理论以整体观念为指导,受中国古代哲学思想的影响和多学科的渗透,用普遍联系和发展变化的眼光看待引起疾病的原因,在历代医家临床实践中不断发展和完善起来,成为中医学理论体系的重要组成部分。

一、病因的概念

病因是导致人体发生疾病的原因。又称为病邪、致病因素等。《医学源流论·病同因别论》:"凡人之所苦,谓之病;所以致此病者,谓之因。"病因的种类繁多,包括六淫、疬气、七情、饮食、劳逸、外伤、诸虫、毒邪、药邪、医过、以及先天因素等。在疾病发展过程中,原因和结果往往是相互作用的。某一阶段的病理产物,在另一阶段则可成为新的致病因素导致人体发病。例如,痰饮、瘀血、结石等。

二、病因的分类

中医病因学说起源甚早,历代医家对病因的认识各有不同,对病因的分类也进行过深入的探讨和研究。早在春秋战国时期,就有各种关于病因及其致病特点的记载。《左传·昭公元年》记载了秦国名医医和提出的"六气病源"说,谓"六气,曰阴、阳、风、雨、晦、明也。分为四时,序为五节,过则为灾。阴淫寒疾,阳淫热疾,风淫末疾,雨淫腹疾,晦淫惑疾,明淫心疾"。六气病源以阴阳为纲,淫生六疾统于阴阳,被认为是病因理论的创始。《黄帝内经》以阴阳为纲,根据病邪的来源和侵害人体部位的不同,首次提出了邪分阴阳和侵犯人体有"三部"之说。《素问·调经论》:"夫邪之生也,或生于阴,或生于阳。其生于阳者,得之风雨寒暑;其生于阴者,得之饮食居处,阴阳喜怒。"《灵枢·百病始生》:"喜怒不节则伤脏,脏伤则病起于阴也;清湿袭虚,则病起于下;风雨袭虚,则病起于上,是谓三部。"认为外邪致病属于阳邪;饮食不节、居处失宜、情志过激,起居无常,房事失度归属于阴邪。此外,外邪侵犯人体,分为上下两部,情志致病为中部。受《黄帝内经》病因分类思想的影响,《金匮要略》将病因和发病途径相结合,提出了"三分病因"法。《金匮要略·脏腑经络先后病脉证》:"千般疢难,不越三条:一者,经络受邪入脏腑,为内所因也;二者,四肢九窍,血脉相传,壅塞不通,为外皮肤所中也;三者,房事,金刃,虫兽所伤。以此详之,病由都尽。"《肘后百一方》指出,疾病的形成:一为内疾,二为外发,三为他犯,为"三因分类"的雏形。《诸病源候论》首次提出了具有传染性的"乖戾之气"。宋代陈无择在《黄帝内经》和《金匮要略》分类的基础上,于《三因极一病证方论·三因论》明确提出了"三因学说":"六淫,天之常气,冒之则先自经络流入,内合于脏腑,为外所因;七情,人之常性,动之则先自脏腑郁发,外形于肢体,为内所因;其如饮食饥饱,叫呼伤气,尽神度量,疲极筋力,阴阳违逆,乃至虎狼毒虫,金疮踒折,疰忤附着,畏压缢溺,有悖常理,为不内外因。"即六淫侵袭为外所因,七情所伤为内所因,饮食劳倦、跌仆金刃以及虫兽所伤等为不内外因。这种将致病因素和发病途径结合起来的分类方法,明确了不同的病因有不同的侵袭和传变途径,使中医学病因理论更趋完善,多为后人效法。

本章根据病因的来源、致病途径、致病特点等的不同,将病因分为四类:外感病因、内伤病因、病理产物性病因、其他病因。

三、探求病因的方法

当致病因素作用于人体后,机体会产生不同的病变反应,从而表现出相应的临床症状和体征。不同的致病因素导致不同的临床表现,因此在认识病因的时候往往是通过疾病的临床表现来推求病因的。以临床表现为依据,探求引起疾病或证候的原因,并由此认识疾病的病理过程,为治疗用药提供依据的方法称为"辨证求因",又称为"审证求因"。这种由果析因,从症状、体征推求病因,是中医认识病因的主要方法,也是中医病因学的主要特点之一。在辨证求因的同时也应了解发病过程中可能影响疾病发生的各种客观条件,如季节气候、情志因素、体质特点等。全面而准确地探求病因,才能更为有效地指导临床。

ER-7-1

辨证求因

第二节 外感病因

外感病因主要包括六淫和疠气,是指来源于自然界,多从肌表、口鼻入侵人体,导致人体发生外感病的致病因素。邪气自外而来,引起的外感病初期阶段多见表证。

一、六淫

(一)六淫的概念及共同致病特点

1. 六淫的概念 六淫是风、寒、暑、湿、燥、火(热)六种外感病邪的总称。淫,太过、浸淫之意。张介宾注:"淫,邪胜也,不务其德是谓之淫。"六淫之名,首见于《三因极一病证方论·卷二》,其中提到"夫六淫者,寒暑燥湿风热是也。"又说:"然六淫,天之常气,冒之则先自经络流入,内合于脏腑,为外所因。"六淫是自然界不正常的气候变化所引起的致病邪气,故又称为"六邪"。

自然界存在着风、寒、暑、湿、燥、火六种正常的气候变化,称为六气,是天地万物生长化收藏的必要条件,也是人类赖以生存的自然条件。人体对四时气候变化具有适应性的调节能力,故六气一般不会致人发病。正如《素问·宝命全形论》说:"人以天地之气生,四时之法成。"

六淫产生与自然界气候异常变化相关。随着四季的更替,六气会发生规律性变化。如与常年气候相比,出现六气的太过或者不及,非其时而有其气(如春天应温而反寒,秋天应凉而反热),或气候变化过于急骤(如暴冷、暴热等),超过人体的调节能力时,六气便成为致病因素,导致人体发病,称为"六淫"。《灵枢·四时气》:"四时之气,各不同形,百病之起,皆有所生。"另外,人体正气强弱状况也影响六气能否转化为六淫致病。当气候的异常变化时,若人体正气强盛能自我调节时不发病。此时的异常气候,对于未发病的机体来讲,仍属六气,而非六淫。反之,当人体正气不足,脏腑功能失调,正不胜邪时,六淫常乘虚侵入人体而发病。甚至当气候变化基本正常时,也会由于人体适应能力低下而发病。正如《素问·评热病论》所说:"邪之所凑,其气必虚。"

2. 六淫的共同致病特点

(1) 外感性:六淫侵犯人体多从肌表或口鼻而入,也可两者同时受邪。如风寒湿邪伤于肌表,温燥之邪自口鼻而入。因六淫之邪来自于自然界,自外侵袭人体,故六淫病邪属于外感致病因素,导致的疾病称为外感病。六淫所致外感病初起阶段称为表证,以恶寒发热,舌苔薄白,脉浮为主要临床特征。

(2) 季节性:六淫致病具有明显的季节特点。四季气候有春温、夏热、秋燥、冬寒的不同,故各季相应的多发病也各异。如春天风木当令,多风病;夏季暑气当令,多暑病;长夏湿土当令,多湿病;秋季肺金当令,多燥病;冬季寒水当令,多寒病。六淫所致病变与时令变化关系密切,又称"时令病"。

(3) 地域性:六淫致病常与居住地区和工作、生活环境密切相关。如北方地区气候寒冷干燥,多寒病、燥病;南方地区气候温暖潮湿,多湿病、热病;久居湿地,或长期水中作业者易患湿病;居处炎热,或高温环境作业者多易患暑病、火热燥病。

(4) 相兼性:六淫邪气既可以单独侵袭人体,又可以两种或两种以上同时侵袭人体而致病。如伤风、伤寒、中暑,也可见风热感冒,风寒湿痹,寒湿困脾等。《素问·痹论》:"风寒湿三气杂至,合而为痹也。其风气胜者为行痹,寒气胜者为痛痹,湿气胜者为着痹也。"《三因极一病证方论·卷二》:"所谓风寒、风温、风湿、寒湿、湿温,五者为并。风寒湿、风湿温,二者为合。"不难发现,六淫之邪多以依附于风邪,或与同类相合的方式而致人发病。

(5) 转化性:六淫致病后,在一定条件下,其证候性质可发生转化。如感受风寒之邪后,可从初起的表寒证转化为里热证,或一开始就表现为风热证,病性寒热的转化与体质类型密切相关。偏阳质者易从阳化热,偏阴质者易从阴化寒。《医宗金鉴》:"六气之邪,感人虽同,人受之而生病各异者,何也？盖人之形有厚薄,气有盛衰,脏有寒热,所受之邪,每从其人之胜气而化,故生病各异也。"六淫邪气在人体内长时间羁留,或治疗不当,也可引起证候性质发生变化。这里所谓转化,并不是指六淫中一种邪气可以转变成另一种邪气,而是指六淫致病的证候性质可以发生转化。

六淫致病,除气候因素外,还包括现代科学所指的生物(细菌、病毒等)、物理、生化等多种致病因素作用于机体所引起的病理反应。

(二) 六淫各自的性质和致病特点

中医学对于风、寒、暑、湿、燥、火各自的性质和致病特点,主要是运用了取象比类的思维方法,将自然界的种种物象与人体的生理、病理征象相类比,在长期的临床医疗实践中反复验证、归纳、总结而得出的。

1. 风邪　凡致病具有风之轻扬开泄、善动不居特性的外邪,称为风邪。外感风邪为病称为外风病。

风为春令主气,但终岁常在。六气各有其主时,致病因时而异,唯风气四时常见,致病多而病位广泛,常兼夹他邪犯人,变化快而多端,是外感病中极为重要的致病因素,故称为"百病之长"。

风邪的性质和致病特点:

(1) 风为阳邪,轻扬开泄,易袭阳位:风为春天的主气,具有轻扬浮越、升散开泄、向上向外的特性,故为阳邪。风性开泄是指风邪侵袭人体容易使腠理疏泄,汗孔张开,表现为汗出,恶风等症。《伤寒论·辨太阳病脉证并治》:"太阳病,发热,汗出,恶风,脉缓者,名为中风。"风性轻扬上浮,其致病常常侵袭人体的头面、咽喉、肌表、阳经经络等属阳的部位。如风邪循经上扰,则现头昏头痛,咽痒,颈项强直,口眼歪斜等。风邪客于肌表,则见发热,恶风等症。《素问·太阴阳明论》说"故犯贼风虚邪,阳受之""伤于风者,上先受之"。

(2) 风性善行而数变:"善行"是指风具有善动不居、行无定处的特点。风邪致病,病位游移不定。如风疹发无定处,此起彼伏;风寒湿三气杂至所引起的痹证,若风邪偏盛,可见四肢关节游走性疼痛,称为"行痹"。"数变"是指风邪致病具有发病急骤、变化无常的特点。如风疹来势急剧,可迅速遍及全身,体现了传变快的特性。小儿风水病,初起仅见表证,短时间内可发生头面一身悉肿。又如风邪与温热病邪相兼所致风温类疾病,发病快,传变迅速,容易引发神志症状。《素问·风论》:"风者,善行而数变。"

(3) 风性主动:风邪致病具有动摇不定的特点,故临床上风证常表现为眩晕、震颤、四肢抽搐、角弓反张、直视上吊等。如感受风邪可导致面部肌肉抽搐,痉挛;金刃外伤后,复感风邪,出现四肢抽搐,角弓反张等临床表现。《素问·阴阳应象大论》:"风胜则动。"

(4) 风为百病之长:长,首也。风邪为六淫之首,是外感病邪中主要的致病因素。风性主动,易于侵袭体表而使他邪乘虚而入,为外邪致病的先导。寒、湿、暑、燥、火邪多依附于风邪侵犯人体而形成风寒、风湿、风燥、风火等证。正如《临证指南医案·卷五》所说:"盖六气之中,惟风能全兼五气。如兼寒则曰风寒,兼暑则曰暑风,兼湿则曰风湿,兼火则曰风火。盖因风能鼓荡此五气而伤人,故曰百病之长。"此外,风邪四时皆有,为病最多,致病范围极为广泛,伤人无处不到。古人甚至把风邪作为外感致病因素的总称。故《素问·风论》说:"风者,百病之长也。"

2. 寒邪 凡致病具有寒冷、凝结、收引特性的外邪称为寒邪。外感寒邪为病称为外寒病。

寒为冬季主气,水冰地坼之时,常易感受寒邪导致寒病。此外,气温骤降、汗出当风、贪凉露宿、空调过冷或过食寒凉之物,均为感受寒邪的原因。根据寒邪侵犯人体部位的深浅不同,外寒病有伤寒、中寒的区别。寒邪侵袭肌表,阻遏卫阳,称为"伤寒";寒邪直中于里,伤及脏腑阳气,则为"中寒"。

寒邪的性质和致病特点:

(1) 寒为阴邪,易伤阳气:寒为冬令主气,具阴寒之性,故寒为阴邪。人之阳气本可以制约阴寒之气,若阴寒之邪偏盛,则人体阳气不足以祛除寒邪,反被阴寒之邪所伤。故《素问·阴阳应象大论》说"阴盛则寒""阴胜则阳病"。感受寒邪,可见局部或全身性的寒象,如寒邪袭表,卫阳被遏,症见恶寒,发热,无汗,脉浮紧的实寒证。寒邪直中于里,易损伤心、肾、脾等脏的阳气,形成实寒证基础上兼见阳虚的虚实夹杂证。如寒邪直中太阴,损伤脾阳,则见脘腹冷痛,吐泻等症。寒邪直中少阴,心肾之阳受损,病人则可见恶寒蜷卧,手足厥冷,小便清长,下利清谷,精神萎靡,脉微细等症。

(2) 寒性凝滞:"凝滞"即凝结、阻滞不通之意。人之气血全赖阳气的温煦、推动,才能运行不息,畅通无阻。寒邪伤阳,失于温运,易使经脉气血运行不畅,甚至凝结阻滞不通,不通则痛。疼痛是寒邪为病的主要临床表现,其特点为冷痛,得温则减,遇寒加剧。《素问·痹论》言"寒气胜者为痛痹""痛者,寒气多也,有寒故痛也"。由于寒邪伤人部位不同,症状各异。如寒客肌表,凝滞经脉,可见头身肢节疼痛;痹证若以关节冷痛,遇寒加剧为主,称为"痛痹"或"寒痹";寒邪侵犯中焦,可见脘腹冷痛;寒邪痹阻胸阳,可见胸背部剧痛,谓之"胸痹"。

(3) 寒性收引:"收引",即收缩牵引之意。寒性收引是指寒邪具有收缩、牵引的特性,寒邪侵袭人体可表现为气机收敛,腠理闭塞,经络筋脉收缩挛急。《素问·举痛论》:"寒气客于脉外则寒,脉寒则缩蜷,缩蜷则脉绌急,绌急则外应小络,故猝然而痛。"缩蜷,绌急,即经络、血脉收缩之意。寒客血脉,则血脉挛缩,可见脉紧;若寒客于经络关节,则筋脉、经络收缩拘急,可见筋脉、关节屈伸不利,拘挛作痛;寒入厥阴经脉,则经脉拘挛,可见少腹拘急不仁。

3. 湿邪 凡致病具有水湿之重浊、黏滞、趋下特性的外邪称为湿邪,外感湿邪为病称为外湿病。

湿为长夏的主气,长夏处于夏秋之交,阳热尚盛,雨水较多,氤氲熏蒸,为一年中湿气最盛的季节,故长夏多湿病。此外,居处潮湿,淋雨涉水,长时间水中作业等均易感受湿邪为病。

湿邪的性质和致病特点:

(1) 湿为阴邪,易阻滞气机,损伤阳气:"湿为水之散,水为湿之聚"。湿性类水,水属阴,故湿为阴邪。湿为有形之邪,故易阻滞气机。湿邪侵袭人体,常停滞于脏腑经络,易阻滞气机。如湿阻胸膈,气机不畅,则胸闷、咳喘;湿困脾胃,升降不利,纳运失司,则脘痞腹胀,大便不爽;湿停下焦,气化不利,则小便短少不利。湿为阴邪,阴胜则阳病,故湿邪入侵可损伤人体阳气。《外感温热篇》:"湿盛则阳微。"五脏中,脾喜燥而恶湿,故湿邪最易困阻脾阳,使脾阳不振,运化无权,水湿内生,而发为泄泻,小便短少,水肿等症,进而伤及肾阳。如《素问·六元正纪大论》说"湿盛则濡泄,甚则水闭胕肿。"

(2) 湿性重浊:"重"即沉重,重着之意。湿邪致病,症状上具有沉重的特点。如湿邪袭表,可见周身困重,四肢酸楚沉重。湿邪窜上蒙头,困遏清阳,则头重如束布帛,《素问·生气通天论》:"因于湿,首如裹。"湿邪留滞于经络关节,气血阻滞不通,阳气布达受阻,可见肌肤不仁,关节重着疼痛不移、屈伸不利,称为"湿痹"或"着痹"。《素问·痹论》说:"湿气胜者为着痹。""浊"即浑浊,垢腻之意。湿邪为病,其排泄物和分泌物具有秽浊不清的特点。如湿邪在上则面垢,眵多;湿浊下注,则小便浑浊不清,大便不爽,下利脓血黏液,妇女带下过多;湿邪浸淫肌肤,溃腐肌肉,则见湿疹疮疡,疡面潮湿不净,流秽浊脓水等。

(3) 湿性黏滞:"黏",即黏腻;"滞",即停滞。湿性黏滞是指湿邪致病具有黏腻、停滞不爽的特点,主要表现在两个方面:一是症状的黏滞性。湿邪致病多见黏滞不爽的症状。如湿滞大肠,腑气不利,大便黏滞不爽;湿滞膀胱,气化不利,小便涩滞不畅,以及口黏腻,口甜,苔腻等。二是病程的缠绵性。湿性黏滞,胶着难解,故湿邪致病多起病较缓隐匿,反复发作,缠绵难愈,病程较长。例如湿温、湿痹、湿疹等,因湿邪所侵,具有明显的病程长,难以速愈的特点。《温病条辨·上焦篇》:"其性氤氲黏腻,非若寒邪之一汗即解,温热之一凉即退,故难速已。"

(4) 湿性趋下,易袭阴位:水曰润下,湿性类水,具有趋下的特性,故湿邪致病易伤及人体下部,如湿痹,湿疹多见于下肢,故《素问·太阴阳明论》说:"伤于湿者,下先受之。"

4. 燥邪 凡致病具有干涩、收敛、清肃特性的外邪称为燥邪,外感燥邪为病称为外燥病。燥为秋天的主气。秋季天气肃敛,气候干燥,自然界呈现一派肃杀景象。燥邪多从口鼻而入,首先犯肺。燥邪为病,有温燥和凉燥之分。初秋有夏热余气,秋阳以曝,燥与热相合,多病温燥;深秋有近冬之寒气,西风肃杀,燥与寒相合,多病凉燥。

燥邪的性质和致病特点:

(1) 燥性干涩,易伤津液:干,干燥;涩,滞涩。燥邪其性干燥,最易损伤人体的津液,出现各种干燥失润,涩滞不利的症状。如口干唇燥,鼻咽干燥,皮肤干燥甚至皲裂,毛发干枯不荣,小便短少,大便干结等,故《素问·阴阳应象大论》:"燥胜则干",《素问玄机原病式·燥类》:"物润则滑泽,干则滞涩,燥湿相反故也。"

(2) 燥易伤肺:燥为秋令之气,秋气通于肺,而肺为娇脏,喜清润而恶燥;肺开窍于鼻,外合皮毛,而燥邪伤人,常自口鼻而入。故燥邪最易伤肺,耗伤肺津,使肺宣降失司,甚则损伤肺络,出现干咳少痰,或痰黏难咳,痰中带血,咽喉干痛,或喘息胸痛。如《医醇賸义·卷二》云:"肺受燥热,发热咳嗽,甚则喘而失血……肺受燥凉,咳而微喘,气郁不下。"由于肺和大肠相表里,肺津受损则大肠失润,可出现大便干燥难解等症。

5. 火(热)邪 凡具有火之炎热、升腾特性的外邪称为火热之邪。火、热、温邪均属阳邪,异名同类,故常混称为温热之邪、火热之邪。三者致病炎热程度有所不同,一般认为温为热之渐,火为热之极。

火(热)之邪的性质和致病特点:

(1) 火(热)为阳邪,其性炎上:火(热)之邪具有燔灼升腾之性,故为阳邪。《素问·阴阳应象大论》:"阳胜则热。"火(热)邪伤人,机体阳气出现病理性亢盛,其致病热象显著,临床表现为高热、面赤、脉洪数等一派阳热亢盛的症状。火曰炎上,火(热)之邪有升腾向上的特性,故其侵犯人体多表现在上部,尤以头面部最为多见。《素问·至真要大论》:"诸逆冲上,皆属于火。"如风热之邪上扰,可见头痛、咽喉红肿疼痛。

(2) 火(热)易伤津耗气:火热之邪耗伤津液主要表现为两个方面:一方面热邪蒸迫津液外泄,汗多伤津,另一方面热邪可直接消灼阴津。故火(热)邪致病除热象显著之外,常伴有口渴喜冷饮,咽干舌燥,小便短赤,大便秘结等津液耗伤的症状。津能载气,火(热)邪迫津外泄,汗多则气随津泄。如《素问·举痛论》所言:"炅则腠理开,荣卫通,汗大泄,故气泄。"此外,邪热过度亢盛,耗伤人体元气,导致全身性的功能减退。津液亏少无以化气,也可出现气虚临床上,在火(热)炽盛的同时,还可以见到体倦乏力,少气懒言等气虚症状,甚则气津两脱导致虚脱重证。

(3)火(热)易生风动血:火(热)之邪侵犯人体,燔灼肝经,耗竭肝阴肝血,肝筋失于濡养,进而肝风内动。由于此肝风因热甚引起,故又称为"热极生风"。临床表现为高热,两目上视,颈项强直,四肢抽搐,角弓反张等。故《素问·至真要大论》说:"诸热瞀瘛,皆属于火。"血得温则行,得寒则凝。火(热)之邪可迫血妄行,易于引起各种出血的病证。《灵枢·百病始生》:"阳络伤则血外溢,阴络伤则血内溢",此为"热盛动血"之性。如吐血,便血,尿血,皮肤发斑,妇女月经过多,崩漏等。

(4)火(热)易扰心神:心属火,火(热)性躁动,与心相应,心主血脉而藏神,故火(热)之邪入于营血,尤易影响心神。轻则心烦不宁、失眠多梦,重则狂躁不安,神昏谵语。《素问·至真要大论》:"诸躁狂越,皆属于火。"

(5)火(热)易致疮疡:火(热)之邪,燔灼血分而聚于局部,可腐蚀血肉,发为疮疡痈肿。局部出现红肿热痛,甚则化脓。故《灵枢·痈疽》说:"大热不止,热盛则肉腐,肉腐则为脓……故命曰痈。"《医宗金鉴·痈疽总论歌》:"痈疽原是火毒生。"

6. 暑邪 凡夏至以后,立秋以前,致病具有炎热、升散特性的火热外邪,称为暑邪。暑邪为病称为暑病。

暑为自然界的火热之气所化,致病具有明显的季节特点。《素问·热论》:"先夏至日者为病温,后夏至日者为病暑"。说明暑与温是同一病邪,温病发生在夏至之前,而暑病只发生在夏至之后。且暑邪为病,只有外感,而无内生,故有"暑属外邪,并无内暑"之说。暑邪为病,有伤暑和中暑之分。感受暑邪病情轻者,为"伤暑";感受暑邪病情重者多为"中暑"。《医学心悟·卷三》:"然有伤暑、中暑、暑闭之不同。伤暑者,感之轻者也,其症烦热、口渴;中暑者,感之重者也,其症汗大泄,昏闷不醒,或烦心、喘喝、妄言也。"

暑邪的性质和致病特点:

(1)暑为阳邪,其性炎热:暑为夏季火热之气所化,与火热邪气同属阳邪。暑邪之热,甚于其他季节的热邪。因此,暑邪侵犯人体会出现一派阳热亢盛的征象,如壮热,面赤,目红,大汗出,口渴,心烦,脉洪大等。

(2)暑性升散,易扰头目心神,伤津耗气:暑性上升,易上扰头目心神,可见头昏,目眩,面赤,心烦不宁,重者出现突然昏倒,不省人事。暑性主散,可致腠理开泄而大汗。汗出过多耗伤津液,故临床出现口大渴,喜冷饮,尿赤短少等症。在大量出汗的同时,气随津而泄,导致津气两虚之证。可见气短乏力,少气懒言。《素问·举痛论》:"炅则腠理开,荣卫通,汗大泄,故气泄矣。"

(3)暑多夹湿:暑季炎热,且多雨潮湿,热蒸湿动,暑热湿气弥漫,故暑邪易夹湿邪侵犯人体。暑湿为病,临床上除有发热,烦渴,大汗等暑热症状外,还常兼见四肢困倦,胸闷呕吐,大便溏泄不爽等湿阻症状。此外,暑亦可夹寒湿之邪侵袭人体,发生于盛暑之时,贪凉饮冷太过,临床表现为在外感寒邪的基础上,兼夹有湿邪为患的症状。

二、疠气

(一)疠气的基本概念

疠气是一类具有强烈传染性、致病性和流行性的外感邪气。在中医文献中,疠气又称为"疫气""疫毒""戾气""毒气""杂气""乖戾之气"等。早在《黄帝内经》已有认识,《素问·刺法论》:"五疫之至,皆相染易,无问大小,病状相似",《诸病源候论·疫疠病候》:"一岁之内,节气不和,寒暑乖候,或有暴风疾雨、雾露不散,则民多疾疫、病无长少,率皆相似,有如鬼疠之气,故云疫疠病。"《温疫论·自叙》:"夫瘟疫之为病,非风、非寒、非暑、非湿,乃天地间别有一种异气所感。"可见疠气是有别于六淫,具有强烈传染性的外感病邪。

疠气可以通过空气传播,从口鼻而入致病,也可随饮食而入,或虫兽咬伤、皮肤接触、血液传播、性传播等多种途径入侵人体而发病。

疠气所致疾病统称为疫疠病,又名"疫病""瘟病""瘟疫病""时疫""时毒"。疠气致病的种类很多,如大头瘟、虾蟆瘟、疫痢、白喉、烂喉丹痧、天花、霍乱、鼠疫、艾滋病(AIDS)、重症急性呼吸综合征(SARS)、甲型 H1N1 流感、新型冠状病毒肺炎(COVID-19)等,包括现代临床许多传染病。

(二) 疠气的致病特点

1. 传染性强,易于流行　疠气可以通过空气、饮食、皮肤接触等多种途径在人群中广泛地传播、流行,强烈的传染性和流行性是疠气的主要特性。在疠气流行的区域,不论男女老幼,正气强弱与否,一旦感邪,立刻发病。此与六淫大不同。《温疫论》:"此气之来,无论老少强弱,触之者即病。"疠气致病既可以散在发生,如一户、一村、一地;也可大面积流行,如一国、甚至在全世界范围内流行。《三因极一病证方论·叙疫论》:"大则流毒天下,次则一方,或偏着一家。"

2. 发病急骤,病情危笃　疠气其性暴戾,致病比一般六淫邪气急骤,传变快,病情重笃。病程中易化火生风,耗津动血,迅速出现毒热内陷心包、蒙蔽神明等危重证候。《温疫论·杂气论》提及某些疫病,如"瓜瓤瘟、疙瘩瘟,缓者朝发夕死,重者顷刻而亡",足见疠气致病发病急骤,来势凶猛,病情危笃,死亡率颇高。

3. 一气一病,症状相似　疠气种类繁多,不同种类的疠气感人致病其传染途径、传播方式也各异,临床表现也各不相同。疠气具有病位上的特异性,对机体的作用部位、作用脏腑有一定的选择性。因此同一种疠气所致的疫病,侵犯部位相同,临床症状和传变规律基本相同,即《温疫论·杂气论》所谓"众人之病相同"。例如痄腮,无论患者男女老少,一般都表现为耳垂之前,口角之后,腮部的肿胀疼痛,《素问·刺法论》:"无问大小,症状相似。"此外,不同种属的动物对不同种类的疠气易感性差异明显。疠气为患既可以"人病而禽兽不病",亦可见"牛病而羊不病,鸡病而鸭不病"(《温疫论·论气所伤不同》),体现出疠气致病具有种属选择性。

(三) 影响疠气产生的因素

1. 气候反常　自然气候的反常变化,如久旱、酷热、水涝、湿雾瘴气等,均可滋生疠气而导致疾病的发生。《证治准绳》:"时气者乃天疫暴疠之气流行,凡四时之令不正乃有此气。"

2. 环境污染和饮食不洁　环境卫生恶劣,如水源、空气污染也会滋生疠气。《医学入门》:"东南两广山峻水恶地湿沤热,如春秋时月外感雾毒,寒热胸满不食,此瘴毒从口鼻而入也。"同样,食物污染,饮食不洁也可引发疫病,如临床所见疫痢、疫黄多由疠气直接随饮食进入人体而发病。

3. 预防和隔离工作不力　预防隔离工作不严格也会使疫病发生或流行。感染疠气的患者,应立即进行隔离,防止其在人群中的传播。《松峰说疫》:"凡有疫之家不得以衣服饮食器皿送于无疫之家,而无疫之家亦不得受有疫之家衣服饮食器皿。"对于易感人群,应采取积极的体育锻炼、饮食、针药调养或药物预防措施,以提高正气,预防病邪。

4. 社会因素 疠气的发生和流行与社会因素密切相关。若战乱连年,社会动荡不安,生活贫困,卫生环境恶劣,疫病则容易发生流行。若社会安定,经济繁荣,国家注重卫生保健预防工作,能够采取积极有效的预防和治疗措施,疫病的发生得到有效控制。

第三节 内 伤 病 因

内伤病因是指由于人的情志、饮食、劳逸等异常,导致气血津液失调、脏腑功能失常的致病因素。内伤病因在邪气形成、发病途径、致病特点等方面均与外感病因有明显差异。主要包括七情内伤、饮食失宜、劳逸失度等。由内伤病因所引起的疾病称之为内伤病。

一、七情内伤

七情内伤,是因七情过于突然、强烈或持久引起脏腑气机失调而导致疾病发生的常见致病因素。七情内伤致病,因其直接损伤内脏,可导致或诱发多种情志病。

(一) 七情内伤的基本概念

七情,指喜、怒、忧、思、悲、恐、惊七种正常的情志活动,是人的精神意识对客观外界事物的反应,一般不会使人得病。只有突然、强烈或持久的情志刺激,超过了人体适应的范围,使人体脏腑气机紊乱、阴阳气血失调,才会导致疾病的发生。七情能否致病,除与情志本身反应强度、方式有关外,还与个体的心理特征、生理状态有密切的关系。七情直接影响相关的内脏而发病,故七情致病称为"七情内伤"或"内伤七情"。

(二) 七情与内脏气血的关系

情志活动以脏腑精气为物质基础,故七情与内脏关系密切。《素问·阴阳应象大论》:"人有五脏化五气,以生喜怒悲忧恐。"五脏藏精,精化为气,气化为神。五脏精气可产生相应的情志活动,《素问·阴阳应象大论》:"肝在志为怒,心在志为喜,脾在志为思,肺在志为忧,肾在志为恐。"五脏精气的盛衰、气血运行的通畅,在情志产生过程中发挥着重要作用。若五脏精气阴阳及气血失调,则可出现情志的失常,《灵枢·本神》:"肝气虚则恐,实则怒……心气虚则悲,实则笑不休。"《素问·调经论》:"血有余则怒、血不足则恐。"

(三) 七情内伤的致病特点

情志活动与机体内外环境变化密切相关。生活、工作环境急剧变化,人际关系不良,以及内脏精气虚衰,气血失和,均可引起七情失常,影响相应脏腑功能,导致疾病发生。七情内伤的主要致病特点有三方面:

1. 直接伤及脏腑 七情与内脏气血的关系密切,七情过激,或持久刺激可直接伤及相应脏腑,影响脏腑功能而产生相应的病理变化。不同的情志刺激伤及不同的脏腑,产生不同的病理变化。故《素问·阴阳应象大论》说:"怒伤肝""喜伤心""思伤脾""悲伤肺""恐伤肾"。过喜伤心,可见心神不宁,心悸、失眠、健忘甚至精神失常等;过怒伤肝,可见两胁胀痛,善太息,咽中异物感,痛经闭经等;过思伤脾,可见食欲不振,脘腹胀满,大便溏泄等;悲忧伤肺,可见咳嗽、胸闷、气短、乏力等;惊恐伤肾可见滑精、二便失禁等。

心藏神,为五脏六腑之大主,心神是生命的主宰,故七情过激伤人发病,首先作用于心神,产生异常的情志反应和精神状态。《灵枢·本神》:"是故怵惕思虑者则伤神……喜乐者,神惮散而不藏;愁忧者,气闭塞而不行;盛怒者,迷惑而不治;恐惧者,神荡惮而不收。"喜乐过度,可致精神涣散,神志失常;大怒可致气血逆乱;过于恐惧,可致神气散失,神不守舍。《素问·举痛论》:"惊则心无所依,神无所归。""思则心有所存,神有所归。"明确指出惊与思亦首先损及心神,然后影响相应的脏腑。

肝藏血而主疏泄,调畅气机,促进和调节气血运行,因而肝在调节情志活动,保持心情舒畅方面,发挥着重要作用。脾为气血生化之源,藏营而舍意,在志为思,思虑、记忆等精神活动皆与脾密切相关。故情志内伤,除心外,还容易损伤肝脾二脏:郁怒太过则伤肝,致肝气郁结,可见两胁胀痛,胸闷太息,咽中如有异物梗阻,月经延后,甚则可见痛经、闭经、癥瘕等症状。思虑过度伤及心脾,可致心脾两虚,可见心悸、失眠多梦,食少腹胀,便溏等症状。

2. 影响脏腑气机　七情内伤致病,主要是通过影响脏腑气机,导致气机失调、气血逆乱而发病。脏腑气机失常的具体表现,《素问·举痛论》:"怒则气上""喜则气缓""悲则气消""恐则气下""惊则气乱""思则气结"。

(1) 怒则气上:指过度愤怒可使肝气疏泄太过而上冲,血随气逆,并走于上,可见面红目赤、头痛头晕、耳鸣,甚者呕血或昏厥猝倒等,《素问·生气通天论》:"大怒则形气绝,而血菀于上,使人薄厥。"《素问·调经论》:"怒则气逆,甚则呕血及飧泄。"除肝气上逆外,临床常见肝气横逆犯脾,可见腹痛、腹泻等。

(2) 喜则气缓:指过度喜乐,可使心气涣散,神不守舍。《灵枢·本神》:"喜乐者,神惮散而不藏。"临床可见乏力、懈怠、精神不能集中,乃至心悸、失神,甚则狂乱等。

(3) 悲则气消:指过度悲忧可使肺气耗伤,意志消沉,可见气短胸闷、精神萎靡不振、乏力懒言等症。《素问·举痛论》:"悲则心系急,肺布叶举,而上焦不通,荣卫不散,热气在中,故气消矣。"

(4) 恐则气下:指过度恐惧,可使肾气不固,气陷于下,可见二便失禁,或恐惧不解则伤精,发生骨酸痿厥,遗精等症。《灵枢·本神》:"恐惧不解则伤精,精伤则骨酸痿厥,精时自下。"

(5) 惊则气乱:指突然受惊,可使心无所倚,神无所归,虑无所定,惊慌失措。可见心悸、失眠、心烦、气短,甚则精神错乱等。《素问·举痛论》:"惊则心无所依,神无所归,虑无所定,故气乱矣。"

(6) 思则气结:指思虑劳神过度,可伤神损脾致气机郁结、运化失职。临床可见精神萎靡,反应迟钝,不思饮食,腹胀纳呆,便溏等症状。

3. 影响病情变化　病情变化与情志活动关系密切。情绪积极乐观,七情反应适当,当怒时怒而不过,当悲时悲而不消沉,有利于病情的好转乃至痊愈。反之情绪消沉,悲观失望,或七情异常波动,可使病情加重或急剧恶化。了解七情活动对病情的正反两方面的影响,对把握病情发展变化,采取全面正确治疗,具有实际指导意义。如素有阴虚阳亢、肝阳化风的眩晕患者,若遇事恼怒,肝阳暴涨,气血冲逆于上,眩晕加重,甚至突然昏厥,半身不遂,口眼喝斜。七情内伤导致肝气失调出现的梅核气、胃脘痛以及腹泻等病,往往会因情志刺激而病势加重;胸痹、真心痛、乳癖、消渴、癥积(恶性肿瘤)等患者,也常因情志波动使病情加重或迅速恶化。

二、饮食失宜

饮食是人类赖以生存和维持健康的基本条件,是水谷精微化生的前提,合理膳食有利于气血生成、脏腑充养。饮食失宜,是导致疾病发生的重要内伤性病因之一。饮食物的消化吸收主要依靠脾胃的纳运功能,故饮食所伤,常影响脾胃功能,引起气机升降失常,导致消化功能障碍,或为宿食积滞,或能聚湿生痰、化热,亦可累及其他脏腑而变生他病。另外,大病之后,余邪未尽,脾胃虚弱,亦可因伤食而复发。饮食失宜而致病,主要表现为饮食不节,饮食不洁,饮食偏嗜三个方面。

(一) 饮食不节

饮食不节,即饥饱失常和饮食规律失常。饮食以适量、适时、规律为宜。若过饥、过饱、失其常度,或进食失其规律,均可导致疾病的发生。

1. 过饥　指摄食不足,或饥不得食,或有意识地限制饮食,或因脾胃功能不足而不思饮食等。一方面因长期摄食不足,则化源缺乏,气血化生不足,久之必然亏虚为病,可见形体日渐消瘦。《灵枢·五味》:"谷不入半日则气衰,一日则气少矣。"另一方面气血衰少则正气不足,卫外无力,易感外邪或继发其他病证。此外,临床上还有一部分患者,为了某种目的,有意抑制食欲,导致气血化生不足,变生诸病,严重者可发展成厌食等较顽固的身心疾病。婴幼儿时期,如因母乳不足,营养不良,可影响其正常生长发育。

2. 过饱　指饮食过量。饮食过量,超过脾胃的纳运功能,影响饮食物的腐熟和运化,以致阻滞于内,形成宿食积滞,出现脘腹胀满、嗳腐反酸、厌食纳呆、呕吐泄泻等。《素问·痹论》:"饮食自倍,肠胃乃伤。"此类病症,小儿尤为多见,因小儿进食缺乏规律性,且脏腑娇嫩,形气未充,脾胃较成人为弱。食滞日久,可积而化热。婴幼儿食积日久,常可酿成"疳积",出现手足心热,心烦易哭,脘腹胀满,便溏,面黄肌瘦等。若成人饮食过量,常可阻滞肠胃经脉气血运行,或积久化热,伤及气血,形成下利,便血及痔疮等。《素问·生气通天论》:"因而饱食,筋脉横解,肠澼为痔。"

3. 饮食不规律　一日定时三餐为人类漫长进化过程中所形成的适应胃肠规律性活动的结果。若饮食无时,规律失其节制,首先损伤脾胃,使脾胃气机升降失调、运化失常、功能减退而发病。

(二) 饮食不洁

饮食不洁,是指进食不洁净、陈腐变质或有毒的食物而导致疾病发生。饮食不洁致病,以胃肠病为主,可出现腹痛,吐泻,痢疾等;若进食被疫毒污染食物,则可发生某些传染性疾病;若进食或误食被毒物污染或有毒食物,可发生食物中毒,轻则脘腹疼痛,呕吐腹泻,重则毒气攻心,神志昏迷,甚至导致死亡。此外,饮食不洁也是导致多种肠道寄生虫疾病的主要原因,如蛔虫、蛲虫、绦虫等,可见腹痛时作,嗜食异物,面黄肌瘦,肛门瘙痒等症。

(三) 饮食偏嗜

饮食偏嗜,是指特别喜好某些食物或专食某些食物、饮食有所偏颇而导致疾病发生。饮食偏嗜主要表现在寒热偏嗜、五味偏嗜、种类偏嗜等几个方面。

1. 寒热偏嗜　饮食宜寒热适中,过冷过热皆不相宜。《灵枢·师传》:"食饮者,热无灼灼,寒无沧沧,寒温中适,故气将持,乃不致邪僻也。"若偏食生冷寒凉之品,易于损伤脾胃阳气,导致脾胃虚寒,运化功能失常,寒湿内生,可见腹痛、泄泻等。若偏嗜辛温燥热饮食,易使肠胃积热,可见口渴,口臭,腹满腹痛,便秘或痔疮等。

2. 五味偏嗜　五味,指酸、苦、甘、辛、咸。五味与五脏,各有其所喜,如酸先入肝,苦先入心,甘先入脾,辛先入肺,咸先入肾。五味各有不同作用,不可偏废。若长期偏嗜某种性味的食物,就会导致相应之脏的脏气偏盛,从而引发疾病。如多食咸味,会使血脉凝滞,面色失去光泽;多食苦味,会使皮肤枯槁少津,汗毛脱落;多食辛味,会使筋脉拘急而爪甲枯槁;多食酸味,会使皮肉坚厚皱缩,口唇干薄而掀起;多食甘味,会使骨骼疼痛而头发脱落。由此可见,五味偏嗜,不仅可直接引起本脏病变,还可影响脏腑之间的关系,引发多种病变。

3. 种类偏嗜 人的膳食结构应谷、肉、果、菜齐全,且以谷类为主,肉类为辅,蔬菜为充,水果为助,调配合理,才有益于健康。若结构不当,调配失宜,有所偏嗜,则味有所偏、脏有偏胜,从而导致脏腑功能紊乱。种类偏嗜中最常见的是偏嗜酒浆、偏嗜肥甘。

(1)偏嗜酒浆:指长期过量的饮酒。嗜酒成癖,可损伤肝脾,久易聚湿、生痰,化热而致病,甚至变生癥积。

病案分析

饮食偏嗜

程明佑治一人,下泄,勺水粒米不纳,服汤药即呕。程诊之曰:病得之饮酒。脾恶湿,汤药滋湿矣。以参苓白术和粳米为糕食之,病旋已。所以知其病得之饮酒过多者,切其脉濡缓而弱,脾伤于湿也。

分析:此病案出自清代俞震纂编的《古今医案按》,记录了医生程明佑治疗的一位因饮酒过多而导致泄泻的病人。病人因偏嗜酒浆而生湿,湿困脾,导致脾的运化功能失常,从而引起泄泻。汤药为水,所以病人一服汤药即呕。于是,程明佑将药物制成了糕点让病人服用,从而治愈了此病。

(2)偏嗜肥甘:过食肥甘厚味,可损伤脾胃,聚湿生痰,化热化火,易发消化不良,易患胸痹,肥胖,痈肿疮疡,痔疮下血等病,《素问·生气通天论》:"高粱之变,足生大疗",甚则动风,发为半身偏枯等。

种类偏嗜,还可致某些营养物质缺少、营养不全,形成多种营养缺乏性疾病,如脚气病,瘿瘤,佝偻,夜盲病等。

三、劳逸失度

劳逸结合,本质为阴阳协调平衡、动静结合,动以养形,静以养神。适当劳作与适当休息,方能形神俱养,有助气血流通、阴阳平和,有利于身体健康。而劳逸失度,可损伤机体而引发疾病。

(一) 过劳

过劳,指过度劳累,包括劳力过度、劳神过度和房劳过度三个方面。

1. 劳力过度 又称"形劳",指较长时间繁重的体力劳作,耗气伤形,积劳成疾。劳力过度致病主要表现在:一是劳力太过而耗气,损伤内脏精气,致使脏气虚少,功能减退。可见少气懒言,体倦神疲,喘息汗出,形体消瘦等。《素问·举痛论》:"劳则喘息汗出,外内皆越,故气耗矣。"二是劳力过度还可致筋骨损伤,出现肢体的肿痛、功能受限等。《素问·宣明五气》:"久立伤骨,久行伤筋。"此外若突然用力过度或不当,造成持重努伤,一则可致气耗,同时可致局部瘀血阻滞而出现气短乏力、局部疼痛等症状。

2. 劳神过度 又称"心劳",指长期思虑太过,劳伤心脾,积劳成疾。由于心主血藏神,脾在志为思,思虑劳神过度,则耗伤心血,损伤脾气,以致心神失养而心悸,健忘,失眠,多梦,以及脾失健运而纳少,腹胀,便溏,消瘦等。

3. 房劳过度 又称"肾劳",指性生活不节,房事过度等,耗伤肾精、肾气而致病。肾藏精,为封藏之本,若房事不节则肾精耗伤,《素问·生气通天论》:"因而强力,肾气乃伤,高骨乃坏。"可见腰膝酸软,眩晕耳鸣,精神萎靡,性功能减退,男子早泄甚或阳痿,女子月经失调等。此外,房劳过度也是导致早衰的重要原因。

(二) 过逸

过逸,指过度安逸,包括体力过逸和脑力过逸两个方面。

正常的劳作,有助于气血流畅、精神振奋、身心健康。长期安逸少动,久卧、久坐者,可导致气机不畅,脾胃功能呆滞,出现胸闷,食少,腹胀,肢体无力,臃肿,肥胖等。久则形成气滞血瘀、痰湿内生等病变。若过度安逸或长期卧床,则阳气不振、正气不足,可见动则心悸,气喘汗出等,或抗病力弱,易感外邪。《素问·宣明五气》:"久卧伤气,久坐伤肉。"长期用脑过少,诸事无所用心者,可致神气衰弱,表现为精神不振、反应迟钝,甚至痴呆等。

第四节 病理产物性病因

病理产物性病因,是继发于其他病理过程而形成的致病因素。在疾病发生和发展过程中,由于某些病因的作用,引起脏腑气血津液代谢失调,继而形成病理产物。这些病理产物形成之后,又能作用于人体,成为一种新的致病因素,干扰机体的正常功能,可加重原有病理变化,或引起新的病变发生。因其继发于其他病理过程而产生,具有病理产物和致病因素的双重特点,故既称为病理产物性病因,又称为"继发性病因",主要包括痰饮、瘀血、结石等。

一、痰饮

(一) 痰饮的基本概念

痰饮,是指机体水液代谢障碍所形成的病理产物,较稠浊者称为痰,较清稀者称为饮,属于继发性病因之一。这种病理产物一经形成,可作为一种致病因素作用于机体,导致脏腑功能失调而引起各种复杂的病理变化。其中痰可分为有形之痰和无形之痰:有形之痰,指视之可见,闻之有声或触之可及之痰,如咳嗽吐痰、喉中痰鸣等;无形之痰,指只见其征象,不见其形质之痰,如眩晕、癫狂等,虽然无形质可见,但用祛痰药治疗有效。因此,中医学对"痰"的认识,主要是以临床征象为依据来进行分析的。饮则多留积于人体的局部或肌肤,并因其所停留的部位不同而名称各异,如《金匮要略·痰饮咳嗽病脉证治》有"痰饮""悬饮""溢饮""支饮"等。

由于痰、饮、水、湿同源而异流,均为人体津液代谢失常而形成的一种病理产物,又是一种致病因素,四者皆为阴邪。一般认为湿聚为水,积水成饮,饮凝成痰。就形质而言,稠浊为痰,清稀为饮,许多情况下水、湿、痰、饮并不能截然分开,故常常统称"水湿""水饮""痰湿""痰饮"等。

(二) 痰饮的形成

痰饮的形成,多为外感六淫,七情内伤,饮食不节,瘀血阻络等原因,导致脏腑功能失调,气化不利,津液代谢障碍,水液停聚而形成。由于肺、脾、肾、肝及三焦、膀胱等对水液代谢均具有重要作用,故痰饮的形成,多与肺、脾、肾、肝及三焦、膀胱的功能失常密切相关。肺主宣发肃降,为水之上源,如肺失宣降,水道不利,津液输布失司,则聚水而生痰饮;脾主运化水液,为制水之脏,脾失健运,水湿内生,可以凝聚生痰;肾主水,肾阳不足,水液不得蒸化,也可停而化生痰饮;肝主疏泄,主调畅一身气机,若肝失疏泄,气机郁滞,津液停积可为痰为饮;三焦为决渎之官,是水液运行的通道,若水道不利,津液失布,亦能聚水生痰;膀胱为州都之官,主贮藏水液和排泄尿液,如功能失常亦影响水液代谢。因此,凡与津液代谢密切相关之脏腑功能失调,以及所有对津液代谢有影响的致病因素,均可以导致痰饮的形成。

(三) 痰饮的致病特点

痰饮为病,随气升降,从而产生各种纷繁复杂的病变,其致病特点主要有以下几个方面。

1. 阻滞经脉气血运行 痰饮一旦产生可流注全身,外而经络、肌肤、筋骨,内而五脏六腑,机体内外无处不到,致经脉阻滞不畅,气血运行不利。若痰饮流注于经络,可见肢体麻木,屈伸不利,甚至半身不遂等;若结聚于局部,则形成瘰疬、痰核、或形成阴疽、流注等。

2. 阻滞气机升降出入 痰饮为水湿所聚,停滞于中,易于阻遏气机,使脏腑气机升降失常。例如,肺以清肃下降为顺,痰饮停肺,使肺失宣肃,可出现胸闷、咳嗽、喘促等;胃气以降为和,痰饮停留于胃,使胃失和降,则出现恶心、呕吐等;痰浊痹阻心脉,可见胸闷、心痛等。此外,痰浊随气上逆,蒙蔽清窍,扰乱心神,可出现头晕、目眩、精神不振等症,甚至出现神昏谵语或引起癫、狂等。

3. 影响津液代谢 痰饮为津液代谢失常的病理产物,一旦形成之后,又作为一种致病因素作用于机体,进一步影响肺、脾、肾等脏腑的功能活动,影响津液代谢。如痰湿困脾,可致水湿不运;痰饮阻肺,可致宣降失职,水液不布;饮停于下,影响肾阳功能,可致蒸化无力。因此,痰饮致病可影响人体津液的输布与排泄,使津液进一步停留于体内,加重津液代谢障碍。

4. 易于蒙蔽心神 痰饮为浊物实邪,而心神性清净。痰浊为病,随气上逆,尤易蒙蔽清窍,扰乱心神而出现多种神志异常疾病。痰湿上蒙清窍,可见头昏、头痛、头重、精神不振;痰迷心窍,痰火扰心,则可致失眠、易怒、神昏谵语或引发癫、狂、痫等。

5. 致病广泛、变化多端 痰饮为病,具有变化多端,病证错综复杂的特点。痰饮随气流行,内而五脏六腑,外而四肢百骸,肌肤腠理,可停滞而致多种疾病。由于其致病面广,发病部位不一,且又易于兼邪致病,因而在临床上形成的病证繁多,症状表现十分复杂,故有"百病多由痰作祟"之说。如饮逆于上可见眩晕;水注于下,则见足肿;湿在肌表,可见身重;湿停中焦,影响脾胃运化,则见脘痞、纳呆;痰造成的病证更为广泛多变,如痰结咽喉可见"梅核气";痰在于胃则恶心、呕吐等;痰浊上扰可引起癫痫等疾病。痰饮可随气流注全身,产生多种病变,故有"怪病多痰"之说。

6. 缠绵难愈、病程较长 痰饮为体内津液代谢障碍而成,具有重浊黏滞的特性。痰饮致病多表现为病情反复发作,缠绵难愈,病程较长,治疗困难。如痰饮所致咳嗽、眩晕、胸痹、癫痫、中风、痰核、瘰疬、阴疽等,特别是一些顽痰伏饮,病程更长。

二、瘀血

(一) 瘀血的基本概念

瘀血,是体内有血液停积而形成的病理产物,包括体内瘀积的离经之血,以及因血液运行不畅,阻滞于经脉或脏腑内的血液。瘀血一旦形成,则又可成为致病因素,进一步阻滞气机,阻碍气血运行,导致脏腑功能进一步失调。因此,瘀血既是病理产物,也是一种重要的致病因素。在中医文献中,瘀血又称"恶血""衃血""蓄血""败血""污血"等。

"瘀血"和"血瘀"的含义有所不同。一般认为,瘀血是导致新的病变的病理产物,属于病因学概念;血瘀是指血液运行不畅或瘀滞不通的状态,属于病机学概念。二者互为因果,瘀血阻滞于血脉或脏腑之中,可致血瘀;血液运行不畅或瘀滞不通,久之可发展为瘀血。

(二)瘀血的形成

凡能引起血液运行不畅,或致血离经脉而瘀积的内外因素,均可导致瘀血的形成。如由于气虚、气滞、血寒及饮食、劳逸等原因,致血行不畅,凝滞淤积于内而成瘀;或因血热、外伤、出血及其他原因导致内出血,不能及时消散或排出而形成瘀血。

1. 气虚致瘀　气为血之帅,血的正常运行靠气的推动和固摄。若气虚推动无力,则血的运行迟滞而成瘀;或气虚统摄失权,则血溢脉外,凝结不散而成。

2. 气滞致瘀　气行则血行,气滞则血瘀。气机失畅,血的运行亦可因之阻滞而成瘀。如《血证论·吐血》说:"气结则血凝。"

3. 血寒致瘀　血得温则行,得寒则凝。若感受外寒,入于血脉,或阴寒内盛,寒邪凝滞,经脉拘急,血凝不畅,进而形成瘀血。《医林改错·积块》:"血受寒则凝结成块。"

4. 血热致瘀　热入营血,血热互结,煎灼血中津液,血液黏滞而运行不畅;或热灼脉络,迫血妄行,血溢脉外,积而成瘀。《医林改错·积块》:"血受热则煎熬成块。"

5. 外伤致瘀　各种外伤,诸如跌打损伤,或负重过度努伤等,外可伤肌肤,内可伤脏腑,使血离经脉不能及时消散而排出,形成瘀血。

6. 出血致瘀　除各种外伤出血外,或脾不统血、肝不藏血而致出血,以及妇女经行不畅、流产等,离经之血未能排出体外或及时消散亦可致瘀。或因出血后,专用收涩止血之品,或过用寒凉,使离经之血凝聚而不散,未离经之血瘀滞而不畅,因之形成瘀血。

7. 痰浊致瘀　痰浊可阻滞气机,阻碍气血的运行,使血液运行迟缓从而导致瘀血,可形成痰瘀互结的病理状态。

(三)瘀血的致病特点

瘀血形成之后,停积体内,不仅失去血液的正常濡养作用,而且可引起新的病变发生。瘀血致病的病机特点主要表现在:

1. 易于阻滞气机　血为气之母,血能载气养气,故而瘀血一旦形成,必然影响气机郁滞,所谓"血瘀必兼气滞";又因气为血之帅,气机郁滞,又可引起局部或全身的血液运行不畅;因而导致血瘀气滞、气滞血瘀的恶性循环。如外伤局部,破损血脉,血出致瘀,可致受伤部位气机郁滞,出现局部青紫、肿胀、疼痛等症。

2. 影响血脉运行　瘀血为血液运行失常的病理产物,但瘀血形成之后,无论瘀滞于脉内、脉外,均可影响心、肝、脉等脏腑组织的功能,导致局部或全身的血液运行失常。如瘀血阻滞于心,导致心脉痹阻,气血运行不畅,可见胸痹心痛;瘀血留滞于肝,可致肝失疏泄,肝脉阻滞,气血运行障碍,故有"恶血归肝"之说;瘀血阻滞于经脉,气血运行不利,形体官窍因脉络瘀阻,可见口唇、爪甲青紫,皮肤瘀斑,舌有瘀点、瘀斑,脉涩不畅等。如果瘀血引起脉络损伤,可致血逸脉外,症见出血、血色紫黯有块等。

3. 影响新血生成　瘀血乃病理性产物,已失去对机体的正常濡养滋润作用。瘀血阻滞体内,日久不散,就会严重影响气血运行,导致脏腑失于濡养,功能失常,势必影响新血生成。因而有"瘀血不去,新血不生"的说法。《血证论·男女异同论》:"瘀血不行,则新血断无生理……盖瘀血去则新血易生,新血生而瘀血自去。"故久瘀之人,常可表现出肌肤甲错、毛发不荣等失于濡养的临床特征。

4. 病位固定,病证繁多　瘀血一旦停滞于某脏腑组织,多难于及时消散,故其致病具有病位相对固定的特征,如局部刺痛,固定不移,癥积肿块形成,久不消散等。而且,瘀血阻滞的部位不同,形成原因各异,兼邪不同,其病证表现也就不同。如瘀阻于心,出现因血行不畅而胸闷心痛;瘀阻于肺,则宣降失调,或致脉络破损,可见胸痛,气促,咯血;瘀阻于肝,气机郁滞,血海不畅,经脉瘀滞,可见胁痛,癥积肿块;瘀阻胞宫,经行不畅,可见痛经,闭经,经色紫黯有块;瘀阻于肢体肌肤,可见肿痛青紫;瘀阻于脑,脑络不通,可致突然昏倒,不省人事,或引起严重的后遗症,如痴呆,语言謇涩,半身不遂等。此外,瘀血阻滞日久,也可郁而化热。

瘀血致病的症状特点主要表现在:

1. 疼痛　一般表现为刺痛,痛处固定不移,拒按,夜间痛势尤甚。

2. 肿块　瘀血积于皮下或体内,则可见肿块,部位固定不移。若在体表,则可见局部青紫,肿胀隆起;若在体内,则扪之质硬难移。

3. 出血　部分瘀血为病者,可见出血之象,血色紫黯,夹有瘀块。

4. 色诊多见紫黯　一是面色紫黯,口唇、爪甲青紫等;二是舌质紫黯,或有瘀斑、瘀点等。

5. 脉象　多见涩脉、结脉、代脉等。

其他还可见面色黧黑,皮肤紫斑,以及某些神志症状如善忘、狂躁等。

临床上除掌握上述瘀血临床表现特点外,判断是否有瘀血,若发病前有外伤、出血、分娩史者和病程已久,屡治无效者,可考虑瘀血的存在。

三、结石

(一)结石的基本概念

结石,是指多种原因引起体内某些部位形成并停滞为病的砂石样病理产物。结石是在疾病过程中所形成的病理产物,其形成后又可成为某些疾病的致病因素,因此也属于继发性致病因素。常见的结石有胆结石、肾结石、膀胱结石、胃结石等。结石的形状,有泥砂样结石、圆形或不规则形状的结石、结块样结石等。

(二)结石的形成

结石的成因较为复杂,比较常见的因素有以下几方面:

1. 饮食不当　偏嗜肥甘厚味,影响脾胃运化,蕴生湿热,内结于胆,日久可形成胆结石;湿热下注,蕴结于下焦,日久可形成肾结石或膀胱结石;若空腹多食柿,影响胃的受纳通降,又可形成胃结石。此外,某些地域的水质中含有过量的矿物质,也可促使结石的形成。

2. 情志内伤　情志不遂,肝气郁结,疏泄失职,胆气不达,胆汁郁结,排泄受阻,日久可形成胆结石。

3. 服药不当　长期过量服用某些药物,致使脏腑功能失调,或药物沉积于体内,与浊物、水湿、热邪相合可诱发肾或膀胱结石形成。

4. 体质差异　先天禀赋差异,日久致某些物质代谢异常,可形成易患结石病变的体质。此外,结石的形成还与年龄、性别和生活习惯等有关。

(三)结石的致病特点

结石为病,由于致病因素、形成部位不同,临床表现差异很大,但都具有以下特点。

1. 多发于肝、肾、胆、胃、膀胱等脏腑　肝主疏泄,关系着胆汁的生成和排泄,肝失疏泄,肝胆湿热内蕴,胆汁排泄不利而成结石;肾气的蒸化,影响尿液的生成和排泄,故肾的功能失调易生成结石。肝合胆,肾合膀胱,而胃、胆、膀胱等为空腔性器官,结石易于停留,故临床以胆结石、肾结石、胃结石、膀胱结石多见。结石也可发生于眼(角膜结石、前房结石)、鼻、耳等部位。

2. 病程较长、病情轻重不一　结石多为湿热内蕴,日久煎熬而成,所以大多数结石的形成过程缓慢而漫长。由于结石的大小不等,停留部位不一,故临床症状表现差异较大。一般而言,结石小、病情较轻,甚至无任何症状。结石过大,则病情较重,症状明显,甚至发作频繁。

3. 阻滞气机、损伤脉络　结石为有形实邪,停留体内势必阻滞气机,影响气血津液的运行。可见局部胀闷、胀痛,或水液潴留等。结石嵌顿于胆道或输尿管等狭窄部位,气血受阻,可出现剧烈疼痛;若损伤脉络,可见出血、尿血等。

4. 疼痛　结石引起的疼痛,以阵发性为多,亦呈持续性,或为隐痛、胀痛、绞痛。疼痛的部位常固定不移,亦可随结石的移动而有所变化。结石性疼痛具有间歇性特点,发作时剧痛难忍,而缓解时一如常人。

第五节　其他病因

中医病因除上述诸类外,还有外伤、诸虫、毒邪、药邪、医过、胎传等致病因素,统称为其他病因。

一、外伤

外伤是指因受外力或其他外在因素作用于人体引起的损伤。如枪弹伤、金刃伤、跌打损伤、持重努伤、烧伤、烫伤、冻伤、虫兽伤等。外伤病证,种类不同,表现各异。

枪弹伤、金刃伤、跌打损伤、持重努伤等,轻者可致皮肉损伤,出现疼痛、出血、瘀斑或血肿等;重则可损伤筋骨、内脏,见关节脱臼、骨折、内脏挤压破损等病症;若损伤重要脏器,或出血过多,气随血脱,可见虚脱亡阳等危重病变。

烧伤、烫伤主要是指高温所引起的灼伤。由沸水(油)或蒸气所致,称为烫伤;火焰或火器所伤,则称烧伤,又称火伤。烧烫伤总以火毒为患。受伤部位可立即出现各种症状,轻者损伤肌肤,创面红、肿、热、痛,表面干燥或起水疱,剧痛;重则损伤肌肉筋骨,创面呈皮革样,蜡白、焦黄或炭化,痛觉消失。严重烧烫伤,火毒内侵脏腑,可出现烦躁不安、发热、口渴、尿少、尿闭等症,有的可致亡阴、亡阳而死亡。

冻伤是指人体遭受低温侵袭而引起的全身性或局部性损伤。冻伤在我国北方冬季较常见。如在暴风雪中作业、行走或在低温环境中衣着单薄,防寒设备不良,长时间不活动等均可发生冻伤。局部冻伤多发生在手、足、耳郭、鼻尖和面颊部。可致局部经脉挛急,气血凝滞不畅,初起可见局部皮肤苍白、冷麻,继而肿胀青紫、痒痛灼热,甚则皮肉溃破紫黑,形成冻疮。全身性冻伤,则是阴寒过盛,阳气严重受损,失去其温煦和推动血液运行作用,初则为寒战,继则体温逐渐下降,面色苍白、唇舌、指甲青紫,感觉麻木,神疲乏力,或昏迷,呼吸减弱,脉迟细,如不及时救治,可导致死亡。

虫兽伤主要包括昆虫、毒蛇、猛兽、疯狗咬伤等。机体为虫兽所伤,轻者局部皮肉损伤,红肿疼痛或出血,或可引起高热、寒战等全身中毒症状,如蜂蜇伤、蜈蚣咬伤、蝎蜇伤、毛虫伤人等。重则毒邪较快通过血脉而波及全身,出现中毒症状,可见昏迷,抽搐,精神失常等,如毒蛇咬伤、疯狗咬伤等。

二、诸虫

诸虫即寄生虫。寄生虫寄留于人体内,不仅消耗气、血、津液,且能损伤脏腑,导致疾病的发生。常见的寄生虫有蛔虫、钩虫、蛲虫、血吸虫等。中医学对寄生虫引起的病证早有认识,而且认为由于感染途径及虫体所寄生的部位不同,其临床表现也不一样。如蛔虫病、蛲虫病、绦虫病是因进食被寄生虫卵污染的食物而发病,多寄生肠中。常见面黄肌瘦、嗜食异物等临床特征。蛔虫病可见腹部疼痛,尤以脐周疼痛为多,时轻时重。若蛔虫上窜,入于胆道,则见胁部绞痛,恶心呕吐,或吐蛔,四肢厥冷等,称之"蛔厥"。蛲虫病可有肛门瘙痒之苦。钩虫、血吸虫病则因接触疫水、疫土,寄生虫直接从皮肤侵入人体,内聚于脏腑而发病。钩虫病初起可见手足皮肤瘙痒、喉痒、咳嗽等症,继而出现腹胀,便溏以及异嗜生米、泥土、木炭等,甚则虚浮乏力,体倦气促,周身浮肿等。血吸虫病久则水液停聚于腹,形成"蛊胀"。

中医学虽已认识到寄生虫病与进食不洁食物及接触疫水、疫土有关,但又有"湿热生虫"之说。"湿热生虫"是说脾胃湿热为引起肠寄生虫病的内在因素之一。而某些肠寄生虫往往以"脾胃湿热"的症状为主要临床表现。因此,不能误认为湿热能直接生虫。

三、毒邪

毒邪指一切具有强烈、严重损伤机体结构和功能的致病因素。毒邪有外来毒与内生毒之别。

(一) 外来毒邪

外来毒邪是指疠气、饮食不洁、药邪、虫兽伤、环境毒邪等感受于外的毒邪。其形成与季节、气候、环境等密切相关,具有外感性特点。

其中,环境毒邪是指由于环境因素导致机体伤害的一类致病因素。环境毒邪主要是人为因素造成的,与环境污染有关,故又称环境污染病邪。环境毒邪多从皮毛、口鼻、官窍侵入人体。

环境毒邪的致病特点:一是广泛性,环境毒邪引起的病证非常广泛;二是复杂性,环境毒邪不仅可伤及人体脏腑各个系统,引起多种多样的疾病,还可打乱人体的阴阳气血平衡,表现出非常复杂的症状、体征;三是多样性,环境毒邪种类繁多,其病理变化亦多种多样;四是隐蔽性和强力性,环境毒邪毒害人体,根据毒邪的种类、轻重和性质,在发病与病情方面有所不同。环境毒邪致病可导致急性或慢性中毒,轻则出现头晕、头痛、恶心、呕吐、腹痛、腹泻等,重则导致神昏,甚至死亡。毒邪轻,多病情隐蔽、缓慢起病。毒邪重,多感邪即发,来势凶猛,传变迅速,往往病情危笃,极易发生剧烈呕吐、腹痛及腹泻、呼吸困难、抽搐、惊厥、神昏,甚至死亡。

环境污染包括大气污染、水污染、海洋污染、生物污染、辐射污染等。环境毒邪侵害人体脏腑,不同的污染因素伤及不同的脏腑,如大气污染毒邪因肺主气,司呼吸,多首先犯肺,导致肺功能失常,进而伤及五脏六腑;水污染毒邪因肺主行水,脾主运化水液,肾主水,肝疏泄气机而促进水液代谢,三焦为水液运行之道路,故多毒害脾、肺、肾、肝、三焦等水液代谢密切相关的内脏;因肺外合皮毛而主表,脾胃纳运水谷而主里,故海洋污染毒邪导致温室效应会使肺卫防御能力改变,海洋生物污染会直接毒害脾胃,引发多种胃肠道疾病,甚至中毒;辐射污染损伤五脏六腑,伤及人体气血,表现为头痛头晕、疲倦无力、失眠多梦、记忆力减退、血压升高或下降、妇女月经周期紊乱以及视力下降等;此外,环境毒邪亦可损伤肾精,表现为生殖功能障碍,或者先天异常,甚至祸及人类的生存和繁衍。

(二)内生毒邪

内生毒邪是指由于各种病因导致机体阴阳失和、气血紊乱或脏腑功能失调,体内病理产物胶结蕴积,对机体有严重毒害作用的一类特殊致病因子。如邪气化毒、火毒、湿毒、水毒、瘀毒、丹毒、疮毒等,涉及痈疽疮疡、中风、眩晕、血证、消渴、痴呆、尿毒、癥积等诸多病种。具有内生病邪和病理产物性病因的特点。不同毒邪,致病各有差异,但都具有致病广泛、复杂多变、凶险暴烈、易攻脏腑、顽恶深伏、扰神闭窍等致病特点。

在疾病谱不断变宽的今天,追踪重大疾病、慢性病、难治病、新病种等众多新问题发生发展的演变轨迹,发现现代病因病机呈现多种要素复聚的特点,如痰瘀互结、"气滞导致血瘀,因瘀致毒,因毒致变"的瘀毒互结,又如"血脉瘀滞,因瘀致病,因病致郁"之瘀毒郁互结等理论,对中医临床实践具有重要的指导作用。

四、药邪

药邪是指由于药物加工不当,或用药不当,而引起疾病的一类致病因素。药物本身是用于治疗疾病的,但也可以导致疾病。如药物炮制不当,或医生不熟悉药物的性味、用量、配伍禁忌而使用不当,或病人不遵医嘱而乱服药物,均可引起疾病的发生。

(一)药邪的形成

1. 用药过量 药物用量过大,特别是一些药性峻猛和有毒药物的用量过大,则易产生毒副反应。如生川乌、生草乌、马钱子、细辛、巴豆等均含有毒成分,临床使用有严格用量规定,必须谨慎遵守。

2. 炮制不当 某些含有毒性成分的药物,经过适当的炮制加工可减轻毒性。如乌头火炮或蜜制,半夏姜制,马钱子去毛去油等。此类药物若不加工炮制或加工炮制不规范,则易致中毒。

3. 配伍不当 恰当而合理的药物配伍,不仅可以抵消某些药物的毒副作用,且可增强药物疗效。反之,若配伍不当,则易产生不良反应,甚则中毒。故古人在长期临床实践中总结出的中药配伍禁忌"十八反""十九畏",至今仍为临床所遵从。

4. 用法不当 有些药物在使用时有着特殊要求和禁忌。有的药物应先煎以减低毒性,如附子、川乌、草乌等;有些药物是妇女妊娠期绝对禁忌的,如雄黄、轻粉、乌头、马钱子、麝香等;有些药物是妊娠期慎用的,如牛膝、附子、大黄、桃仁、红花、枳实、薏米等。若用法不当,或违反禁忌,均可致不良后果或变生他疾。

5. 滥用补药 所有药物,包括补益类药物,都有性味归经、阴阳偏性的不同。用之得当,可以调整阴阳,调补脏腑气血,达到治病的目的。若盲目服用某些补药,如人参、鹿茸之类,反而会引起机体阴阳失调、脏腑功能紊乱,导致疾病的发生。

(二)药邪的致病特点

1. 中毒 用药过量或误服有毒药物易致中毒,中毒症状的轻重与毒性药物的成分、剂量有关。中毒后,轻者头晕、心悸、恶心呕吐、腹痛腹泻、舌麻流涎等;重者嗜睡,或烦躁、黄疸、发绀、出血、昏迷,甚至死亡。

2. 过敏 药物过敏有明显的个体差异或遗传倾向,但发病仍取决于药邪。轻则出现荨麻疹、湿疹、哮喘、恶心呕吐、腹痛腹泻等病证,重则可见厥脱。

3. 加重病情,变生他疾 药物使用不当,会助邪伤正,不但可使病情加重,还会导致其他疾病的发生。如药物中毒、过敏等可导致脏器损害；孕妇用药不当还可导致流产、畸胎或死胎等。药邪致病发病或急或缓，与用药的品种有明显的关系。轻症一般停药后即可缓减，重症则病势危笃，多损伤人体重要脏器。急性发病需及时抢救，否则有死亡之虞。

五、医过

医过是指由于医生的过失而导致病情加重或变生他疾的一类致病因素，属于医源性致病因素之一。

(一)医过的形成

医过的形成原因涉及面很广，除用药过量、配伍、用法不当外，主要可归纳为言行不当、诊断失误、治疗失误三种情况。

1. 言行不当　医生接诊病人时态度和蔼，言语亲切，行为得体，对患者的心理有积极的安慰作用，可以增加患者战胜疾病的信心，起到辅助治疗的作用，有利于患者病情的缓减和康复。反之，医生态度生硬，甚或粗暴，或说话不注意场合和分寸，或有意无意地泄露了该对病人保密的资料，会给患者带来心理上的伤害。轻则可给患者带来不信任感，影响临床疗效，重则患者拒绝治疗，导致病情加重，甚至产生新的病证或发生意外。

2. 诊断失误　医生在诊断疾病时，或因医术不高，临床经验较少，而致辨证不准确；或因医生缺乏职业道德，对患者漫不经心、马虎草率，导致诊断失误，从而发生治疗用药错误，贻误病情，变生他疾等严重后果。

3. 治疗失误　医生治疗疾病时，治疗不当，或粗心大意，均是重要的医源性致病因素。常见的如用药时犯"虚虚""实实"之戒，或寒热不辨，补泻误投，导致病情加重；医生处方字迹潦草难辨，或故意用别名、僻名，亦可引起错发药物，造成严重的医疗事故；医生在施针时，针刺手法不当而刺伤重要脏器，导致气胸或内脏出血，或针断体内；推拿时用力过大或不当，而引起筋脉损伤，甚或骨折等。

(二)医过的致病特点

1. 易致患者情志波动　医生的言行不当或态度不认真，极易引起患者的不信任，甚至引发医患矛盾，使患者产生情志异常波动而拒绝治疗，或导致气血逆乱而使病情更为复杂。

2. 加重病情，变生他疾　医生的言行不当，或诊治失误，均可贻误治疗，加重病情、变生他疾，甚至导致患者死亡。

🖒 思政元素

大 医 精 诚

医德，是医护人员应有的职业道德。作为身负济世救人重任的医者，不仅要有精湛的医术，也要有高尚的医德。

唐代著名医学家孙思邈所写的《大医精诚》就是对医德最好的诠释。"凡大医治病，必当安神定志，无欲无求，先发大慈恻隐之心，誓愿普救含灵之苦。如有疾厄来求救者，不得问其贵贱贫富，长幼妍媸，怨亲善友，华夷愚智，普同一等，皆如至亲之想。亦不得瞻前顾后，自虑吉凶，护惜身命。见彼苦恼，若己有之，深心凄怆，勿避险巇，昼夜寒暑，饥渴疲劳，一心赴救，无作功夫形迹之心。如此可为苍生大医，反此则是含灵巨贼"。作为一名医生，面对的是患者的生命，患者将宝贵的生命交付医者，医者就应当把生命看得高于一切,把挽救病人的生命作为最高的职责。因此,不论面对多大的困难和危险,都不能有丝毫疑虑。另外,作为一名医者,也应重视自身的修养,做到尊重病人,爱护病人。不以牺牲职业道德来为个人谋求钱财、名利,而应当以治病救人为己任。

对于一名医学生而言,不仅要刻苦学习,努力探求至精至微之医理,掌握至纯至熟之医术,还应树立全心全意为人民服务的思想,注重自身的修养,如此才能在日后的工作中,将精湛的医术与高尚的医德结合起来,真正做到"大医精诚"。

六、胎传

胎传是指禀赋与疾病由亲代经母体而传及子代的过程。胎传可使胎儿出生之后易于患上某些疾病,成为一种致病因素。胎传包括胎弱和胎毒两类。胎传引起的疾病称为胎病。

(一) 胎弱

胎弱,又称胎怯、胎瘦,为小儿禀赋不足,气血虚弱的泛称。胎儿禀赋的强弱主要取决于父母的体质。

胎弱的表现是多方面的,如皮肤脆薄、毛发不生、形寒肢冷、面黄肌瘦、筋骨不利、腰膝酸软,及五迟、五软、解颅等。胎弱的主要病机为五脏气血阴阳不足。胎儿在母体能否正常生长发育,除与禀受于父母的精气外,还与母体的营养状态密切相关。如母体之五脏气血阴阳不足,必然会导致胎儿气血阴阳的不足,而出现五脏系统的病变。如禀肺气为皮毛,肺气不足,则皮薄怯寒,毛发不生;禀心气为血脉,心气不足,则血不华色,面无光彩;受脾气为肉,脾气不足,则肌肉不生,手足如削;受肝气为筋,肝气不足,则筋不束骨,机关不利;受肾气为骨,肾气不足,则骨节软弱,久不能行。

(二) 胎毒

胎毒指婴儿在胎妊期间受自母体毒火,因而出生后发生疮疹和遗毒等病的病因。胎毒多由父母恣食肥甘,或郁怒悲思,或纵情淫欲,或梅疮等毒火蕴藏于精血之中,隐于母胞,传于胎儿而成。胎毒为病,一指胎寒、胎热、胎黄、胎搐等;二指遗毒,又称遗毒烂斑(先天性梅毒),系胎儿染父母梅疮遗毒所致。

胎传所导致的疾病是可以防治的。除早期诊治、早期预防外,注意护胎与孕期卫生对于保证胎儿正常生长发育也有重要的意义。

（谢　薇　马　晖　冯志成　刘富林）

复习思考题

1. 何谓辨证求因?
2. 六淫致病共同的特点是什么?
3. 为什么说"风为百病之长"?
4. 请比较寒伤阳和湿伤阳异同点。
5. 火邪的致病特点是什么?
6. 疠气的致病特点和影响疠气产生的因素是什么?
7. 七情内伤有哪些致病特点?
8. 五味偏嗜的致病特点是什么?

第八章

发　病

08章PPT

PPT 课件

人体精气充足、阴阳平衡、脏腑经络功能正常而协调、气血充足且运行通畅、津液充盈且输布排泄如常、神思敏捷情绪和畅,此即健康状态。在致病因素作用下,机体出现精气损耗、阴阳失调、脏腑经络功能障碍、气血不足或运行障碍、津液亏少或输布排泄障碍、神思情志郁悖,从而出现各种症状,便发生了疾病。发病,指疾病的发生过程,是机体处于病邪的损害与正气的抗损害之间的矛盾斗争过程。疾病的发生和变化复杂多样,但也遵循共同的机制和规律。疾病的发生,与机体的内环境和外环境都有密切关系。外环境包括自然环境和社会环境。内环境包括体质、情志和胎传等。发病学的内容包括发病的基本原理、影响发病的因素、发病的类型等。

第一节　发病的基本原理

疾病的发生,关系到正气和邪气两方面。

正是指自然和社会环境及人体内一切正常、正当的因素,与邪相对而言。在中医学中,正气是正的一部分,但在中医文献中,常常混称,故正气,简称"正",正气与邪气相对而言,泛指人体精、气、血、津液等生命物质和脏腑经络等组织结构的正常功能活动,以及在此基础上产生的各种维护健康的能力,包括自我调节能力、适应环境能力、抗病防病能力和康复自愈能力。正气充足之人,其机体精气充盈、阴阳平衡、气血充足且运行通畅、津液充盈且运行输布顺畅、各脏腑经络组织形体官窍功能正常且关系协调。

邪是指自然和社会环境及人体内一切不正常、不正当的因素。在中医学中,邪包括存在于外界或由人体内产生的各种具有致病作用的因素。如六淫、疠气、外伤、虫兽伤、寄生虫、七情内伤、饮食失宜、痰饮、瘀血、结石等。在中医学中,邪气是邪的一部分,但在中医文献中,常常混称,故邪气,简称"邪",邪气与正气相对而言,邪气是那些不正常因素当中不易被人察觉,看不见摸不着,或者是害人无声息的因素,主要是指六气异常以及疫疠之气等外感因素,很少包括外伤、寄生虫之类,所以邪气不能泛指各种具有致病作用的因素。邪和邪气可以独立于人体而存在,也可以进入人体,成为可能导致疾病的因素。

中医发病学,将人体"正"和"邪"看作构成发病的基本因素。正邪之间的力量对比和消长变化,是影响疾病发生、发展和变化的根本原因。

一、正气不足是发病的内在根据

中医学极为重视正气,认为人体正气充足,气血充盈,卫外固密,则邪气难以侵入,疾病无从发生。《素问·刺法论》:"正气存内,邪不可干。"反之,只有在人体正气相对虚弱,卫外不固、无力抗邪的情况下,邪气才能乘虚而入,导致脏腑经络功能失常,造成阴阳失调,即"正不胜邪"而发病。《素问·评热病论》概括为"邪之所凑,其气必虚"。《灵枢·百病始生》也指出:"风雨寒热不得虚,邪不能独伤人。卒然逢疾风暴雨而不病者,盖无虚,故邪不能独伤人。此必因虚邪之风,与其身形,两虚相得,乃客其形。"此处的正气不足,是相对于邪气而言的,并不仅仅指"精气夺则虚"。如戾气伤人,即使人体素体并无阴阳气血诸不足,但往往也难免患病。所以《黄帝内经》提出瘟疫流行时要"避其毒气",以防止疫病的发生和传播。

正气在发病中的作用有四:①内外环境变化时自我调节,维持阴阳的协调平衡;②当邪气来袭时,保卫机体,防止邪气入侵;③疾病发生后,与邪气作斗争,祛邪外出,使人体不药而愈;④病后或虚弱时,自我修复,恢复健康。

二、邪气是发病的重要条件

中医强调正气在发病中主导地位的同时,也重视邪气在发病中的作用。邪气是疾病发生的重要条件;在一定条件下,邪气也有可能在发病中起主导作用,例如严重烧烫伤、枪弹伤、虫兽咬伤、戾气等对人体的伤害。邪气往往导致人体功能紊乱、形质损伤而致病。

三、邪正之争的结果决定发病与否

正气与邪气的对抗、交争,贯穿于疾病全程,不但影响疾病的发生,而且关系到疾病的发展和预后。

正胜邪则不发病:邪气侵袭人体时,若正气充足,抗御有力,则病邪难以入侵,或侵入后被及时祛除,不造成病理损害,无临床表现,即不发病。自然环境中存在各种致病因素,但人群大部分并不发病,就是正胜而邪却的结果。

邪胜正则发病:邪气偏胜,正气相对虚弱,邪胜而正负,导致脏腑、经络功能失常,阴阳失调,就会导致疾病发生。

发病后,由于正气强弱不同、病邪性质差异、感邪轻重有别,以及病邪所中部位不同,可导致不同的证候,例如:疾病与正气强弱:正气强,邪正抗争剧烈,多形成实证;正气虚弱,抗邪无力,多形成虚证或虚实夹杂证。疾病与病邪性质:感受阳邪,易导致阳偏盛,形成实热证;感受阴邪,易导致阴偏盛,形成实寒证或寒湿证。疾病与感邪轻重:疾病的轻重,除了和体质有关外,还取决于感邪的轻重。一般说来,感邪轻浅则病轻;感邪深重则病重。疾病与病邪所中的部位:病邪侵入人体,所中的部位不同,疾病的证候表现也不同。例如寒客肌表,则头身疼痛;寒邪犯肺,则咳嗽喘促,痰液稀白等。

第二节 发病的影响因素

影响疾病发生的因素很多,除致病邪气外,自然与社会环境、体质因素、情志因素、饮食营养、胎传等均和疾病的发生有着密切的关系。饮食营养在病因学说中已有涉及,在这里重点讨论气候、地域、生活工作及社会等外环境因素和体质、情志、胎传等内环境因素等对发病的影响。

一、外环境与发病

外环境指人类所赖以生存的自然空间,以及生活、工作的周围环境,即自然与社会环境,主要包括气候因素、地域因素、生活工作环境、社会环境等四个方面。外环境为人类的生活提供了条件,但同时外环境的异常变化又常是导致人体发生疾病的重要因素。外环境对疾病发生的影响主要体现在四个方面。

(一) 气候因素

不同的季节,分别容易罹患不同的外感疾病,如春季多风病,夏季多暑病,长夏多湿病,秋季多燥病,冬季多寒病。另外,反常的气候变化,如冬季过度严寒或不寒反温、长夏雨水过盛而水湿浸淫等,能够促成某些疫疠病邪的孳生与传播,从而易于发生瘟疫流行。

(二) 地域因素

不同的地域,分别具有不同的气候特征、水土构成、生物分布、饮食结构、生活习惯等,不仅影响当地人的生理特点,也蕴含着一些致病因素或防病因素。当水土中某种元素含量过多或过少,且当地经济欠发达、同外界物资交流少、卫生条件不良时,会引起化学性地方病,如克山病、甲状腺肿大、氟中毒。

在一些地区,由于某些致病生物或疾病媒介生物孳生繁殖,会造成当地的生物性地方病。此外,易地而居,或异域旅行时,因地域环境骤然变化,人体一时难以适应,会出现水土不服。

(三) 生活工作环境

生活工作环境与疾病的发生有着密切联系。如长期暴露于阴冷潮湿、高温或严寒、缺氧等环境中,或高风险接触某些病原微生物等,都是患病的高危因素。随着社会的发展,又出现了噪声污染、空气污染、水源污染、土壤污染等环境污染因素,从而产生了许多前所未有的疾病,如噪音病、水俣病、放射病、重金属中毒等,或使得肿瘤等疾病的发生率增高。这些环境污染因素也成为严重威胁人类健康的新的致病因素。此外,不良的生活习惯,生活无规律,作息无常,以及个人和环境卫生不佳等,都会影响人体的正气而使人体罹患疾病。

(四) 社会环境

社会稳定、百姓安居乐业、具有良好经济条件支持的国家或社会组织,常常拥有更优渥的社会福利和公共卫生条件,疾病的发生或流行较少。而社会动荡不安、战乱频仍、贫困的国家和地区,人民生活及卫生保障度低,则容易造成疾病的发生或流行。个人在政治、经济上所处地位的剧烈改变、荣辱得失,常造成情绪的巨大波动或负性情绪过久持续,即使没有外邪干扰,疾病也可由内而生。

工作压力过大、工作生活环境中人际关系紧张,家庭矛盾,都会造成个人心绪不快,或忧思悲愤、或激动恼怒,从而成为疾病发生的因素而致病。

二、内环境与发病

内环境,主要包括体质、情志。

(一) 体质

体质,是人体在先天禀赋和后天调养基础上所形成的形态结构、生理功能、心理状态方面相对稳定的特性。体质在一定程度上决定着人体正气的强弱,从而影响着发病。体质在发病中的作用,具体表现:

1. 决定发病倾向　体质是正气盛衰的体现,因而决定着发病的倾向。

2. 决定对某种病邪的易感性　脏腑经络的结构和功能盛衰,以及精气血津液的盈亏,是产生体质差异的根源,也使得不同的个体对某种或某些邪气具有了一定的易感性。

3. 决定某些疾病发生的证候类型　因个体体质不同,感受相同的病邪,可表现出不同的证候类型。反之,若体质相同,虽感受不同的病邪,也可表现出相同的证候类型。

(二) 情志

情志,是影响正气的重要因素之一。情志可以直接影响脏腑气血的功能活动,从而影响人体的抗病能力。情志舒畅、精神愉快之人,机体气机通畅、气血调和、脏腑功能协调,以及正气旺盛、抗病能力强,人体不易发病。《素问·上古天真论》:"恬惔虚无,真气从之。精神内守,病安从来?"因此,调摄精神,能够增强正气,从而减少和预防疾病的发生。情志与发病的关系体现在以下两个方面:

1. 情志刺激不同,发病类型各异　情志发病与情志的性质、强度及持续时间久暂有关。

2. 情志与疾病的相互影响　情志异常可引起脏腑功能失调、疾病产生或病情加重。而脏腑功能失调,又可产生异常的情志变化。

总之,中医的发病学认为,疾病的发生是正气和邪气两个方面斗争的结果。正气不足是发病的内在因素,邪气是导致发病的重要条件,邪正斗争中邪胜正负则发病。体质、情志等因素通过决定正气的强弱而影响发病。气候、地域、生活工作环境、社会环境中的不良因素,一方面影响人体正气,同时也参与了邪气的产生及疾病的传播。

第三节　发　病　类　型

邪气的种类、性质和致病途径及作用不同,个体的体质、正气强弱不一,导致其发病类型也有区别。发病类型大致有猝发、徐发、伏而后发、继发、合病与并病、复发等。

一、猝发

猝发又称顿发、感邪即发,指感邪后立即发病,发病迅速。多见于:

(一) 新感外邪较盛

如感受风寒、风热、温热、暑热、燥邪等六淫邪气,邪气较盛时,多感邪即发。

(二) 情志剧变

剧烈的情绪变化,如暴怒、大悲、大喜均可导致气机逆乱,阴阳气血失调,脏腑功能障碍而即刻发病。

（三）毒物所伤

误服有毒食品,药物中毒、吸入有毒的秽浊之气等。

（四）外伤

如枪弹伤、跌打伤、烧烫伤、虫兽所伤等。

（五）感受疠气

由于其性毒烈,致病力强,来势凶猛,感邪后多呈暴发。

二、徐发

徐发,指感邪后缓慢发病,又称缓发。多见于内伤病因如思虑过度、房事不节、忧愁不解、嗜酒成癖,或一部分外邪如久居寒湿之地,引起机体渐进性病理改变,逐渐出现临床症状。正气不足之人,若感邪较轻,也可见徐发。

三、伏而后发

伏而后发,指感受邪气后,病邪在机体内潜伏一段时间,或待毒力日增到一定程度,或当人体正气不足时,或在诱因的作用下,疾病才会呈现。例如一些外感性疾病,如感受温热邪气所形成的"伏气温病",或狂犬病、破伤风等均属此类。因病邪轻重有别、人体正气强弱不同,潜伏期或长或短,甚至可以出现终生携带该病原体而不会发病的无症状感染者。

四、继发

继发,指在原发疾病未愈的基础上,继而发生新的疾病。继发病必然以原发病为前提,二者之间有着密切的病理联系。如肝阳上亢之人,素以眩晕为苦。当遭受剧烈的情志刺激或过度劳累等诱因时,则发为肝阳化风而致中风。小儿食积日久,积滞未除而脾胃受损,气血化生无源,导致小儿疳积。

五、合病与并病

合病与并病之说首见于《伤寒论》。合病,是两经或两个部位以上同时受邪所出现的病证。合病多见于感邪较盛,而正气相对不足,故邪气可同时侵犯两经或两个部位。如太阳与少阳合病,太阳与阳明合病等。并病,指感邪后某一部位的证候未了,又出现另一部位的病证。并病多体现于病位传变之中。两者的区别在于合病是感受一种邪气出现多部位的病证;并病指在疾病过程中病变部位的传变,原始病位依然存在。

六、复发

复发,指在疾病痊愈或缓解一段时间后,原有疾病的再度发作或加重。

复发的机制是余邪未尽,正气未复,同时有诱因的作用,如饮食不慎、用药不当、过度劳累、复感新邪等。复发引起的疾病,称为"复病"。

复发的基本特点:临床表现类似于初病,但比初病的病理损害更复杂、广泛,病情更重;复发次数越多,静止期恢复越不完全,预后越差,易留下后遗症。

（一）复发的主要类型

1. 疾病少愈即复发 多见于较重的外感性疾病的恢复期。由于余邪未尽,正气已虚,在诱因作用下可致余邪复燃,正气更虚,引起复发。如湿温、温热、温毒性疾病,恢复期调养不当易致复发。

2. 休止与复发交替 初次患病时,虽经治疗,症状和体征均已消除,但有宿根留于体内,在诱因的作用下导致复发。宿根的形成,一方面由于正气不足,无力祛除病邪;一方面多是病邪性质重浊胶黏难以清除。如哮喘、癫痫等。

3. 急性发作与慢性缓解交替 指临床症状的轻重交替。急性发作时症状较重,慢性缓解时症状较轻,由邪正斗争态势决定。如胸痹心痛、慢性肾病等。

(二) 复发的诱因

1. 重感致复 因感受外邪致疾病复发,称为重感致复。由于疾病初愈,邪气未尽,病理过程未完全结束,机体抵御外邪侵袭的能力低下,重新感邪以致疾病复发。多发生于热病初愈时。

2. 食复 因饮食不和而致复发者,称为食复。例如饮食不节可致脾胃病复发,鱼虾海鲜可致瘾疹和哮喘病复发。所以脾胃病患者及某些特殊体质患者痊愈过程中的饮食调理尤其重要。

3. 劳复 若形神过劳或早犯房事而致复病者,称为劳复。无论外感性疾病或内伤性疾病均可发生。例如内伤病中的慢性水肿、哮喘、疝气、子宫脱垂、中风、胸痹心痛等疾病都可因过劳而引动旧病复发。发作次数越多,病理损害越重,预后也就越差。

4. 药复 病后滥施补剂,或药物调理失当而致复发者,称为药复。在疾病初愈阶段,辅之以药物调理时,应遵循扶正勿助邪、祛邪勿伤正的原则。若急于求成,滥投补剂,可导致虚不受补或壅正助邪,引起疾病复发。

5. 情志致复 因情志因素引起疾病复发者,称为情志致复。临床常见的癥症、瘿瘤、梅核气、癫狂等疾病,以及某些月经不调病证,易受情志因素影响而复发。

另外,某些气候因素、地域因素也可成为复发的诱因。

(史俊芳)

复习思考题

1. 发病的基本原理是什么?
2. 何谓正气? 正气在发病中的作用是什么?
3. 常见的发病类型有哪些?

◆◆◆ 第九章 ◆◆◆

病 机

📋 **学习目标**

1. 掌握病机与病机学说的概念。
2. 掌握邪正盛衰、虚实变化的疾病转归。
3. 掌握阴阳失调的病理变化。
4. 掌握气血津液失常的病理变化。
5. 熟悉系统病机。
6. 了解疾病的传变与转归。
7. 了解病机学说的特点、层次与结构。

病机学说是研究疾病发生、发展和变化的机制和规律的学说。它是以临床实践观察为依据,以阴阳五行学说、天人相应学说等为指导,以脏腑经络、气血津液等理论为基础而形成的学说。通过学习病机的概念、基本病机和疾病的传变,掌握人体疾病发生、发展与变化的规律,深化对中医独特疾病观的认识。

第一节 概 论

一、病机的概念及特点

(一)病机的概念

病机,即疾病发生、发展和变化的机制,又称病理机制。病机是探究疾病发生、发展以及转归本质特点和基本规律的关键,也是进行正确诊断和治疗的前提,包括病位、病性、病势、病传以及预后等。前人将"病机"二字解释为"病之机要""病之机括",意为疾病的关键。病机学说是研究疾病发生、发展和变化规律的理论。

病机之名首见于《素问·至真要大论》,"谨候气宜,无失病机""审察病机,无失气宜""谨守病机,各司其属",明确指出了病机的重要性并总结归纳了六气病机和脏腑病机,奠定了病机的理论基础,后世称为"病机十九条"。《伤寒杂病论》在《黄帝内经》外感热病病机理论基础上详述了外感病六经病机的传变规律;在《黄帝内经》脏腑病机和六气病机理论的基础上,发展脏腑、气血、痰饮等病机内容,首次系统深入地阐释了内科杂病和妇科病证的病机。《诸病源候论》是最早且较完备的病因病机和证候学专著,内容涉及内、外、妇、儿科疾病。历代医家在此基础上不断丰富病机学说内容,《小儿药证直诀》提出小儿"易虚易实""易寒易热"的病机特点。明清温病学派创立卫气营血和三焦的病机理论,阐释外感热病的病机规律并将其作为辨证论治的依据,推动了病机学的发展。《医林改错》丰富了瘀血病机理论,《血证论》著有"脏腑病机论"篇,丰富了血证与脏腑病机。

病机学说是研究疾病发生、发展、变化和预后为主的理论。中医病机理论从整体观、辨证观和恒动观认识和研究疾病,从机体功能状态改变是内外环境综合作用的病理反应这一结果出发,考虑个体、动态、多样性特点,深入研究局部和整体病变、脏腑及其所属经络、形体、官窍之间、内外环境失调的相互影响,从而形成了独特的理论体系,为历代医家所重视。因此,分析病机是了解疾病、追溯病因、探究病机、证候辨析、预防治疗的内在根据和理论指导。

(二) 病机学说的特点

中医病机学说认为,凡疾病都是局部和全身相综合的动态病理过程,既不存在单纯的局部病变,也不存在没有局部病变的全身性疾病。实际上,局部病变可以影响全身;全身性疾患也常是通过局部而反映出来,此外疾病还容易受外界天时、地理、人事等影响。所以,中医病机学说是立足于整体观,运用联系和变化的观点辩证地认识和研究疾病。它以五脏为中心,根据藏象理论,把局部病理变化同全身状况联系起来,通过脏腑组织经络之间的相互联系和制约关系来探讨疾病的发展传变规律,从而形成了注重整体联系的病理观。

人体脏腑组织之间联系紧密,病邪侵入人体会随经络气血发生转移和演变,但其变化有迹可循,准确辨识病机可以从纷繁复杂的临床表现中抓住关键,采取针对性治疗则能取得良好疗效。《黄帝内经》病机十九条是辨明病机的理论基础,指出准确把握疾病发展变化过程需要做到:首先定位,即明确疾病发生的部位;其次求因,即根据疾病临床症状特点明晰致病因素;再者辨性,即理清疾病的寒热虚实;最后,证机之间的复杂交叉关系存在多向性,需要根据相应证候病机灵活分析。

二、病机的层次与结构

病机的层次和结构,是指机体的病理变化在整体,或局部,或具体病证中的位置和次序,其理论架构为三个层次,即基本病机、系统病机及症状病机。

(一) 基本病机

基本病机,即基本的病理反应过程,是指机体对于致病因素侵袭或影响所产生的各种病理反应最基本的机制,是病机学说所揭示的病理变化的一般规律,亦是系统分析病机和具体病证病机的基础。基本病机,包括邪正盛衰、阴阳失调、气血津液失常等方面。临床病证虽然繁多,病理表现亦千差万别,但不同的病证都有着某些共同的病理过程。机体对于各种不同的致病因素,都是以脏腑经络的阴阳气血功能失调为基本病理反应。

邪正盛衰,主要用于阐述疾病过程中机体的抗病能力与致病邪气之间相互斗争所发生的消长盛衰变化。邪正不但直接关系着虚实两种病理状态的形成,影响着临床病证的虚实变化,而且直接决定着疾病的进退和转归。

阴阳失调,主要用于归纳各种致病因素对机体的作用导致机体阴阳消长失去相对的协调与平衡,从而出现一系列病理变化的过程。阴阳失调主要有以下几种情况:阴阳偏胜、阴阳偏衰、阴阳互损、阴阳格拒、阴阳转化、阴阳亡失。

气血失调,重在阐述气血虚损、气或血功能失调以及气和血互根互用功能失常病理表现的机制。气的功能失调表现为气虚、气机失调(包括气滞、气逆、气陷、气闭和气脱);血的功能失调表现为血虚、血行失常(包括血寒、血热、血瘀、出血);气与血关系的失调则表现为气滞血瘀、气虚血瘀、气不摄血、气随血脱、气血两虚。

津液代谢失常,主要用于解释津液的生成不足,或津液的气化、输布失常,从而导致体内津液生成不足,或耗散、排泄过多,或津液在体内运行缓慢,形成津液的匮乏及水湿滞留、停积、泛滥等病理表现。

(二)系统病机

系统病机是指机体某些具体脏腑经络组织不同方面的病理反应。与基本病机相比,应属于病机的第二层次。系统病机包括内生五邪病机、外感病机、脏腑病机、经络病机四个方面。

内生五邪,又称"内生五气",指在疾病过程中,由于脏腑阴阳失调和气血津液等生理功能异常,产生内风、内寒、内湿、内燥、内火的病机变化,由于病起于内,故分别称之为内风、内寒、内湿、内燥、内火等,统称为内生五邪。

外感病机,主要包括六经病机、卫气营血病机及三焦病机等,是阐释外感病邪侵袭人体以后所引起的疾病发生发展的一般规律。

脏腑病机,是归纳脏腑的生理功能失调的机制,主要表现有二:一是脏腑功能的太过或不及,以及各功能间相互关系的失调;二是脏腑本身的阴阳气血失调和脏腑病机的相互影响等。

经络病机,主要解释致病因素(包括外感性和内伤性的致病因素)直接或间接作用于经络系统而引起的经络气血病理变化的机制,包括经络气血的偏盛偏衰、经络气血的运行逆乱、经络气血的运行阻滞、经络气血的衰竭等方面的特点。

(三)症状病机

症状病机是指疾病具体症状的发生机制。症状发生的机制:一是指全身性病理反应的产生机制,如阴阳失调基本病机所产生的发热、恶寒、厥逆等;气血失调基本病机所产生的疼痛、麻木、肿胀、昏厥等;津液代谢失常所产生的水肿、痰饮等;二是指系统病机,如脏腑病机、经络病机等所产生的常见症状的发生机制。如六经病机三阴三阳症状产生的机制、卫气营血及三焦病症的产生机制、内生五邪病机所见不同症状的产生机制,以及脏腑病机常见症状的发生机制等,皆属于此范畴。

本章主要介绍基本病机和系统病机。此外,还对疾病的传变与转归规律进行论述。

第二节　基　本　病　机

基本病机,是指疾病过程中病理变化的一般规律及其基本原理。机体在致病因素作用下会产生不同的病理反应,主要与体质强弱和致病因素有密切关系。病邪作用于人体,机体的正气奋起抗邪,正邪相争,若正不胜邪,破坏了人体阴阳的相对平衡,使脏腑经络功能失调,气血功能紊乱,从而产生全身或局部的各种病理变化。临床病证虽然繁多,病理表现亦千差万别,但不同的病证都有着某些共同的病理过程,从整体来说,主要以邪正盛衰、阴阳失调、气血津液失常等为基本病理变化。

一、邪正盛衰

(一) 邪正盛衰的概念

邪正盛衰,是指在疾病过程中,机体的正气与致病邪气之间相互斗争所发生的盛衰变化。

病邪侵犯人体后,正气与病邪即相互发生作用,一方面病邪对机体有损害作用,另一方面,正气对病邪产生抗御和祛除,消除其不良影响。在疾病发展变化过程中,正气和病邪这两种力量不是固定不变的,而是在正邪斗争过程中,不断地发生着消长盛衰的变化。一般来说,正气增长而旺盛,则促使病邪消退;反之,病邪增长而亢盛,则会损耗正气。随着体内邪正的消长盛衰,形成了病证的虚实病机变化。

(二) 邪正盛衰与病机的虚实变化

邪正的消长盛衰,不仅可以产生单纯的或虚或实的病理变化,而且在某些长期的、复杂的疾病发展过程中,还会出现虚实错杂、虚实转化或虚实真假等病机的复杂变化。

1. 虚实的内涵 《素问·通评虚实论》:"邪气盛则实,精气夺则虚。"虚和实是相对比而言的一对病机概念。

(1) 虚的病机:虚,是指正气不足,抗病能力减弱,以正气不足为矛盾主要方面的一种病理表现。主要表现为机体的精、气、血、津液亏少和功能衰弱,脏腑经络的生理功能减退和抗病能力低下等,机体正气对于致病邪气的斗争,难以出现较剧烈的病理反应,在临床上可出现一系列病理反应比较虚弱的、不足的证候表现。虚所表现的证候,称之为虚证。

虚证的形成原因,一是因为先天亏虚,禀赋不足;二是后天失调,饮食失宜或过度劳伤等因素;三是见于疾病的后期或慢性疾病,正气大伤,正不抵邪,其病理反应低下,出现衰退、虚弱的证候。如久病、大病,消耗精气,或大汗出、大吐泻、大出血等耗伤气血津液,均会导致正气虚弱;或因为邪气的损伤与破坏,致使人之正气大伤,精、气、血、津液等精微物质生化不足而虚者。各种病因最终都会影响到脏腑的功能,使脏腑功能低下、精气血津液化生不足,出现虚损、不足的病理变化。

虚证多见于外感病的后期或恢复期、慢性消耗性疾病,或汗、吐、下后,以及先天不足,后天失养或年迈体虚之人。临床以衰退、虚弱、不固为特点。分为精虚、气虚、血虚、津液亏虚、阴虚、阳虚等不同证型。常见神疲乏力、气短自汗(气虚所致),或面色萎黄无华、头晕目眩(血虚所致),或五心烦热、潮热盗汗(阴虚所致),或畏寒肢冷、腰膝酸冷(阳虚所致)等。

(2) 实的病机:实,是指邪气盛而正气未虚,以邪气盛实为矛盾主要方面的一种病理表现。主要表现为致病邪气比较亢盛,而机体的正气未衰,尚能积极与病邪抗争,正邪相搏,斗争剧烈,病理反应亢奋,在临床上可出现一系列病理反应比较剧烈的、有余的证候表现。实所表现的证候称之为实证。

实证的形成原因,一是六淫、疠气等外邪入侵;二是情志内伤;三是体内有病理产物及有形之邪滞留,如痰饮、瘀血、食积等。此时,邪气盛而正气并未虚衰,故易于形成邪正俱盛而相互争持的局面,从而产生诸多实证的病理变化。

实证多见于外感六淫和疠气致病的初期和中期,或由于气滞、食积、痰饮、瘀血等引起的病证,临床上以亢奋、有余、不通为主要特征的病理变化,常见的邪热内蕴、痰浊壅盛、食积不化、瘀血内阻等病证和壮热狂躁、声高气粗、痰稠色黄、腹痛拒按、二便不通等症状。

正邪双方不断斗争的状态和结果,不仅关系着疾病的发生、发展和转归,同时也决定病证的虚实变化。从一定意义上来说,疾病的过程就是邪正斗争及其盛衰变化的过程。

2. 虚实的病机变化

(1)虚实错杂:指在疾病过程中,由于病邪与正气相互斗争,邪盛和正衰同时并存的病理状态。根据虚实的主次有虚中夹实和实中夹虚两种类型。在疾病过程中,不仅可以产生单纯的或虚或实的病理变化,而且由于疾病的失治或误治,以致病邪久留,损伤人的正气;或因正气本虚,无力祛邪外出,而致痰饮、瘀血等病理产物的凝结阻滞,往往可以形成虚实并存的病理变化。

虚中夹实:指病理变化以正虚为主,又兼夹实邪的病理状态。如脾阳不振之水肿,脾阳不振,运化无权,而致湿邪内生、水湿停聚,发为浮肿。临床上既有脾阳虚的神疲肢冷、不思饮食、食后腹胀、大便不实等症状,又兼见湿滞病变的口黏、脘痞、水肿、舌苔厚腻等表现。上述病理变化以脾阳虚为主,兼有水湿停聚。病机特点以虚为主,实居其次,为虚中夹实。

实中夹虚:是指病理变化以邪实为主,又兼有正气虚损不足的病理状态。如外感热病在发展过程中,由于热邪伤阴,可形成邪热炽盛、气阴两伤之证。因邪热炽盛而见高热、汗出、便秘、舌红、脉数之实热证,又兼口干舌燥、口渴引饮、尿短赤及气短喘促、乏力等邪热伤津耗气之证,病本为实为热,津气耗伤源于实热,而属于虚,此为实中夹虚。其病机特点以实为主,虚居其次。

分析虚实错杂的病机,应根据邪正之孰缓孰急,虚实之孰多孰少,来确定虚实之主次。应当指出,如从病位来分析虚实错杂的病机,尚有表实里虚、表虚里实、下虚上实、上虚下实之分,临床又当详细辨识。

(2)虚实转化:指疾病过程中,由于邪正双方力量的对比发生变化,而产生的由实转虚和因虚致实的病理变化。

由实转虚:指疾病或病证本是以邪气盛实为矛盾主要方面的实性病变,继而转化为以正气虚损为矛盾主要方面的虚性病变的过程。疾病在发展过程中,邪气亢盛,正气不衰,由于误治、失治,病情迁延,虽然邪气渐去,但是人的正气、脏腑的生理功能已受到损伤,因而疾病的病理变化由实转虚。例如:表寒证或表热证等外感性疾患,疾病初期多属于实,由于治疗不及时或治疗不当,护理失宜,或年高体弱,抗病能力较差,从而病情迁延不愈,正气日损,可逐渐形成纳呆食少、面色无华、气短乏力、肌肉消瘦等肺脾功能衰弱之虚象,此为由实转虚。

因虚致实:指病证本来是以正气亏损为矛盾主要方面的虚性病变,转变为邪气盛较突出的病变过程。由于正气本虚,脏腑生理功能减退,无力祛邪外出,或导致气、血、津液等不能正常运行,从而产生气滞、血瘀、痰饮等实邪停留体内的病理表现。由于此时邪实为患,因正虚所致,故称之为因虚致实。如肾阳虚衰,气化失常,而形成的阳虚水停之候,既有肾脏温化功能减退的虚象,又有水液停留于体内的一派邪实之象。水湿内停,乃因肾阳不足,气化失常所致,故称之为因虚致实。实际上,因虚致实是正气不足,邪气亢盛的一种虚实错杂的病理变化。

(3)虚实真假:指在某些特殊情况下,疾病的症状或现象与疾病的本质不完全一致时,出现与疾病本质不符的假象的病理状态。病机的或虚或实,在临床上均有一定的征象。临床上的征象,仅仅是疾病的现象。在一般情况下,现象与本质相符,可以比较客观地反映病机的虚或实。但在特殊情况下,现象与本质不完全相符时,就会出现许多与疾病本质不符的假象。虽然假象也是由疾病的病机所决定的,但它并不如真象那样直接地反映疾病的本质,因此,分析病机的或虚或实,必须透过现象看本质,才能不被假象所迷惑,真正把握住疾病的虚实变化。

真虚假实:古称"至虚有盛候",即某些病证属于正气虚损至极,而临床上反可见到部分类似实证的表现,"虚"是病机的本质,而"实"则是表现之假象。其主要原因多为气血不足,脏腑虚衰,运化、推动无力所致。如脾胃运化功能减退,可引起虚性腹胀、腹痛;腹虽胀,但松缓,不如实证之常急不缓;腹虽痛,但喜按,与实证之腹痛拒按不同。

真实假虚:古称"大实有羸状",指某些病证本质是邪气亢盛至极,而临床上反可见到部分类似虚羸的表现。其病机本质为"实",而"虚"则是表面现象,为假象。多因热结肠胃、痰食壅滞、湿热内蕴、大积大聚等,致经络阻滞,气血不能外达,出现一些类似虚的假象。如热结肠胃之里热炽盛病证,一方面可见到大便秘结,腹满硬痛拒按,潮热谵语等实热症状,同时因阳气闭郁,不能外达四周,可见面色苍白,四肢逆冷,精神萎顿等状似虚寒的假象。

总之,在疾病的发生和发展过程中,病机的虚和实,只是相对的。虚实错杂、虚实转化及虚实真假常常是疾病发展过程中的常见病理变化。因此,在临床上不能以静止的、绝对的观点来对待虚和实的病机变化,而应以动态的、相对的观点来分析病机的虚实。

(三)邪正盛衰与疾病的发展趋向和转归

在疾病的早期和中期,邪气较盛而正气未衰,斗争比较激烈,病理反应也比较明显,随着疾病的发生、发展,其力量对比不断发生消长盛衰的变化,导致病势的不同发展和转归,具体有以下几种转归方式:

1. 正盛邪退——痊愈　正盛邪退,是指在疾病过程中,正气积极抗御邪气,或战胜邪气,邪气日益衰减或被祛除,疾病向好转或痊愈方向发展的一种转归,是疾病转归中的最佳结局,也是许多疾病中常见的结局。一般多由于患者正气比较旺盛,抗御病邪能力较强,或能及时得到正确治疗,或两者兼而有之。邪气难以进一步发展,病邪对机体的损害作用即告终止或消失,机体脏腑经络等组织的病理损害逐渐得到修复,气、血、津液等的耗伤也逐渐得到恢复,机体的阴阳在新的基础上获得了相对平衡,疾病恢复痊愈。疾病能否痊愈与痊愈的快慢,除依赖于病人的一般健康情况、抗病能力外,及时、正确、积极的治疗是十分重要的。

2. 邪正相持——病势迁延　邪正相持,指在疾病发展过程中,机体正气不甚虚弱,病邪亦不太强盛,邪正双方势均力敌,病势处于迁延状态的病理过程。此时,正气不能完全祛邪外出,因而病邪可稽留于一定的部位,病邪既不能消散,亦不能深入传化,又称为"邪留"或"邪结"。一般说来,邪气留结之处,即是邪正相搏病理表现明显之所。无论病邪留于肌表或是体内,其治疗均须扶正祛邪同时并举。

3. 邪盛正虚——病甚或死亡　邪盛正虚,是指在疾病过程中,邪气亢盛,正气虚弱,机体抗邪无力,病势不断向恶化或危重发展的病理过程。这是由于机体的正气虚弱,或由于邪气的炽盛,若以正气盛衰为相对稳定的因素,即对于一般健康状态的患者来说,则邪气愈盛,毒力愈强,其病势就愈急重,传变亦愈快;若以病邪强弱相对类同的情况来看,若感受病邪的机体正气愈虚,则病情愈重,病理损害愈深。机体抗御病邪的能力日趋低下,不能制止邪气的致病作用及其进一步的发展,则病情因而趋向恶化和加剧。如以外感六淫病证来说,大多数患者表现为一般的外感表证病理过程,其病位、病势均较轻浅。但若病邪过于强盛,毒力较强,或患病个体体质虚弱,可出现"两感""直中"或"内陷"等病机逆传情况,即是正不敌邪,邪胜正衰的典型表现。最终导致正气衰竭,邪气独盛,气血、脏腑、经络等生理功能衰弱,阴阳离决,则机体的生命活动亦告终止而死亡。

4. 邪去正虚——恢复期　指邪气被祛除,病邪对机体的损害作用已经消失,但疾病过程中正气被耗伤而虚弱,有待恢复的病理过程。多由于邪气亢盛,病势较剧,正气受到较重的耗伤,或因治疗措施较为猛烈,如大汗、大吐、大下之类,病邪在强烈的攻击下被祛除,但正气大伤等所致。亦有正气素虚,病后虚弱更甚者。邪去正虚多见于重病的恢复期。

5. 正虚邪恋——缠绵　正虚邪恋,指正气大虚,余邪未尽,主要以正气难复,致使疾病处于缠绵难愈的病理过程。缠绵,是指疾病不愈的一种病理状态,其基本病机为正虚邪恋。由于在邪正斗争过程中,正气虽未至溃败,但已因邪气的困伤而削弱;而邪气由于经过正气的奋力抗争,也趋于衰微。因此,邪正双方势均力敌,处于非激烈性抗争的一种相持不下的病理状态。缠绵状态下,正气不能完全祛邪外出,邪气也不能深入传变,从而使病变局限并处于相对僵持状态,具有病变表现不甚剧烈,疾病持久不愈的特点。所以应积极进行治疗,设法打破缠绵状态的病理僵局,争取疾病的好转或痊愈。

二、阴阳失调

阴阳失调,是指在疾病的发生、发展过程中,由于致病因素的作用,导致机体的阴阳消长失去相对的平衡,形成阴阳的偏盛、偏衰、互损、转化、格拒、亡失等一系列病理变化。正常情况下,机体阴阳保持平衡,具体表现为体温适中、动静合度、气机升降有常等,全身生理活动正常而协调,即为健康。若整体或局部的阴阳平衡协调遭到破坏,就会出现阴阳失调,从而引起疾病。阴阳失调是最基本的病机,是对人的各种功能性和器质性病变的高度概括。由于六淫、七情、饮食、劳倦等各种致病因素作用于机体,必须通过机体内部的阴阳失调才能形成疾病,所以,阴阳失调可视作疾病发生、发展、变化的内在根据。

阴阳失调的病机,临床上既用以阐释阴阳对立制约关系失调的寒热虚实或真假的病证,也可用以说明阴阳互根互用关系失常的精、血、津液与气之间的互损性病证。从更广的意义上讲,阴阳概念可用以说明脏腑、经络、营卫气血及气机升降出入等的相互关系。但由于脏腑经络、气血津液、营卫及气机升降、表里出入之间的关系失调另有专述,故此处只以阴阳失调的阴阳偏盛、阴阳偏衰、阴阳互损、阴阳格拒、阴阳亡失等病机阐释寒热虚实、寒热真假病证及具有寒热表现的危重病证。阴阳失调的病机包括以下几个方面:

(一) 阴阳偏盛

阴阳偏盛,是指人体阴阳双方中某一方过于亢盛的病理状态,以邪气盛为矛盾主要方面的病理变化,属"邪气盛则实"的实性病机。阳偏盛的病机特点是阳邪偏盛,阴相对不衰,即阳盛则热,为病属热属实;阴偏盛的病机特点是阴邪偏盛,阳相对不衰,即阴盛则寒,为病属寒属实。阳长则阴消,阴长则阳消,《素问·阴阳应象大论》:"阳胜则阴病,阴胜则阳病",此乃阳偏盛或阴偏盛病理变化发展的必然趋势。

1. 阳偏盛　是指机体在疾病发展过程中所出现的阳邪偏盛,脏腑、经络功能亢进,邪热过盛的病理变化。

阳偏盛,多由于感受温热阳邪,或感受阴邪而从阳化热,或七情内伤,五志过极而化火,或因气滞、血瘀、痰浊、食积等郁而化热、化火所致。

阳邪的病理性亢盛,以热、动、燥为其特点。临床出现发热、烦躁、舌红苔黄、脉数、口渴、小便短少、大便干燥等症状。

一般而言,阳偏盛的病理变化,多表现为阳盛而阴未虚的实热证。由于阳热亢盛则对阴气的制约太过,即阳盛则耗伤阴气,因此临床上可能还会出现阳盛伤阴,阴液不足的症状,即阳胜则阴病。

2. 阴偏盛 是指机体在疾病过程中所出现的阴邪偏盛,功能障碍或减退,产热不足,阴寒过盛以及病理性代谢产物积聚的病理状态。

阴偏盛,多由感受寒湿阴邪,或过食生冷,寒邪中阻等,阳不制阴而致阴寒偏盛的病理状态。

阴邪的病理性亢盛,以寒、静、湿为其特点,临床出现形寒、肢冷、喜暖、口淡不渴、苔白、脉紧或迟等症状。

一般而言,阴偏盛的病理变化,多表现为阴盛而阳未虚的寒实证。阴邪亢盛则过度制约阳气,常常耗伤阳气,导致阳的一方偏衰,从而出现阳气不足的症状,即阴胜则阳病。

(二) 阴阳偏衰

阴阳偏衰,是机体阴精或阳气亏虚所引起的病理变化,属于"精气夺则虚"的虚性病机。阳气亏虚,阳不制阴,使阴相对偏盛,形成阳虚则寒的虚寒证。反之,阴精亏损,阴不制阳,使阳相对偏亢,从而形成阴虚则热的虚热证。

1. 阳偏衰 即阳虚,是指机体阳气虚损,失于温煦,功能减退或衰弱的病理变化。

阳偏衰形成的主要原因多是先天禀赋不足,或后天饮食失养,或劳倦内伤,或久病损伤阳气等。

人体阳气虚衰,温煦、推动和兴奋功能减退,临床表现可见面白、畏寒肢冷、舌淡脉迟等寒象,同时尚见喜静蜷卧、小便清长、下利清谷等虚寒之象。

一般地说,其病机特点多表现为机体阳气不足,阳不制阴,阴相对偏盛的虚寒证。阳气不足一般以脾肾之阳虚为主,其中尤以肾阳不足最为常见。因为肾阳为人身诸阳之本,"五脏之阳气,非此不能发",所以肾阳虚衰(命门之火不足)在阳偏衰的病机中占有极其重要的地位。另外,阳虚则寒与阴胜则寒,不仅在病机上有区别,而且在临床表现方面也有不同,前者是虚而有寒;后者是以寒为主,虚象不明显。

2. 阴偏衰 即阴虚,是指机体精、血、津液等物质亏耗,以及阴不制阳,导致阳相对亢盛,功能虚性亢奋的病理变化。

形成阴偏衰的主要原因,多由于阳邪伤阴,或因五志过极,化火伤阴,或因久病耗伤阴液所致。

阴偏衰时,主要表现为阴的滋润、抑制与宁静的功能减退。临床表现可见五心烦热、骨蒸潮热、颧红、消瘦、盗汗、咽干口燥、舌红少苔、脉细数无力等。

一般地说,阴虚则热的病理变化多表现为阴液不足,阴不制阳,阳气相对偏盛的虚热证。因为肾阴为诸阴之本,所以,肾阴不足在阴偏衰的病机中占有极其重要的地位。另外,阴虚则热与阳胜则热的病机不同,其临床表现也有所区别:前者是虚而有热;后者是以热为主,虚象并不明显。

(三) 阴阳互损

阴阳互损,是指在阴或阳任何一方虚损的前提下,病变发展影响到相对的一方,形成阴阳两虚的病理变化。阴阳互损是在阴阳偏衰的基础上,由于阴阳的互根互用而出现的病理变化。在阴虚的基础上,继而导致阳虚,称为阴损及阳;在阳虚的基础上,继而导致阴虚,称为阳损及阴。由于肾藏精气,内寓真阴真阳,为全身阳气阴液之根本,无论阴虚或阳虚,多在损及肾脏阴阳及肾本身阴阳失调的情况下,才易于发生阴阳互损的病理变化。

1. 阴损及阳 指由于阴液亏损,累及阳气,使阳气生化不足或无所依附而耗散,从而在阴虚的基础上又导致了阳虚,形成以阴虚为主的阴阳两虚的病理变化。多由于阴液亏耗,以及遗精、盗汗、失血等慢性消耗性病证发展而成。如临床上肝肾阴虚、肝阳上亢证,其病机主要为肝肾阴虚,水不涵木,阴不制阳,阴虚阳亢,先有五心烦热、盗汗等阴虚症状;随着病情发展,进一步耗伤肾阴,影响肾阳化生,后出现自汗、畏寒肢冷、面白,脉沉弱等阳虚之候,为阴损及阳的阴阳两虚证。

一般而言,"无阴则阳无以生",精、血、津液的亏少,则阳气生化的物质不足,待发展到一定的程度,则势必出现阳虚的表现,即为阴损及阳,最终可发展成阴阳两虚证候。

2. 阳损及阴　指由于阳气虚损,无阳则阴无以生,累及阴液的生化不足,从而在阳虚的基础上又导致了阴虚,形成以阳虚为主的阴阳两虚的病理变化。多由于肾阳虚,精关不固,失精耗液,或气虚血亏,或阳虚自汗,伤津耗液等所致。例如肾阳亏虚、水泛为肿一证,其病机主要是阳气不足,气化失司,水液代谢障碍,津液不化而停聚。临床表现先有畏寒肢冷、腰酸而凉、少气乏力、溲清便溏等阳虚表现。但其病变发展,因阳气不足而导致阴液化生无源而亏虚,继而出现形体日益消瘦,烦躁升火,甚则瘛疭等肾阴亏虚之征象,为阳损及阴的阴阳两虚证。

一般而言,阳气不足,则脏腑气化功能必然衰退,从而引发精、血、津液等物质的不足,而物质的缺乏,则更能进一步导致气化功能的低下,如此相互影响,最终导致肾阳、肾阴同虚。

实际上,由阴或阳的一方不足导致另一方虚损,终究会导致阴阳两虚,只是某一方虚损程度轻重不同而已,如阴损及阳,其病机之关键,还在于阴虚,《理虚元鉴》:"阴虚之久者阳亦虚,终是阴虚为本。"另外,由于肾阴为全身阴液之本,肾阳为全身阳气之根,故阳损及阴、阴损及阳,最终又总是以肾阳、肾阴亏虚为主要病变。

(四) 阴阳格拒

阴阳格拒,是指阴盛至极或阳盛至极而壅遏于内,使阴阳二气阻隔不通并相互排斥的病理变化。其机制是由于某些原因引起阴或阳的一方偏盛至极或一方极度虚弱,使盛者壅遏于内,将另一方排斥于外,迫使阴阳之间不相维系,而出现寒热真假复杂的病理现象。阴阳格拒是阴阳失调中比较特殊的一类病机,多见于疾病过程中的盛极阶段,其病情多较为严重,包括阴盛格阳和阳盛格阴两方面。《医学正传》:"假热者,水极似火,阴证阳也……此皆阴盛格阳,即非热也。""至若假寒者,火极似水,阳证似阴也……亦曰阳盛格阴也。"

1. 阴盛格阳　又称"格阳"证,是指阴寒之邪壅盛于内,或阳虚阴盛,逼迫衰极之阳浮越于外,阴阳不相维系,相互格拒而表现出真寒假热的病理状态。阴寒内盛是其病机本质,但由于阴盛而格阳于外,或谓虚阳浮越于外,遂表现出一些假热之象,故又称之为"真寒假热"证。

阴盛格阳多由于久病阳衰阴盛,或阴寒之邪伤阳所致,属严重的虚寒证。临床表现除可见四肢厥逆,下利清谷,脉微欲绝等阴气盛于内表现之外,又可见阳浮于外之症,如身热但欲盖衣被,面颊泛红等假热之象。可以看出,身热、面红,似是热盛之症,但若与四肢厥逆、下利清谷、脉微欲绝并见,则应是真寒假热之证。

临床上还有一种阴阳上下格拒的戴阳证,系指下元虚寒,真阳浮越于上之病理状态。阴阳不相维系的一种下真寒、上假热的病变,亦属于阴盛格阳,由于阳衰阴盛,格阳于上,所以在面色苍白、四肢逆冷、精神萎靡、畏寒蜷卧、脉微细欲绝等病情危重的情况下,突然出现面颊泛红、言语较多、脉大无根等假热症状。

2. 阳盛格阴　是指邪热极盛,深伏于里,阳热被郁不能通达四肢,阴阳之气不相交通,相互格拒而表现出真热假寒的病理状态。《医宗金鉴·伤寒心法要诀》:"阳气太盛,不得相荣也。不相荣者,不相入也,既不相入,则格阴于外,故曰阳盛格阴也。"其病变本质是邪热亢盛于里的实热证。阳热偏盛至极,深伏于里,阳气被遏,郁闭于内,不能外达而将阴气排斥于外,遂表现出一些假寒之象,故又称之为"真热假寒"证。

阳盛格阴多由邪热炽盛,阳热亢极所致,多见于外感热病,病情发展的极期,属严重的实热证,临床表现为壮热、面红、气粗、烦躁、脉数大有力等症,但在病势越来越重的情况下,可突然出现四肢厥冷(但身热不恶寒)、脉象沉伏(但沉数有力)等假寒之象。可以看出,四肢厥冷、脉沉,似是寒盛之征,但若与身热、面红、气粗、烦躁等症并见,则应是真热假寒之证。又可称之为"阳厥"或"热厥",《伤寒论》中所谓的"热深厥亦深,热微厥亦微"的病证即属此类。

(五) 阴阳转化

阴阳转化是指在疾病发展过程中,阴阳偏胜至极,皆可向其相反方向转化,包括由阳转阴和由阴转阳。

1. 由阳转阴 疾病的本质为阳气偏盛,但当阳盛发展到一定程度时,有时会向阴的方向转化。其形成多由热邪极盛,耗伤元气,或热盛伤津,累及阳气化生不足,或治疗失当伤阳气。

如某些急性外感性疾病,初期可见高热、口渴、胸痛、咳嗽、舌红、苔黄等热邪亢盛之象,属阳证。由于治疗不当或邪毒太盛等原因,可骤然出现体温下降、四肢厥逆、冷汗淋漓、脉微欲绝等阴寒危象。此时,疾病的本质即由阳转化为阴,疾病的性质由热转化为寒。正如《素问·阴阳应象大论》所言的"重阳必阴""重热则寒"。

2. 由阴转阳 疾病的本质为阴气偏盛,但当阴盛发展到一定程度,就会向阳的方向转化。其形成多由寒邪入里,从阳化热。

如感冒初期,可表现恶寒重、发热轻、头身疼痛、骨节疼痛、鼻塞流涕、无汗、咳嗽、苔薄白、脉浮紧等风寒束表之象,属于阴证。若治疗失误,或因体质等因素,可发展为高热、汗出、心烦、口渴、舌红、苔黄、脉数等阳热亢盛之候。此时,疾病的本质即由阴转化为阳,疾病的性质则由寒转化为热。正如《素问·阴阳应象大论》所说的"重阴必阳""重寒则热"。

(六) 阴阳亡失

阴阳的亡失,是指机体的阴液或阳气由于大量消耗而亡失,全身功能严重衰竭,是生命垂危的一种病理状态。主要包括亡阴和亡阳两类。亡阴、亡阳是疾病的危重证候,辨别有误,或救治稍迟,死亡立见。

1. 亡阳 是指机体的阳气突然地、大量地耗损或丢失,导致全身阳的功能严重衰竭的一种病理状态。亡阳多由于外邪过盛,正不敌邪,阳气突然大量耗伤而脱失所致;或因汗、吐、下太过,阳随津泄,阳气外脱等所致;或由于素体阳虚,正气不足,又加疲劳过度等多种因素所诱发阳气消耗过多所致;亦可因慢性消耗性疾病之亡阳,长期大量耗散阳气,终至阳气亏损殆尽,而出现亡阳。

临床表现多见面色苍白,四肢厥冷,精神萎靡,甚则昏迷,畏寒蜷卧,大汗淋漓,汗稀而凉,脉微欲绝,舌淡而润等阳气欲脱之象。

2. 亡阴 是指机体的阴液突然地、大量地消耗或丢失,导致全身阴的功能严重衰竭的一种病理状态。多由于热邪炽盛,或邪热久留,大量煎灼阴液所致;或大吐、大汗、大泻等,直接消耗大量阴液;亦可由于慢性消耗性疾病,阴液耗竭所致。

临床表现多见面色潮红,烦躁不安,甚则昏迷谵妄,口渴欲饮,呼吸喘促,手足尚温,但大汗欲脱,或汗出不止,汗热而黏,脉数疾无力,舌光绛无苔等症。

由于阴阳是互根互用的,所以亡阳可导致亡阴,亡阴也可导致亡阳,因此亡阴或是亡阳若不及时治疗,都会导致阴阳离决,亡阴与亡阳并存。

阴阳失调的病机相互之间存在着密切的联系。阴阳失调的各种病机,不是固定不变的,而是随着邪正盛衰和病情的进退等情况而不断变化,因此,必须随时观察和掌握阴阳失调病机的不同变化,方能把握住疾病发展变化的本质。

三、气血失常

疾病过程中,由于邪正斗争的盛衰或脏腑功能失调,导致气血不足、运行失常以及关系失调的病机变化称为气血失常。包括气的失常、血的失常和气血关系失常。

(一) 气的失常

气的失常,指由于气的生成不足或耗散太过,气的运行失常及气的生理功能减退所导致的各种病机变化。有气虚和气机失调两大类。气机失调又包括气滞、气陷、气逆、气闭、气脱等几个方面。

1. 气虚　是指元气不足,功能失调,脏腑功能减退,抗病能力下降的病机变化。气虚形成的原因有先天禀赋不足、后天失养或肺脾肾功能失调导致气的生成不足;或因劳伤过度、久病而致气的耗散太过;或因年老体弱所致气的生理功能减退等。气虚多见于慢性疾病、老年患者、营养缺乏症、疾病恢复期以及体质衰弱等患者。

临床表现以少气懒言、神疲、乏力、眩晕、自汗、易外感、脉细弱无力等症为特点。其中,尤以神疲、乏力为典型症状。

在神疲、乏力的基础上,各脏腑气虚又表现出不同的特点,且多与其生理功能有关。如肺气虚的特点是"主气、司呼吸""朝百脉"等功能衰退;心气虚的特点是"主血脉""藏神"功能减退;脾胃气虚的特点是"运化精微""腐熟水谷"等功能衰退以及中气下陷等;肾气虚的特点是"藏精""气化""纳气"等功能的减弱。

因为肺主一身之气,脾为后天之本、气血生化之源,元气虽由肾精所化,但需赖后天肺脾之气的培育,故脾肺气虚直接影响元气的生成。因此,气虚证,临床以脾气虚、肺气虚和脾肺气虚最为常见。

2. 气机失调　是指气的升降出入失常而引起的气滞、气陷、气逆、气闭和气脱等病机变化。

(1) 气滞:是指某些脏腑、经络或局部气机郁滞的病机状态。其形成主要由于情志抑郁或痰饮、食积、瘀血阻滞,以及外伤侵袭、跌仆闪挫等因素,导致气机阻滞不畅,从而致使某些脏腑、经络的功能失调或障碍,以闷、胀、痛为临床特点。

由于气机升降多与肝主疏泄、肺主宣降、脾主升清、胃主降浊等功能有关,故气滞多与肝、肺、脾、胃功能失调关系密切。临床常见肺气壅滞、肝郁气滞或脾胃气滞等证。

(2) 气逆:指气机上逆,是气机升降失常,脏腑之气逆乱的一种病机变化。多由情志所伤、饮食不节,或痰浊壅阻等原因所致。气逆最常见于肺、胃和肝等脏腑。肺以清肃下降为顺,若肺气上逆,则肺气失于肃降,发为咳逆上气;胃失和降,胃气上逆,则可有嗳气、呃逆、恶心、呕吐等症状;肝主升发,若肝气上逆,则升发太过,多表现为头胀痛、面红目赤或易怒。由于肝为刚脏,主动、主升,且又为藏血之脏,因此,肝气上逆严重时,可导致血随气逆,表现为咳血、呕血、吐血,或壅遏清窍而致昏厥。

(3) 气陷:是指气的升举无力,或应升反降为特征的一种病机变化。气陷多由气虚发展而来。脾以升为健,脾气虚,易导致气陷,常称"中气下陷"。机体内脏位置的相对恒定,全赖气的正常升降出入运动。如果气虚升举无力,可能出现某些内脏下垂,如胃下垂、肾下垂、子宫脱垂、脱肛等病变,还可伴随腰腹胀满重坠、便意频频以及短气乏力、语声低微、脉弱无力等症。

(4) 气闭:指脏腑、经络气机闭塞不通的一种病机变化。多由情志刺激、湿热、痰浊等闭塞气机所致,常发为跌仆、昏厥不醒等症。

(5) 气脱:是指气虚之极,不能内守,而大量脱失的病机变化。由于体内气血津液严重损耗,以致脏腑生理功能极度衰退,真气外泄而陷于脱绝危亡之境。它与亡阴亡阳的发生有密切联系,常互为因果。

气脱与亡阳、亡阴都属于气的大量脱失。不同之处在于亡阳是阳气突然大量脱失,可见患者冷汗淋漓、四肢厥冷的寒象;亡阴是阴气的突然大量脱失,患者可出现汗多而温,脉数等热象;气脱则没有明显的寒象或热象。

(二) 血的失常

血的失常,一是血量不足,濡养功能减退,即血虚;二是血的运行失常,如血液运行不畅而致血瘀,或血行加速,或妄行或血液溢出脉外而出血等。

1. 血虚　是指血液不足,濡养功能减退的一种病机变化。

血虚的形成,一是失血过多,如吐血、衄血、月经过多、外伤等急慢性出血;二是血液生成不足,如脾胃虚弱,化源不足,或肾精亏虚,血液生成减少,或心、肺、肝气化功能减退,化生血液的功能不足导致血虚;三是过度消耗,如大病久病,或劳神过度等,致营血暗耗,导致血虚;四是老年体弱,血的营养濡润功能减退,发为血虚。

血液亏虚,不能营养脏腑组织,从而脏腑功能逐渐减退,出现全身或局部失养的病机状态。头晕目眩,面色不华,唇爪色淡等即为血虚病人的典型特征。由于心主血,肝藏血,脾为气血生化之源,所以,血虚多与心、肝、脾等脏功能失调为多见,如心肝血虚,心脾两虚等。

2. 血液运行失常　是指在疾病发展过程中,由于某些致病因素的影响,导致脏腑功能失调,使得血液运行不畅,或加速,甚至妄行,溢出脉外的病机变化。人体血液的正常运行,取决于心、肝、脾、肺等脏腑的功能正常,以及气的推动、温煦、固摄等作用的共同配合。当致病因素导致上述脏腑功能以及气的功能失调,均可以引起血行失常。血液运行失常,主要包括血瘀、血行疾迫及出血三个方面。

(1) 血瘀:是指血行迟缓、运行不畅,或血液停滞的病机变化。

气滞而致血行受阻,或气虚而血运迟缓,或痰浊阻于脉络,或寒邪入血,血寒而凝,或邪热入血,煎熬血液,或跌闪外伤等,均可导致血瘀或成瘀血。所以,瘀血是血瘀的病理产物,而在瘀血形成之后,又可阻于脉络,成为血瘀的致病因素。

血瘀的病机主要是血行不畅。血瘀阻滞在脏腑、经络等某一局部时,则发为疼痛,且痛有定处,得寒温而不减,甚则可形成肿块,称之为癥积。同时,可伴见面色黧黑、肌肤甲错、唇舌紫黯以及瘀斑、红缕,脉象细涩、结代等血行迟缓和血液瘀滞的现象。

血瘀与瘀血临床表现相似,但二者同中有异:血瘀是指血行迟滞不畅的病机变化;瘀血则是血瘀的病理产物,为继发性病因。瘀血形成后,又可阻滞脉络,成为血瘀的病因。即瘀血可以导致血瘀,而血瘀可形成瘀血,两者常常相互影响。

(2) 血行疾迫:是指在致病因素作用下,血液运行加速,失去宁静的一种病机变化。

引起血行疾迫的原因,多是外感阳邪,或情志郁结化火,或痰湿等阴邪郁久化热,热入血分所致。

血液的正常运行,虽然要依赖阳气的温煦和推动,但是仍然以宁静安谧为本。由于血得热则行,故邪热入血,血行加速,甚至灼伤脉络,迫血妄行,可见面红舌赤、妇女月经先期而至、脉数等临床表现;血热扰动心神则心烦不安、失眠多梦,甚至神志昏迷等。

(3) 出血:是指血液运行不循常道,溢出脉外的一种病机变化。

一般而言,导致出血的病机不外乎火热迫血妄行、气虚不能摄血和脉络损伤,导致血液外溢等几个方面。

其临床表现以各种出血为特征。如肺络受损,血液妄行,则为咳血;如胃络受损出血,则为呕血、便血;如大肠络受伤出血,则为便血;如膀胱络受伤出血,则为尿血;如冲、任脉络受损,则月经量多和经期提前。此皆为血液妄行的实性病机。若病久脾气虚损,或劳倦伤脾,中气不足,统摄无权,则可致血不循经,渗溢于脉外而出血。如渗溢于肌肤,则为皮下出血或成紫斑;渗溢于胃肠,则为便血;渗溢于膀胱,则可为尿血;气虚可致冲任失固,亦可渐成月经过多或崩漏不止等病证。出血过多,不仅可以导致血虚气弱,发展成为气血两虚,从而使脏腑功能减退。若突然大量失血,还可致气随血脱,甚则发生阴阳离决而死亡。

(三) 气血关系的失常

气和血的关系极为密切,生理上相互依存,相互为用,病理上相互影响而常致气血同病。气对于血,具有推动、温煦、化生、统摄的作用,故气的虚衰和升降出入异常,必然影响及血。同样,血对于气,能够养气、载气,血液亏虚、血行异常,也会导致气的不足、气的运行异常。气血关系失调,主要有气滞血瘀、气虚血瘀、气不摄血、气随血脱、气血两虚等方面。

1. 气滞血瘀　是指气机郁滞,血行不畅,气滞与血瘀并存的一种病理状态。既可由于气的运行不畅,导致血行障碍,形成气滞血瘀;也可因外伤等因素,导致气滞、血瘀同时形成。气滞血瘀多与肝的生理功能密切相关,肝主疏泄而藏血,肝的疏泄在气机调畅中起着关键性的作用;其次,由于心主血脉而行血,故心的生理功能失常,多见血瘀而后导致气滞。气滞血瘀,在临床上常见胀满疼痛,瘀斑及癥瘕积聚等症。

2. 气虚血瘀　是指气虚运动无力而致血行不畅甚至瘀滞,气虚与血瘀并存的一种病理状态。轻者,血行迟缓,运行无力;重者,气虚无力行血,经脉失充且瘀阻,致使肢体失于气血之养,可见瘫软不用,甚至萎缩,或肌肤干燥、瘙痒、欠温,或肌肤甲错等气血不荣经脉的表现。

3. 气不摄血　是指由于气虚,统摄血液的生理功能减弱,血不循经,溢于脉外,导致各种出血的病理状态。包括中气不足,气虚下陷导致血从下溢的病症,如咳血、吐血、衄血、发斑、便血、尿血、崩漏等。

4. 气随血脱　是指大量出血的同时,气也随着血液的流失而散脱,形成气血两虚的病理状态。常由外伤失血、妇女崩漏、产后大出血等因素所致。血为气之母,血脱则气失去依附,气亦随之散脱而亡失。可见精神萎靡,面色苍白,冷汗淋漓,甚至晕厥等。

5. 气血两虚　指气虚和血虚并存的病理状态。多因久病消耗,气血两虚;或先有失血,气随血耗;或先因气虚,致使血之生化乏源;或出血等原因导致。表现为面色淡白或萎黄,气短乏力,形体瘦弱,心悸失眠,肌肤干燥,肢体麻木等气血不足的症状。

气血是人的脏腑、经络等进行生理活动的物质基础,气血的生成与运行有赖于脏腑生理功能的正常。因此,脏腑发病会影响到全身的气血,而气血的病变也必然影响到脏腑。

四、津液代谢失常

津液代谢失常,指津液的生成不足或消耗过多,导致体内津液不足、输布失常、排泄障碍,形成水液潴留、泛滥的病理现象。

津液代谢是一个复杂的生理过程,与肺、脾、肾三脏关系最为密切。其中任何一脏生理功能异常,均能导致津液代谢失常,出现伤津、脱液、内燥等津液不足的病证,或是水湿、痰饮等津液在体内潴留的病证。

(一) 津液不足

津液不足,是指津液亏少,脏腑、孔窍、皮毛失于濡润滋养的一系列干燥失润的病理状态。

津液不足多由燥热之邪、五志之火、烧伤、多汗、吐泻、多尿、失血,或过用辛燥之剂等耗伤津液所致,亦可由津液摄入严重不足所引起。

津液不足的病理变化,可根据津液亏损程度的不同,分为伤津和脱液(伤阴)。津和液,在性状、分布部位、生理功能、病理及其临床表现,都存在着一定的差异。津较清稀,流动性大,内则充盈血脉,润泽脏腑,外则润泽皮毛和孔窍,易于耗散,也易于补充。炎夏多汗、高热口渴、尿少便秘,干燥季节口、鼻、皮肤干燥,均属于伤津的临床表现。液较稠厚,流动性小,是以濡养脏腑,充养骨髓、脑髓、脊髓,滑利关节为主,一般不易损耗,一旦亏损则不易迅速补充。如大吐、大泻、多尿时所出现的目陷、螺瘪,甚则转筋等,热病后期、久病伤阴所表现的舌光红无苔或少苔,唇舌干燥而不欲饮,形瘦肉脱,皮肤毛发枯槁,甚则手足震颤蠕动等,均属于阴液枯涸以及动风的临床表现。

伤津和脱液,在病理和临床表现方面虽然有所区别,但津、液本为一体,二者相互为用,病理上也相互影响。一般来说,伤津较轻,脱液较重。伤津未必脱液,但脱液必兼伤津,所以说伤津乃脱液之渐,脱液乃伤津之甚。但两者都有内燥见症。

由于津血同源,故津液亏乏或枯竭,必然导致阴血的亏乏,出现血燥虚热内生或血燥生风等津枯血燥的病理改变。若津液耗损,使血液减少,血行瘀滞不畅,从而发生血瘀之变,终致津亏血瘀。

气与津液相互为用。津液代谢,有赖于气的升降出入运动。气有固摄和气化作用,可以调节津液的生成与排泄。气也常依附于津液而存在,如津液大量丢失,气失其依附而随之形成气随液脱、阴阳亡失之危重状态。

(二) 津液的输布与排泄障碍

津液的输布障碍,是指津液得不到正常的转输与布散,在体内运行迟缓,湿浊困阻,或滞留局部,因而津液不化,水湿内生,或酿痰成饮的病理状态。肺失宣发或肃降;脾之运化和转输功能减退;肝失疏泄,气机不畅,气滞而水停;三焦水道不利,津液运行障碍等都可导致津液输布障碍。

津液的排泄障碍,是指津液气化不利,转化为汗液或尿液的功能减退,从而导致水液潴留,溢于肌肤,发为水肿的病理状态。一般来说,津液化为汗液排出,主要依靠肺之宣发;津液化为尿液排出,则主要依靠肾的气化,故肺肾功能减退,则均可导致水液潴留,发为水肿疾患。

津液的输布与排泄障碍,主要可产生湿浊困阻、痰饮凝聚及水液潴留等病理改变。其具体表现如下:

（1）湿浊困阻：是指津液转输与布散失常，在体内运行迟缓，困阻于内的病理状态。多种因素导致脾虚运化水湿功能减退，津液不能正常的转输布散，聚积而成湿浊，形成湿浊内生病变。由于湿性重着黏滞，易于阻遏气机，可见胸闷呕恶、脘腹痞满、头身困重、口腻不渴、腹泻便溏、面黄肤肿、苔腻等症。

（2）痰饮凝聚：痰与饮，都是由于脏腑功能失调，津液代谢障碍，致使津液气化失常，水湿停聚，凝结于机体某些部位形成的病理产物。痰饮一旦形成，又是多种疾患的致病因素。津液不化，水湿内生，在体内某一局部发生滞留，即可形成痰饮的病理状态。水聚成饮，饮凝成痰，不同情况下又可变生多种痰证或饮证。痰可随气升降，无处不到，病及不同的脏腑、经络或滞留于机体不同部位，表现为多种临床变化。如痰阻于肺，可见咳喘、咳痰；痰迷心窍，可见胸闷、心悸、神昏、癫狂；痰停于胃，则可见恶心、呕吐、脘痞不舒；痰留经络、筋骨，则可致瘰疬、痰核、肢体麻木，或半身不遂，或为阴疽流注；痰浊上犯于头，则清窍不利，可致眩晕、昏冒；痰气凝结于咽喉，则可致咽中如物梗阻，如有异物，吞之不下，吐之不出，称为"梅核气"。饮邪为病，随其停聚部位的不同而有不同的名称，如饮停胸胁，则为"悬饮"；饮邪犯肺，则为"支饮"；饮留四肢，则为"溢饮"等。

（3）水液潴留：是指水液代谢障碍，水不化气，潴留于肌肤或体内的病理状态。多由肺、脾、肾等脏腑功能失调，导致水液停留形成的病理状态。水液潴留的临床表现，如水邪泛溢于肌肤，则发为头面、眼睑、四肢、腹背等部位浮肿，甚则全身浮肿；若水邪潴留于腹腔，则腹肿胀大，发为腹水。《景岳全书·肿胀》："盖水为至阴，故其本在肾；水化为气，故其标在肺；水惟畏土，故其制在脾。今肺虚则气不化精而化水，脾虚则土不制水而反克，肾虚则水无所主而妄行，水不归经则逆而上泛，故传入于脾而肌肉浮肿。"

（三）津液与气血关系失常

津液与气血之间关系失常，主要有水停气阻、气随液脱、津枯血燥、津亏血瘀及血瘀津停等几方面。

1. 水停气阻　是指水液停滞，导致气机阻滞的病理状态。津液的生成、输布和排泄，依赖于脏腑之气机的升降出入运动，故亦可称之为气率津行。而津液的气化失常，水液停贮为患，则亦将使脏腑的生理功能发生障碍，使气的升降出入运动阻滞，形成水停气阻之病变。

水饮停聚部位不同，临床表现也不同。水饮停肺，则肺气壅滞，失于肃降，可见胸满咳嗽，喘促不能平卧；水饮凌心，阻遏心气，致使心阳被遏，可见心悸、胸痛；水饮停滞中焦，阻遏脾胃气机，则可致清气不升，浊气不降，而见头昏困倦、脘腹胀满、恶心呕吐等症；水饮停于四肢则可阻滞经脉气血流通，出现四肢浮肿、困重胀痛等症。

2. 气随津脱　是由于津液大量丢失，气失其依附而随津外泄，从而导致阳气暴脱亡失的病理状态。气随津脱多由高热、大汗或严重吐泻，耗伤津液所致。

其临床表现，常见于剧烈的汗、吐、下之后，患者出现面色苍白或灰黯，气短，乏力，喘促等症。

3. 津枯血燥　是指津液亏乏、枯竭，导致血燥虚热内生，或血燥生风的病理状态。津液是血液的重要组成部分，津血又同源于水谷精微，若因高热伤津，或烧伤而使津液大亏，或大量失血耗津脱液，或阴虚痨热，津液暗耗，均会导致津枯血燥。

其临床表现常见心烦、鼻咽干燥、肌肉消瘦，或五心烦热、皮肤干燥、甚或皮肤瘙痒、脱屑、舌红少津、脉细数等症。

4. 津亏血瘀　指津液亏损，血液运行不畅的病理状态。津液充足是保持血脉充盈，血液运行通畅的重要条件。若因高热、烧伤,或吐泻、大汗出,或因久病耗津伤液等因素,导致津液大量消耗,则津液亏少而血亦亏虚,使血液循行滞涩不畅,即可发生血瘀之病变。《读医随笔》说"夫血犹舟也,津液水也""津液为火灼竭,则血行愈滞",此即说明津亏可以导致血瘀的机制。

其临床表现常在原有津液亏损不足的基础上,出现舌质紫绛,或见瘀点、瘀斑,或肌肤干涩,甚则甲错,并有脱屑,或斑疹显露等症状。

5. 血瘀津停　指血行瘀滞,而致津液停聚,形成血水停滞或痰瘀互结的病理状态。津液大量分布脉道之中,滑利血脉,促进血行;血液中的津液可渗出于脉外,津液与血液同属液态物质,且能相互转化,即津血同源。若因某些原因使血液瘀滞,必然影响津液之运行,而致血瘀津停;或先病津液停聚,聚为痰饮,或为水肿,阻滞血液运行而致血瘀,最终形成血水停滞,或痰瘀互结的病理状态。

其临床表现常见水肿、鼓胀、舌黯、脉涩等;痰瘀互结可见癥瘕、积聚、噎膈、痛经、闭经、不孕、瘿病、脱疽等。

第三节　系 统 病 机

一、内生五邪病机

内生五邪,是指在疾病发展过程中,由于内在脏腑和气血津液等生理功能异常而产生类似风、寒、湿、燥、火外邪致病的病理状态。由于病起于内,故分别称为"内风""内寒""内湿""内燥"和"内火",统称为内生五邪。

(一) 风气内动

风气内动,即"内风",是体内阳气亢逆动变形成的,以眩晕、肢麻、震颤、抽搐等风动之症为基本特征的病理变化。因其病变似外感六淫中风邪的急骤、动摇和多变之性,故以风名之。与肝的关系最为密切,故又称之"肝风内动"。

风气内动的病理变化有虚实之分,多与热、痰、虚、瘀有关,主要有热极生风、肝阳化风、阴虚风动、血虚生风、血燥生风、痰瘀生风。

1. 热极生风　又称热盛风动。多见于热性病的极期,由于邪热炽盛,煎灼津液,伤及营血,燔灼肝经,使筋脉失其濡养所致,其病为实。火郁炽于内,热极而生风。临床可见高热神昏、抽搐痉厥、颈项强直、角弓反张、目睛上吊。

2. 肝阳化风　多由于情志所伤,操劳过度,耗伤肝肾之阴,以致阴虚阳亢,水不涵木,浮阳不潜,肝阳亢而化风,形成风气内动。临床可见筋惕肉𥆧,肢麻震颤,眩晕欲仆,或口眼㖞斜,或半身不遂,甚则血随气逆而猝然仆倒,或为闭厥,或为脱厥。

3. 阴虚风动　多见于热病后期,阴津亏损,或由于久病耗伤,阴液大亏所致。主要病机是阴液精血枯竭,无以濡养筋脉,筋脉失养,则变生内风,属虚风内动,其病为虚。临床可见筋挛肉𥆧,或手足蠕动,甚或瘛疭等动风之症,伴有五心烦热,神倦形消等阴精亏损之候。

4. 血虚生风　多由于生血不足或失血过多,或久病耗伤营血,肝血不足,筋脉失养,或血不荣络,则虚风内动。多见于温热病末期,以及失血疾患之中。临床可见肢体麻木不仁、筋肉跳动,甚则手足拘挛不伸等症,以及阴血亏虚之候。

5. 血燥生风　系津枯血少,失润化燥,肌肤失于濡养,经脉气血失于和调,血燥化而为风。多由于久病耗血伤阴,或年老精亏血少,或长期营养缺乏,生血不足;或瘀血内结,新血生化障碍;或温热病邪,耗伤津液阴血所致。临床可见皮肤干燥或肌肤甲错,或有皮肤瘙痒或脱屑等症,多见于皮肤瘙痒症等疾患之中。

6. 痰瘀生风　多因嗜食肥甘,脾失健运,聚湿生痰,或形体肥胖,气虚而多痰多湿,痰湿阻络,瘀血阻滞,气血逆乱而致肝风内动,常发为偏枯卒中。临床可见形体肥胖、晨起咯痰、大便不实等痰湿内盛之症及面色晦滞、唇甲青紫等瘀血内阻之证。

(二) 寒从中生

寒从中生,又名"内寒",是机体阳气虚衰,温煦气化功能减退,虚寒内生,或阴邪弥漫的病理变化。

内寒的形成,多因先天禀赋不足,或久病伤阳,或外感寒邪,过食生冷,损伤阳气等所致阳气亏虚,不能制阴,阴寒内盛,机体失于温煦而成。内寒多见于脾、肾。脾为后天之本,气血生化之源,脾阳能达于肌肉四肢;肾阳为人身阳气之根,能温煦全身脏腑。故脾肾阳气虚衰,则温煦失职,最易表现虚寒之象,而尤以肾阳虚衰为著。

阳气虚衰,寒从中生的病理变化,主要有两个方面:一是温煦失职,虚寒内生,呈现面色苍白,形寒肢冷等阳热不足之象;或因寒性凝滞,其性收引,使筋脉收缩,血行迟滞,而现筋脉拘挛,肢节痹痛等。二是阳气不足,气化功能减退或失司,水液不得温化,从而导致阴寒性病理产物的积聚或停滞。如水湿痰饮之类,以致尿、痰、涕、涎等排泄物澄澈清冷,或大便泄泻,或水肿等。

此外,不同脏腑的内寒病变,其临床表现也各不相同。脾阳虚则便溏泄泻;肾阳虚则腰膝冷痛,下利清谷,小便清长,男子阳痿,女子宫寒不孕等。

外寒与内寒的区别与联系:内寒以虚为主,有虚有寒;外寒以寒为主,且多与风、湿等邪气相兼,可兼有虚。外寒和内寒之间两者又有联系,主要是寒邪侵袭人体,必然耗损阳气,最终导致阳虚;阳虚又可因为抵御外寒能力降低,易于感受风寒而致病,或外寒易于直中脏腑,引起内寒而发病。

(三) 湿浊内生

湿浊内生,又称内湿,是指由于肺、脾、肾等脏腑调节水液代谢功能失调,导致津液输布、排泄障碍而水湿痰浊停聚的病理变化。

内湿为水液代谢失调的病理产物,虽与肺、脾、肾等功能失调均有密切关系,但与脾的关系最为密切。

湿浊内生病理变化:脾不运湿,水液不化,聚而成湿,停而为痰,留而为饮,积而成水。因此,脾的运化失职是湿浊内生的关键。但脾阳根于肾阳,肾主水液,肾阳不足,气化失司,则水停湿聚,使脾阳益虚,脾肾阳虚,则水湿内聚。

湿性重浊黏滞,多易阻遏气机,故其临床表现常可随湿邪阻滞部位的不同而各异。如湿邪留滞经脉之间,则症见头重如裹、肢体重着,同时也可出现颈项强急、屈伸不利等症。湿犯上焦,则胸闷咳喘;湿阻中焦,则脘腹胀满,食欲不振,口腻或口甜,舌苔厚腻;湿滞下焦,则腹胀便溏,小便不利;水湿泛滥于皮肤肌腠,则发为水肿。湿浊虽可阻滞机体上、中、下三焦的任何部位,但以湿阻中焦脾胃为主,因此脾虚湿困常是必见之证。

(四) 津伤化燥

津伤化燥又称"内燥",是指机体津液不足,人体各组织器官和孔窍失其濡润,因而出现以干燥枯涩失润为特征的病理变化。多因年老精血不足、久病伤津耗液或大汗、大吐、大下，或亡血失精导致阴亏液少，或过食辛辣香燥之品或热病伤阴或湿邪化燥等所致。

一般而言，阴津亏损或实热伤津，皆可导致燥热内生。内燥病变，以肺、胃及大肠为多见。因为肺为燥金之脏，主气，司全身精血津液的输布。肺气虚弱，则水精不能四布而化燥，其病属虚。大肠为燥金之腑，主津，胃喜润恶燥，故肠胃燥热，灼伤津液，亦常致燥，多属于实。故内燥多起于肺、胃、大肠。

津伤化燥的病理变化：内燥病变，临床多见津液枯涸和阴虚内热之证，如，肌肤干燥，起皮脱屑，甚则皲裂、口燥咽干、舌上无津，甚或光红龟裂；鼻干目涩、爪甲脆折、大便燥结、小便短赤等燥热之象。如以肺燥为主，则兼见干咳无痰，甚则咳血；以胃燥为主时，则胃阴不足，可见胃中嘈杂，舌光无苔；若系肠燥，则兼见便秘等症。总之，"干"是内燥的病理特点。在上焦则干咳、咽干口燥；在中焦则烦渴、呕恶；在下焦则便秘、经闭。

（五）火热内生

火热内生，又称"内火"或"内热"，是由于阳盛有余，或阴虚阳亢，或由于五志化火，或由于病邪的郁结，而产生的火热内扰、功能亢奋的病理变化。火与热同属阳，在病机与临床表现上基本一致，只是程度上存在差异。故有"火为热之极，热为火之渐"之说。火热内生的主要病理变化：

1. 阳气过盛化火　人身之阳气，在正常情况下有养神柔筋，温煦脏腑组织的作用，为生理之火，亦称"少火"。但是，在病理情况下，若阳气过亢，功能亢奋，以致伤阴耗液，此种病理性的阳气过亢则称为"壮火"，又称"气有余便是火"。

2. 邪郁化火　邪郁化火常见两个方面，一是外感六淫之邪，在病理过程中，皆能郁滞从阳而化热化火。如寒郁化热、湿郁化火等。二是体内的病理性代谢产物，如痰浊、瘀血和食积、虫积等，均能郁而化火。邪郁化火的主要是由于这些因素导致机体阳气郁滞，气郁则生热化火，实热内结所致。

3. 五志过极化火　又称"五志之火"，多指由于精神情志的刺激，影响了机体阴阳、气血和脏腑的生理平衡，造成气机郁结，日久化火，因之火热内生，肝郁气滞，气郁化火，发为"肝火"。

4. 阴虚火旺　此属虚火，多由精亏血少，阴液被伤，阴虚阳亢，则虚热虚火内生。一般来说，阴虚内热多见全身性的虚热征象。而阴虚火旺，其临床所见，火热征象则往往较集中于机体的某一部位。如阴虚而引起的牙痛、咽痛、口干唇燥、骨蒸潮热、颧红等。

总之，火热内生的病理不外虚实两端。实火者，多源于阳气有余，或因邪郁化火，或因五志化火等。其病势急速，病程较短，多表现为壮热面赤、口渴喜冷、小便黄赤、大便秘结，甚则狂躁、昏迷、舌红苔黄燥、脉洪数等症。虚火多由于精亏血少，阴虚不能制阳，虚阳上亢所致。病势缓慢，病程较长，其临床主要特征为五心烦热、午后颧红、失眠盗汗、口燥咽干、眩晕耳鸣、舌红少苔、脉象细数等。

二、外感病机

外感病，是指感受六淫、疠气等外邪所导致的一类疾病，因其常以发热为主症，故又称其为外感热病。

外感病和内伤病的病机区别，主要在于外感病以感受外邪为主，其病变发展有一定的阶段性。在病变由表入里、由浅入深、由实转虚的传变过程中，可表现出明显的阶段性或层次

196

性。对外感病的病机认识,中医学有伤寒学说和温病学说两种不同的认识。伤寒学说主要研究外感寒邪所引起的病理变化,认为寒邪由皮毛、肌腠,渐循经络,由表而入里,进而传至脏腑。按六经次第传变,并以六经来分证。六经病证以脏腑经络病变为病理基础,其中三阳病证以六腑病变为基础,三阴病证以五脏病变为基础。而温病学说主要研究外感温热邪气所引起的病证,认为病邪从口鼻而入,其病变是按卫气营血或上中下三焦进行传变,并以卫气营血或三焦进行分证。从病机学角度来看,两者同中有异,可互为补充。

(一) 六经病机

六经,即指三阳和三阴。三阳是指太阳、阳明和少阳,三阴是太阴、少阴和厥阴。六经病机,是指外感疾病六经病证发生发展的一般规律。六淫外邪侵袭人体,正邪抗争,引起了脏腑经络的功能失常,从而产生一系列病理变化。六经病变的发生,多是在六淫外邪的作用下,正邪相互斗争的结果。一般而言,在发病初期和中期,患者正气未衰,机体抗病力强,邪气亢盛,机体反应呈亢奋状态者,称为三阳病,其性质属热、属实。若患者正气衰退、机体抗病力弱,病邪未除,正不敌邪,机体反应呈虚弱状态者,称为三阴病,其性质属寒、属虚。

具体而言,太阳病多指外感病初期,邪居表卫阶段;阳明病是病邪入里化热的极期;少阳病为邪居半表半里的过渡阶段;太阴病为脾虚湿盛阶段;少阴病为心肾阳衰阶段,厥阴病是寒热错杂、阴阳胜复的病理阶段。

(二) 卫气营血病机

卫气营血原为四种精微物质,在外感温热病中代表着四个不同的病理变化阶段,具体称之为"卫分""气分""营分""血分"。卫气营血病机,即是运用卫气营血不同阶段的病理变化,来阐明温热病的发生发展的内在机制及其传变规律。

温热病的传变规律是病邪由卫分传入气分,由气分传入营分,由营分传入血分。随着病邪的一步步传入,病情逐渐加重。叶桂在《温热论》中指出:"大凡看法,卫之后方言气,营之后方言血。"当然这种传变规律也不是一成不变的,由于病邪类别及轻重的差异,患者体质的强弱不同,临床也会出现发病即从气分或营分开始,以里热炽盛为特点;或病邪虽已入于气分,但卫分之邪尚未消除者;或热势弥漫,气分、营分、血分热势均盛,酿成气营两燔或气血两燔者;或卫分不经气分直接传入营血,即所谓"逆传心包"等。

从病变部位和病理变化来看,病在卫分和气分都属于气的病变,主要表现为人体功能活动发生异常和障碍;营分和血分都属于血的病变,主要表现为人体津液阴血等营养物质受损。

(三) 三焦病机

三焦病机,首见于清代医家吴鞠通之《温病条辨》。它是吴氏根据《黄帝内经》中三焦的部位和功能特点,在叶天士卫气营血病机的基础上,结合温病的发生发展及传变规律而创立的。三焦病机,主要在于阐明三焦所属脏腑在温热病(包括湿热病)发展过程中的病理变化。

一般而言,温病初起,邪袭上焦,首先犯肺,故上焦证候多为温病的初期,即表现为手太阴肺和手厥阴心包的相关证候。手太阴肺的病变不愈,可进一步传入中焦,为顺传;也可由肺而传入心包,为逆传。中焦病证,处于温病的中期,为邪正剧争的极期,中焦病不愈,则可传入下焦,所以就三焦辨证而言,温病发展的一般规律是始于上焦,终于下焦。但由于个体体质差异,温病性质不同,又因治疗是否恰当等因素的影响,上、中、下焦各病程阶段长短不一,累及脏腑重心有别,如逆传心包多见于温热类温病;温邪传入中焦,多见胃经热盛,肠道热结;传入下焦,则多伤及肝肾之阴。而湿热性质的温病,初起热势多不盛而即可侵犯中焦,病变多在脾胃,而且滞留时间较长;若传入下焦,则除肝肾外还可影响膀胱及大肠功能。正如《温病条辨·中焦篇》所言:"肺病逆传则为心包。上焦病不治,则传中焦,胃与脾也。中焦病不治,即传下焦,肝与肾也。始上焦,终下焦。"

三、脏腑病机

脏腑病机,是指脏腑病变发生、发展、变化以及相互影响的病理机制。外感、内伤等病因所导致的疾病,都是以脏腑阴阳气血失调为基本病理变化,因此脏腑病机在中医病机学说中占有极其重要的地位。

脏腑病机理论以整体观念为指导思想,强调脏腑与邪正盛衰、阴阳失调、气血津液失常具有内在联系。注重脏腑之间病变的相互影响。任何一个脏腑的病变,都可能产生脏腑之间病理变化的传变,影响其他脏腑发生病变。脏腑病机可分为五脏病机、六腑病机、奇恒之腑病机及其相互关系病机等几个部分。

(一) 五脏病机

五脏病机是五脏功能失常所引起的基本病理变化。脏腑阴阳代表着各脏腑的生理功能状态,脏腑气血是各脏腑功能活动的物质基础,因而脏腑阴阳失调、脏腑气血失常等都可以出现各脏腑功能失常的病理变化。由于各脏功能特点不同,各有侧重,因此各脏之阴、阳、气、血的病变,各自有其不同的病机特点。

五脏阴阳失调的病变,以肾的阴阳失调为根本。各脏阴阳失调,久必及肾,导致肾的阴阳失调;而肾的阴阳失调,又常引起各脏阴阳失调,甚则发生阴阳互损的病变。五脏气血失常的病变,气血亏虚与脾胃气血生化之源关系极为密切,又与心主血脉功能息息相关;气机失调多见于肺、肝等脏,血行瘀滞常见于心、肝的病变。

1. 心的病机　心的主要病机为心主血脉失常、心主神明失常。

(1) 心主血脉失常:其病理变化主要表现为血行加速、血行无力、血不养心、心血瘀滞。血行加速:以血分有热,热盛动血,甚则灼伤脉络,迫血妄行为主的病理变化。心的阳热偏盛,扰及血脉,可见心悸心烦、身热面赤、舌尖红或舌质红绛、脉洪数。血行无力:以心气、心阳不足,心脏功能减退,运血无力为主要病理变化。临床可见心悸怔忡、气短、自汗、动则尤甚等症状。血不养心:以心血不足、血脉空虚,心失所养,心动失常,心神不宁为主要病理变化。临床可见心悸胸闷、面色无华、失眠多梦、舌淡、脉细弱无力等表现。心血瘀滞:以心脉气血运行不畅,甚则瘀血阻闭,心脉不通为主的病理变化。表现为心悸怔忡、胸闷胸痛,舌质有瘀点、瘀斑,脉沉迟涩,甚则肢冷,脉伏不出,汗出脱厥等症状。

(2) 心主神明失常:其病机为心神不足、躁扰心神、神不守舍,主要表现为精神意识思维的异常变化。心神不足:以心的气血不足、心主神志的生理功能失去阳气的推动与营养,精神、意识、思维活动减弱的病理变化。临床可见精神萎靡、神思衰退、反应迟钝、迷蒙嗜睡、懒言声低。躁扰心神:指心之阳热偏盛,神明被扰,神志活动亢奋的病理变化。轻则可见失眠多梦、兴奋多言等症状;重则可见狂言谵语、躁动不安等症状。神不守舍:指心神失于藏守,神志异常的病理变化。可见心烦不宁、失眠、健忘、甚则神不守舍、神思恍惚、时悲时喜、举止失常、狂躁谵语、神志不清等症状。

2. 肺的病机　肺的主要病机为气的生成、主宣降、肺主行水的功能异常的病理反应。

(1) 肺主气失常:基本病机在于肺气不足、肺气壅滞,从而影响肺的呼吸功能、防御功能、气的生成和气机调节的异常。肺气虚损:指以肺的功能减退,主气、卫外功能失职的病理变化。可出现呼吸气短、语声低微、遇劳加剧、表虚自汗、易反复感冒等症。肺气壅滞:指邪气壅塞肺系,呼吸、气机调节功能障碍的病理变化。可见咳喘、气促、胸闷、痰多、尿少或水肿等症。

(2) 肺失宣降:肺气宣发肃降失常包括肺气不宣、肺失清肃、肺失宣肃三种病理变化,主要表现为气机升降失调、呼吸功能障碍。肺气不宣:指肺气失于宣通的病理变化。临床可见恶寒、发热、无汗、鼻塞、喷嚏、流涕、喉痒、咳嗽、喉咙不利等症状。肺失清肃:指肺气失于清肃下降,使肺气下降和清洁呼吸道的功能减退的病理变化。主要表现为胸闷、气促、咳嗽痰多等。

(3) 肺主行水失调:肺主行水,为水之上源,与津液的输布、排泄密切相关。肺不布津,使脏腑形体官窍失于滋养;气不化津,水液停聚,可生湿成饮化痰;气不行水,水气泛溢,可致全身水肿。

3. 脾的病机　脾的病机,是由于脾的阴阳气血失调引起脾的运化与统血功能异常的病理反应。脾的主要病机为饮食物消化吸收功能减退、气血生成不足、水液代谢失调、气机升降失常,血的运行失常。

(1) 消化吸收障碍:脾主运化,能消化、吸收、输布水谷精微,营养全身。各种病因可使脾失健运,消化功能紊乱,饮食不化,精微失布,表现为纳呆不饥、食少难化、脘腹胀满、腹痛肠鸣、腹泻下痢、便溏或便秘、尿少或尿频等症。

(2) 气血生成不足:脾为后天之本,气血生化之源,能化生气血,生成津液,转化肾精,资生神气,营养全身。脾气受伤,生化之源匮乏,机体缺乏气、血、津液等基础物质的供养,脏腑功能活动衰退,机体组织失养而致的形体消瘦、神疲乏力、少气懒言、困倦嗜卧、心悸失眠、面色淡白无华等虚羸症状。

(3) 水液运化失调:脾在运化水谷精微的同时,亦吸收、输布水液,使水津四布,五经并行,水道通调,水液平衡。脾失健运,土不制水,水津失布,水液停滞,水湿泛溢,化饮生痰,聚湿为患,则为湿浊、痰饮、水肿、鼓胀、肥胖、咳喘、带下等症。

(4) 气机升降紊乱:脾主升清,带动全身气机上行,与胃气降浊相互为用,成为调节全身气机升降运动之枢纽。脾气受伤,不主升清,反而下降,可使全身气机升降失调而紊乱。脾气不升,水谷精微不能上输心肺头面耳目,清窍失养,而见头目眩晕、面色淡白、口咽不利;脾气不降,气滞中焦,而见脘腹胀满、纳呆食少、饮食不化;脾气下陷,气机下坠,升举乏力,可致脘腹重坠、便意频数、久泻久利、肛门重坠或脱肛、内脏下垂诸症。

(5) 血的统摄失常:脾藏营,化生营血。脾气健运,统摄血液,运行不息,循环脉内,而不外溢。脾气虚弱,统摄无权,血不归经,可致血液外溢,血脱妄行。脾不统血,血从上溢,而见衄血、咳血、吐血;脾不统血,血向下流,则为尿血、便血、月经过多、或崩漏下血;脾不统血,血从皮出,则为肌衄。脾不统血,血溢脉外,停留脏腑组织局部,可成瘀血,转化为病理性致病邪气,引起更为复杂的病机。

(6) 卫外功能不固:脾气具有防卫抗邪的功能。脾气旺盛,化生宗气,资生卫气,护卫肌表,抗御外邪。若脾气虚弱,不能化生卫气,卫阳不足,腠理不密,不能卫外为固,易致外邪入侵,罹患感冒,表现为自汗恶风、鼻塞清涕、神疲乏力、反复发作等症。同时因其化源不足,气血亏虚,全身脏腑功能低下,抗病力减弱,使疾病缠绵难愈。

4. 肝的病机　肝的主要病机为体用失调、气机失调、血液生成运行异常、消化吸收功能障碍、精神情志改变、水液代谢失常。

(1) 体阴用阳失调:肝具条达之性,其性刚,主动主升;肝又主藏血,全赖肾水以涵之,血液以濡之,故叶桂在《临证指南医案》指出肝有"体阴用阳"之性。肝体柔和,肝气条达是维持肝脏正常生理功能的基本条件。在病理上肝阳肝气具有易亢、易逆、易郁,肝阴、肝血具有易亏、易虚的特点。

(2) 气血运行失和:肝主疏泄,调畅气机,又主藏血,调节血量。故肝的病变以气血失和、气血逆乱为基本病理表现。气机郁滞是肝病最常见的病理变化。肝郁可变生肝火、日久伤阴,可致肝阳上亢,甚则引动肝风。气病必及于血,所以肝病久则必及血分。如肝气郁结可致血行不畅而成瘀血;肝阳升发太过则使血随气升而病厥,或见咳血、呕血等;肝火日久耗伤阴血,可导致肝的阴血亏损等。

(3) 易于干犯他脏:肝主升主动、其性刚的生理特性以及肝经循行络属涉及多脏的特点,决定了肝气易郁结、上扰下迫,从而干犯他脏。如肝病最易上侮肺金,中乘脾胃,上逆冲心,下竭肾阴,旁攻脏腑,流窜经络。其中尤以肝病传脾和肝火犯肺或肝胆同病为常见。

5. 肾的病机 肾的主要病机特点为肾病易亏多虚、易于阴阳失调、他脏久病及肾,表现为生长发育迟缓、生殖功能减退、形体官窍失养、呼吸功能异常、水液代谢障碍、二便排泄失调。

(1) 肾病易亏多虚:肾为封藏之本,主藏先后天之精。肾中精气是人生命活动的原始动力,因此肾精宜藏,不宜耗伤。肾中精气从生理角度而言,常恐其不足而不虑其有余。其宜秘藏不宜外泄的生理特性决定了病理上多因损而致虚,易亏而难复。故临床肾病以虚证为多,肾之精气不足,主要表现为肾精亏虚和肾气不足。肾精亏虚主要表现为生长发育迟缓和生殖障碍;肾气不足多见全身功能减退,对月经、精液、胎儿、二便等固摄功能减退以及肾不纳气诸证。

(2) 易于阴阳失调:肾为水火之宅,内藏元阴元阳。肾阴、肾阳相互制约、相互依存,共同维持人之阴阳的相对平衡。故肾病为患,最易阴阳失调,或肾阳虚,或肾阴虚。肾阴、肾阳为肾中精气中不同生理效应的体现,生理上互根互用,病理上相互损及,一方的不足常累及另一方,以致阴阳两虚。如肾阴虚,阳气缺乏阴精的滋助,形成以阴虚为主的阴阳两虚证;肾阳虚气化无权,阴精缺乏动力无以化生,成为以阳虚为主的阴阳两虚证。

(3) 他脏久病及肾:肾阴、肾阳根于肾中精气,而肾中精气为人的生命之根,故肾为脏腑阴阳之本。他脏病变,久则耗及肾中精气,或损其阴,或伤其阳,致肾与他脏同病,故有"五脏之伤,穷必及肾"之说。如心阴不足,心火偏亢,下汲肾水可见心肾阴虚证;肺阴虚日久,无以行津滋肾,损及肾阴致肺肾阴虚证;肝肾同源,肝阴不足必致肾阴亏乏而见肝肾阴虚证。心阳不足,不能下温肾水,肾水无制上凌于心,表现为心肾阳虚证;脾阳不足,不能充养肾阳,终致脾肾阳虚。

(二) 六腑病机

六腑的共性病机特点是通降功能失常。胆的主要病机为胆汁贮藏、排泄障碍和胆经郁热,夹痰上扰。胃的主要病机为受纳、腐熟功能异常,以及胃失和降、胃气上逆。小肠的主要病机是消化吸收功能失调和二便异常。大肠的病机是传导功能失调而大便异常。膀胱的主要病机是气化作用失常而小便异常。三焦的主要病机是全身气化失常和水液代谢功能障碍。

1. 胆的病机 胆的主要病机为胆汁贮藏、排泄障碍和胆经郁热,夹痰上扰。其基本病理变化,是胆病多实、多热。

(1) 胆汁贮藏、排泄障碍:情志所伤,肝失疏泄,影响及胆,或中焦湿热,阻遏肝胆气机,胆失疏泄,则胆汁贮藏、排泄异常。胆汁贮藏排泄障碍,可致肝失疏泄,影响脾胃运化,可见胁下胀痛,纳呆食少,厌食油腻,腹胀便溏等症状。胆汁上逆,可见口苦,呕吐黄绿苦水。胆汁不循常道,外溢肌肤,则出现黄疸。

(2) 胆郁化热、夹痰上扰:多因情志抑郁,导致胆失疏泄,郁而化热,灼津为痰,痰热互结,内扰心神,则胆气不宁,心神不安,出现胆怯心烦,失眠多梦,惊悸不宁等临床表现。

2. **胃的病机**　胃的主要病机为受纳、腐熟功能异常,以及胃失和降、胃气上逆。胃的病变,可表现为寒热失常,气阴亏虚,受纳和降异常的病理表现。

(1) 寒热失常:过食生冷,或过用寒凉药物,损伤胃阳,或素体中寒等寒邪侵犯胃脘,可导致胃中实寒,胃失和降,腐熟消化能力异常,可见胃脘冷痛,痛势较剧,恶心呕吐等症状。寒为阴邪,易伤阳气,胃阳被伤,则腐熟消化能力异常,饮食不化,可见口泛清水,腹泻清稀等症状。过食辛辣温燥之品,或邪热入里犯胃,或情志过极化火可导致胃中火热炽盛,胃失和降,以及受纳腐熟功能亢进的实性病理变化,多表现为口干口臭,恶心呕吐,消谷善饥,或口渴引饮,大便秘结。若胃火循经上炎,则见齿龈肿痛,或呕血衄血等症状。

(2) 气阴亏虚:饮食不节,损伤胃气,或素体虚弱,久病胃气不复等多可导致胃气不足,受纳腐熟功能减退的病理变化。表现为胃纳不佳,饮食乏味,甚则不思饮食;或胃气失和,而见腹胀隐痛,嗳气呃逆、恶心呕吐等。临床常与脾气虚并见,形成脾胃气虚的病变。由于过食辛辣温燥之品,灼伤胃阴,或久病不复,消烁阴液,可导致胃阴亏虚,受纳腐熟功能减退;或胃失和降,胃气上逆,而见口舌干燥,大便秘结,舌光红少苔,脉细数;或食后饱胀,脘闷不舒,泛恶干呕等症。

3. **小肠的病机**　小肠的主要病机是受盛化物功能失调和小肠寒热失常。

(1) 受盛化物功能失调:小肠失于受盛,则见呕吐、食入腹痛;失于化物则见食入腹胀、完谷不化;清浊不化,则上吐下泻、腹痛肠鸣。小肠泌别清浊的功能多归属脾胃,故临床常将其消化吸收功能失调责之于脾胃病变。

(2) 小肠寒热失常:湿热下注,或心移热于小肠,可导致小肠实热,小便异常,如小便频数,或尿液浑浊不清,或淋浊,或赤涩,或茎中痛;饮食不节,伤及肠胃,可导致小肠虚寒,大便异常,表现为肠鸣泄泻等。

4. **大肠的病机**　大肠的病机是传导功能失调而大便异常。大肠病变有燥热内结、湿热积滞、虚寒内生、津液亏虚等不同,而出现排便异常及粪便外观的改变。

(1) 湿热内结:邪热炽盛,汗出过多,或误用发汗,耗伤津液,或因肺移热于大肠,可致肠道干燥失润。邪热与燥屎相结于大肠,传导失职,腑气不通。症见腹胀腹痛,大便秘结;或热结旁流,便下稀水恶臭等症。夏秋之季,感受暑湿邪气,或饮食不洁,湿热秽浊之邪可侵犯肠道导致大肠湿热,而见大便泄泻,痢下赤白等症。

(2) 虚寒内生:大肠阳气不足,虚而有寒,或阴寒凝滞,可导致大肠传导功能失常,而见腹痛泄泻等症,临床上多与脾肾阳虚有关。

(3) 津液不足:因热病、汗出过多、剧烈吐泻等,津液耗伤,或失血、产后、久病,阴液不足,或老年精血亏虚等可导致大肠阴津不足,失于濡润,出现大肠传导失司的病理变化,可见大便干结难解。

5. **膀胱的病机**　膀胱的主要病机是气化作用失常而小便异常。膀胱病变有湿热蕴结、虚寒内生等的不同,出现排尿异常及尿液外观的改变。

(1) 湿热蕴结:因外感湿热之邪,或饮食不节,生湿化热,从而导致膀胱湿热,气化不利,小便异常的病理变化。临床表现为尿频尿急、尿道涩痛等。湿热伤及脉络,则尿血。湿热久恋,熬津成石,则见尿涩尿痛,尿中砂石等症。

(2)虚寒内生:老人体弱,或久病耗损,多致肾阳虚衰,虚寒内生,膀胱气化功能减弱,固摄无力,而见小便频数、尿有余沥,或遗尿时作、夜尿频多,或小便不禁、排尿无力等症。

6. 三焦的病机 三焦的主要病机是全身气化失常和水液代谢功能障碍。

(1)气化功能失常:元气是通过三焦才得以布达全身的,同时三焦还是气机升降出入的道路。人体之气,是通过三焦布散于五脏六腑,充沛于周身,因此三焦具有主持诸气,总司全身气机和气化的功能,若三焦功能异常,则全身气化功能异常。

(2)水液代谢功能障碍:水液的输布运行,皆以三焦为通路,若三焦气化功能失司,也可出现水液代谢功能障碍。

(三)奇恒之腑病机

脑的主要病机是精髓不足和感觉运动异常。骨、髓的主要病机特点是骨、髓空虚,骨质异常和化生血液失常。脉的主要病机为脉道失于通畅,或脉道失于约束。女子胞的主要病机是经、带、胎、产的异常。

1. 脑的病机 脑为髓海,脑的生理功能为贮藏精髓和主司感觉运动。脑的主要病机特点是精髓不足和感觉运动异常,主要与肾的功能关系密切。临床上精神情志以及感觉功能多反映在五脏病变之中。例如,心的阴阳气血失调,脾虚气血不足,肝气肝火肝风,肾中精气亏虚等,皆可导致精神情志和感觉运动的异常,治疗多从五脏论治。

2. 髓和骨的病机 髓在骨中,包括骨髓、脊髓和脑髓。骨髓病变可因先天禀赋不足,后天饮食失养,或因邪热内留,消烁阴液,或因下焦虚衰,精血不足所致。骨髓的主要病机是骨髓空虚,骨质异常和化生血液失常。小儿可见生长发育迟缓,骨质软弱;老年可见骨质疏松,易于骨折。肾精亏虚,骨髓空虚,失于濡养,可致血虚不足。

3. 脉的病机 脉为血之府,是气血运行的通道。脉的功能正常,则脉道通畅,并约束血行脉中。故脉的主要病机为脉道失于通畅,或脉道失于约束。因邪热内结,寒凝气收,痰浊壅遏,气机郁结,瘀血停滞,或阳气不足,血液亏虚,津液枯涸,脉失濡养等,均可引起脉道失于通畅。可见疼痛肿胀,麻木不仁,功能障碍等症。若损伤脉道,或热灼脉络,迫血妄行,或气虚不摄,或瘀血阻滞,血不归经,导致脉道失约,血溢脉外,而见各种出血。

4. 女子胞的病机 女子胞的生理功能是主持月经和孕育胎儿。月经来潮和孕育胎儿主要与天癸的产生、心脾肝肾等脏以及冲脉、任脉等经脉的生理功能密切相关,并有赖精血的濡养作用。外感六淫、疫疠之气,或情志内伤,劳倦过度,房事不节,生育过多等,皆可导致女子胞的病变。女子胞的主要病机是经、带、胎、产的异常。引起女子胞生理功能失调的因素很多,其中主要包括气虚、气滞、气逆、气陷、血虚、血瘀、血寒、血热所致的气血失调,心、肝、脾、肾的功能障碍,天癸生成以及冲任气血不足等。女子胞的生理功能是全身生理功能的一个组成部分。因此,女子胞的功能失调与全身病理变化状况密切相关。

四、经络病机

经络病机,是指致病因素直接或间接地作用于经络系统,在疾病发生、发展和变化过程中,引起经络的生理功能出现失调的病理状态。

经络是运行气血,联络脏腑肢节,沟通内外上下,调节体内各部分的通道。因此,人体诸多疾病,包括杂病、外感病,均与经络病变密切有关。在疾病过程中,致病因素直接或间接影响经络系统,导致其生理功能失常,出现经络气血的虚实、滞留、逆乱等病变,甚至经气竭绝而死亡。由于经络中运行的气血是关键,因此,气血运行失常是经络病机的重点,包括经络气血偏盛偏衰,经络气血运行不畅,经络气血逆乱和经络气血衰竭。

(一) 经络的气血偏盛偏衰

经络中气血偏盛或偏衰,会影响经络所联系的脏腑、形体、官窍,使其气血失调,生理功能发生异常的病理变化。经络气血偏盛,是由于气血盛而有余,温煦推动化气亢盛,表现出热盛与病理性功能亢奋的现象;经络气血偏衰,是气血虚而不足,温煦推动濡养无力,表现出虚寒与生理功能减弱的现象。

(二) 经络的气血运行不畅

经络的气血运行不畅,是指由于外邪侵袭,或情志内伤,或痰浊阻络,或跌扑损伤,引起经络中气血流行不畅,而形成气滞血瘀的病理变化。经络中气血阻滞,运行不畅,常累及其所属的脏腑与其所循行部位的形体与官窍。如外感风寒,束于肌表,使机体浅表的络脉中气血阻滞不通,不通则痛,症见周身酸痛、头痛等症状。经络中气血运行不畅,因气为血之帅的生理机制影响,故而在病理上,往往气滞在先,血瘀在后,但也有例外,如跌扑损伤。

(三) 经络的气血逆乱

经络的气血逆乱,是指经络中气血不按正常规律运行,该升不升,该降不降,运行方向、速度发生紊乱等的病理变化。《素问·厥论》中论述经络气血逆乱所致的"六经脉之厥状病能(态)",包括巨阳(太阳)、阳明、少阳、太阴、少阴、厥阴之"厥"和"厥逆",就是气血逆乱之意。如足太阳经经气逆乱,气血运行不循常规,循经上逆,则气血壅滞于头部,而下部气血空虚,故患者头部肿胀沉重,下肢无力,不能行走,甚则眩晕跌仆。说明经络气血逆乱,不但影响其所过之处的形体官窍,而且亦引起其所络属脏腑的功能紊乱。

(四) 经络的气血衰竭

经络运行着全身气血,因而经络气血的衰竭必然会导致全身气血的衰竭。气血衰竭的过程中,以最先衰竭的经络的症状表现得最为突出。如手足太阳经气血衰竭时,经脉所过之处皆失于滋养,以致头顶部、腰部、下肢外侧后缘与上肢外侧后缘之经脉挛急,引起两目上视,角弓反张,四肢抽搐。待到太阳经气血衰竭发展到全身气血衰竭时,血竭则色白,气竭则汗大出而死。经络气血衰竭是一种由病危发展到死亡的生命临终过程。

第四节　疾病传变与转归

一、疾病的传变

疾病的发展是一个动态变化的过程。邪正交争是疾病发展过程的主要矛盾,它决定着疾病的发生、发展和转归。中医学在长期发展过程中,通过对疾病发展规律的认识,逐步形成疾病传变理论。这种理论最早见于《黄帝内经》,后经张仲景及历代医家的发展,逐步系统完善,成为病机学的重要组成部分。

(一) 传变的概念

传,是指病变循着一定趋向传移;变,是指病变在某种条件下发生变化。传变是指疾病在机体脏腑经络组织之间的传移和变化。人是一个有机整体,机体的表里上下脏腑组织之间,有经络气血相互沟通联络,因而某一部分或某一脏腑的病变,可以向其他部位或其他脏腑传变,引起疾病的发展变化。疾病传变的理论,不仅关系到临床辨证论治,而且对疾病的早期治疗,控制疾病的发展,遏制疾病的转变,推测疾病的预后等,都有重要的指导意义。

(二) 传变的形式

疾病传变包括病位传变和病性转化。病位传变形式多种多样,外感疾病的传变主要有六经传变、卫气营血传变和三焦传变。内伤疾病的传变主要为经络之间传变、经络脏腑之间传变,以及脏腑之间生克制化传变等。病性的转化,可概括为寒热转化和虚实转化两个方面。

1. 病位传变　病位传变,是指疾病发展变化中,其病变部位发生相对传移的病理过程。常见的病位传变包括表里之间与脏腑之间传变两个方面。一般而言,外感病发于表,发展变化过程往往由表及里,由外向内进行传变。所以,外感病的基本传变形式是表里之间的传变。内伤病多起于脏腑,其发展变化过程是由患病脏腑影响其他脏腑的过程,所以内伤病的基本传变形式是脏腑之间的传变。掌握病位的传变规律,对临床有着重要的指导意义。临证时运用动态的观点对待疾病,在病已发而未深,微而未甚之时,便能见微知著,掌握病势发展趋向,从而抓住时机进行治疗,防止疾病的发展与传变,将疾病治愈在初期。

(1) 表里出入:表里出入,又称表里传变、内外传变。它代表病变部位的深浅,标志着病理变化的趋势。表里传变可分为表邪入里(或由表入里)和里病出表(或由里出表)两种形式。表与里,具有相对的含义。以整体而言,则肌肤毛窍为表,脏腑组织器官为里;以经络与脏腑而言,经络为表,脏腑为里;以脏腑而言,腑为表,脏为里;以经络而言,三阳为表,三阴为里。在三阳之中,太阳为表,阳明为里,少阳为半表半里。但作为辨证纲领的表证和里证,一般是指肌肤和脏腑而言。

1) 表邪入里(或由表入里):表邪入里,是指外感邪气,留于肌肤,由于正不胜邪,病邪内传入里,影响脏腑功能的病理传变过程。多因机体抗邪能力降低,或邪气过盛,或护理不当,或误治失治等因素所致。

2) 里病出表(或由里出表):里病出表,是指病在里,由于正气祛邪,病邪由里外达于肌表的病理传变过程。多为治疗、护理得当,机体抗邪能力增强所致。如温热病变,内热炽盛,可见烦躁、胸闷、咳逆,继则汗出而热解或随疹透发,邪出而正安,即为里病出表。

表里互传的机制,主要取决于邪正双方势力的对比。正不胜邪,则表邪入里内陷。反之,正胜邪却,则里证可能出表。里病出表,多反映邪有出路,病势亦有好转或向愈之机,其病机发展为顺。反之,病邪内陷,正气日衰,病势恶化,则病机为逆。

此外,在六经传变中,其病邪之出入,尚须经过半表半里阶段,即外邪由表内传而尚未入里,或里邪透表又尚未至表的病理阶段。少阳居于太阳、阳明之间,邪传少阳,则病邪既不在太阳之表,又未达于阳明之里,故少阳病变称半表半里之病变,其病机即为邪入少阳,正邪分争,少阳枢机不利,胆火内郁,进而影响及胃。故临床常以往来寒热、胸胁苦满、口苦咽干、目眩、默默不欲饮食,心烦喜呕等症为特点。

(2) 外感疾病的传变

1) 六经传变:东汉张仲景在《素问·热论》的基础上系统地论述了外感疾病的发生发展规律,创立了完整的六经传变理论。六经传变的一般规律:六经之中,三阳主表,三阴主里。三阳之中,太阳为一身之藩篱,主表,阳明主里,少阳主半表半里;三阴之中,太阴居表,依次为少阴、厥阴。外邪循六经传变,一般顺太阳、阳明、少阳、太阴、少阴、厥阴的次序,先三阳后三阴依次相传,病情逐渐加重。这种传变规律反映了疾病由表入里、由阳入阴、由轻而重的发展趋势。

六经传变的特殊规律:六经传变不完全按着六经次序循经相传,还有一些特殊的传变形式。如越经传:是不按六经次序而传变。如由太阳而传至太阴。表里传是表里两经相传。如由太阴而传至阳明。直中:凡病邪不经三阳经传入,而直接出现三阴经证候。如直中太阴或少阴,以直中太阴为多。临床素体脾胃阳虚者,外邪可不经阳经直达太阴,发病即现太阴症状,称之为直中太阴。合病:两经或三经同时发病,因两经或三经证候同时出现,而无先后次第之分,故称之为合病。如太阳厥阴合病、太阳少阳合病、三阳合病等。并病:一经证候未罢又出现另一经证候者,称为并病。

2) 卫气营血传变:卫气营血的传变规律可有顺逆之分。①顺传:是指病邪由卫传气,由气传营,由营传血。这种传变规律,反映了温热病由表入里,由外而内,由浅入深,由轻而重的疾病传变过程,揭示了病变的不同阶段和程度。一般来说,病在卫分为病势较轻,病位多在皮毛和肺;病在气分为邪已传里,病势较重,病位多在肺、胸膈、胆、胃肠、脾;病在营分为邪已深入,病势更重,病位多在心和心包;病在血分为病邪深入,为温病的严重阶段,病位多在心、肝、肾。由于病邪性质、感邪轻重和体质不同及治疗得当与否等,温病在传变过程中,亦有不出现卫气营血全程传变者:有初起在卫分,治后即愈,不复传里的;有起病不从卫分而直中气分或营血的;还有卫气同病,营卫合邪,气血两燔的;更有病邪先入营血,后传出气分,但未得清解,又复入营血等。如春温、暑温、伏暑等,卫气营血传变过程的阶段性表现不明显。至于湿温,湿多热多,化热化燥,传变无定;②逆传:在卫气营血传变中,肺卫病邪,邪不外解,不传气分,由肺而内陷心包,称之"逆传"。其病剧变,病势凶险。"逆传"和"顺传"的主要区别在于传变过程中的渐进与暴发之不同。"顺传"多为渐进传变,"逆传"多为暴发形成。

总之,卫气营血病位传变,由卫分、气分、传至营血,病情多由浅入深、由轻变重,病势则趋向恶化;而病变由营血传出卫气,病情由深出浅、由重变轻,病势则趋于好转或向愈。

3) 三焦传变:在温病学中,三焦病变的传变规律:一般病多起于上焦手太阴肺经,由此而传入中焦脾胃,进而传入下焦肝肾为顺传。如由肺而传入心包则为逆传。故温病由口鼻而入,鼻气通于肺,口气通于胃,病气首犯肺胃。故上焦病不治,则传中焦脾胃。中焦病不治,即传下焦肝肾。始于上焦,终于下焦。这是一般规律,但并不是固定不变的,有上焦证未罢而现中焦证的,有中焦证未除又出现下焦证的,亦有肺病逆传心包等等。

总之,病位在于上焦肺,病浅而轻。若病势发展,传至中焦,则病情逐渐加重。再继续发展,传至下焦,则病情更为深重。病变从上焦传中、下焦,以及逆传,显示病势向恶化发展;而由下焦或中焦向上焦传,则为好转向愈之象。

(3) 内伤杂病的传变

1) 经络之间的传变:人体经脉之间首尾相贯,如环无端,是一个有机整体。所以,一经有病可传至他经,或影响关联的其他各经。如足厥阴肝之经脉,布胸胁,注肺中,故肝气郁结,郁而化火,肝火循经上犯,灼伤手太阴肺经,即所谓木火刑金,而出现肝肺两经的病变。或直接影响表里相合之经,如手少阴心经与手太阳小肠经互为表里,心火炽盛,可移热于小肠而致小肠实热,出现小便黄赤或尿血、尿道灼热、疼痛等。

2) 经络脏腑之间的传变:①由经脉传至脏腑。邪气入侵肌表,滞留不去,则传入络脉,在络脉久留不去,则进一步入侵经脉,邪气在经脉久留不去,则可传于脏腑。这是邪气由浅入深,由经脉而脏腑传变的一般规律。如风寒之邪客于手太阴肺经,必内舍于肺而致肺失宣肃,发生咳嗽、喘促等。又如:肺外合皮毛,外邪侵袭人体,皮毛受邪,继因相合关系内传于肺。

加之,过食寒凉而伤胃,通过手太阴经脉上干于肺,从而引起肺寒,内外合邪,邪气客留于肺,肺气上逆则可致肺咳。②由脏腑传至经脉。如心肺有病会通过其所属经络的循行部位而反映出来,出现胸痛、臂痛等。

3)脏腑之间的传变:脏腑之间的传变,是疾病传变的重要形式,主要以内伤疾病为主。脏腑传变可分为脏与脏传变、脏与腑传变、腑与腑传变、形脏内外传变4种类型。①脏与脏传变,是指病位传变发生于五脏之间。主要表现是依据五行学说所归纳的"母子传变"和"乘侮传变"。五脏之间的病理传变形式又可分顺传和逆传两种情况。母病及子和相乘传变谓顺传;子盗母气和相侮传变谓逆传。②脏与腑传变,是指病位传变发生于脏与腑之间。在疾病过程中,五脏的病证可以移及六腑。故《素问·气厥论》有"五脏六腑,寒热相移"之论。脏与腑相为表里,二者之间的传变,或由脏及腑,或由腑及脏。一般说来,由腑及脏,其病较重,脏病难治;由脏及腑,其病较轻,腑病易医。脏腑表里相合关系的传变,并不是脏与腑之间病位传变唯一的形式,如肝气横逆犯胃;寒凝肝脉导致小肠气滞等,虽是由脏传腑,但不属于表里相合传变。③腑与腑传变,是指病位传变发生于腑与腑之间。六腑为空腔性器官,大多参与了饮食物消化及其代谢产物的传化与排泄过程,保持着虚实更替的动态变化。故其中某一腑发生病变,势必会影响到其他腑,而发生病位传移。如大肠传导失司,腑气不通,可导致胃受牵连,出现恶心、呕吐、嗳气等胃气上逆的症状。④形脏内外传变,是指病邪通过形体内传相关脏腑及脏腑病变影响形体。外感病邪侵袭肌表形体,由经脉传至脏腑,是内伤病发作、加重的重要原因。某些形体组织病变,久则可按五脏所合关系,从病变组织传入本脏,而发展为内伤病证。《素问·痹论》:"骨痹不已,复感于邪,内舍于肾。"反之,病变可由脏腑传至经脉,亦可反映于体表。《灵枢·邪客》:"肺心有邪,其气留于两肘。"心肺有病会通过其所属经脉,并在其所循行的形体肌表部位反映出来,出现胸痛、两臂内痛等症状。五脏病变通过经络和气血津液等影响及五体和官窍,亦是常见现象。

2. 病性转化

(1)病性的概念:病性,即病变的性质,它决定着病证的性质。在复杂的病性转化中,其主要性质不外寒、热、虚、实四种。这四种病证的性质,是由相应的病机性质所决定的。疾病在发展过程中,可以出现两种情况:一是病变始终保持发病时原有的性质,只是发生程度的改变;二是改变了发病时原有的性质,转化为相反的性质,即病性转化,其内容包括虚实转化与寒热转化。

(2)病性转化的形式

1)寒热转化:寒与热是性质截然相反的两种病理变化,各有不同的特征。一般来说,寒是属于病理性衰退,热是属于病理性亢奋。人体阴阳在正常情况下,是相互协调、相互制约的;而在疾病过程中,阴阳不能维持相对平衡状态时,会表现出阴阳的偏盛或偏衰,一般情况下,热可由于阳邪胜,也可由于阴气虚;寒可由于阴邪胜,也可由于阳气虚。病变寒热属性的一般规律:感受阴邪,或阳虚阴盛,病势沉静,所表现的证候多属于寒;感受阳邪,或阴虚阳亢,病势亢奋,所表现的证候多属于热。但是,在疾病过程中,寒热是随阴阳的消长盛衰而不断变化的,在一定条件下,疾病或病证也可以改变原来的性质,转化成与原来性质相反的属性,或由寒化热,或由热转寒。

应当指出,疾病或病证的性质由热转寒,或由寒转热,机体的阴阳都会出现相应的变化。一般来说,由寒化热,是阳长阴消,表示正气来复,阴病出阳,于病为顺,病较易治;由热转寒,为阴长阳消,正不胜邪,阳证转阴,于病为逆,病多难愈。所以临床上通过寒热之转化来观察人体阴阳的消长,对于预见某些病证的进退顺逆,具有一定的意义。

2)虚实转化:虚与实,是由邪正盛衰所导致的两种性质相反的病机。在疾病发展过程中,邪正双方的力量对比经常在发生变化。当邪正双方力量消长变化达到主要与次要矛盾方面互易其位的程度时,虚与实的病机也随之发生转化,出现由实转虚或因虚致实的情况。①由实转虚,是指疾病或病证本来是以邪气盛为矛盾主要方面的实性病理变化,继而转化为以正气虚损为矛盾主要方面的虚性病理变化。多由于邪气过盛,正不敌邪,正气耗损,或失治、误治等因素,使病程迁延,虽邪气已去,但正气耗伤而致。②因虚致实,是指疾病或病证本来是以正气亏损为矛盾主要方面的虚性病理变化,继而产生气滞、痰浊、内湿、瘀血、食积等实性病理变化或病理产物。多由于脏腑功能减退或衰弱,以致气血阴阳亏虚或功能障碍,气化无力或失职而致。实际上,因虚致实其虚性病机仍然存在,形成虚而复增邪实的虚实错杂的病理变化,只是实性病机占有主导地位。

应当说明,从病机变化的一般规律而言,疾病之由实转虚,不论其成因如何,则都是始为邪气亢盛,正气不衰,继而转化为正气不足,功能衰退,抗病能力低下的发展趋势。疾病之因虚致实,并非意味其正气来复,病情有向愈之机,而是其病情在原来正虚的基础上,又产生新的邪实,是病情更为复杂、更为严重的表现。

(三)影响疾病传变的因素

疾病传变虽有一定规律,但由于影响疾病传变的因素很多,所以疾病的传变也是错综复杂的。疾病的传变主要与体质因素、病邪的性质、地域气候、生活状况、治疗得当与否等有密切关系。

1. 体质因素　体质不同,对病邪的反应不同,邪气因体质而化,疾病因体质而异。由于机体正气有个体差异,脏腑组织,虚者受邪,实者不受邪,因而可以改变疾病的传变过程。体质对疾病的传变作用,一是影响正气之强弱,从而影响疾病的发生与传变的缓急。素体盛者,一般不易感受病邪,一旦感邪则发病急速,但传变较少,病程亦较短暂;素体虚者,则易于感邪,且易深入,病势较缓,病程缠绵而多传变。二是影响病邪的"从化"。素体阳盛者,多从阳化火,疾病多向实热或虚热演变;素体阴盛者,则邪多从阴化寒,疾病多向寒实或虚寒演变。

2. 病邪性质　病邪的性质不同,引起病变及其传变途径也有差异。如伤寒和温病同为外感病,因病邪性质有寒温之别,故其传变规律也不尽相同。伤寒按六经传变,而温病则按卫气营血和三焦传变。即使同一病邪,因机体感邪轻重不一,其传变也不一致。如风温先伤卫分而后入气分再传营分入血分;而春温邪气,其病始发即见气分证候。此外,在传变过程中,如果病邪性质发生变化,也会影响传变规律。

3. 地域气候　地理环境和时令气候对疾病的传变有一定影响。一般而言,居处势高而干燥,或久晴少雨季节,病变多呈热重于湿,且易化热、化燥;耗伤津液。居处势低而潮湿,或阴雨连绵季节,则病变多呈湿重于热,且易于伤气伤阳。素体阳微湿盛患者还可转化为寒湿病证。

4. 生活状况　生活状况主要包括情志、饮食、劳逸、房事等,其对疾病的传变有一定的影响。生活状况主要是通过对正气发生作用而影响疾病的进程。情志内伤,可扰乱气机而对疾病传变发生作用;过饥则正气匮乏,气血不足,则正不胜邪而病情转重;过饱则内伤脾胃,积滞内停,而致病邪兼夹宿食积滞为患;过食辛辣则可助长脏腑之热,使病邪从阳化火;过食寒凉,则损伤阳气,导致阴寒内生,影响传变而加重病情;过劳则耗伤人体气血,而致正虚不足;过逸则气机不利、气化衰弱而致正气虚损;房室过度则可致精气亏损,下元虚衰,易致正虚邪实,引邪深入,可酿成水亏火浮、虚阳上亢,以及水不涵木、虚风内动等病变。

此外,治疗护理得当与否和意外因素等亦直接影响疾病的传变。正确的治疗,可及时阻断、中止疾病的传变和发展,或使疾病转危为安,以致痊愈。反之,若用药不当,或失治、误治,则能伤正助邪,加速或改变疾病的传变过程,可致变证加重,甚至预后不良。突然而来的意外因素,能使正气暴虚,其病可不按规律传变,或改变疾病的传变次序,乃至难以预测其传变之序。

二、疾病的转归

(一) 转归的概念

疾病的转归,是指疾病后期的变化状态和结局。在疾病的发生、发展过程中,邪正的斗争而使双方不断产生消长盛衰的变化,这种变化决定疾病发展的趋势和转归。一般而言,疾病的转归,可分为痊愈、死亡、缠绵、后遗等。

正胜邪退,疾病向愈:正胜邪退是在邪正消长盛衰发展过程中,疾病向好转和痊愈方面转归的一种结局。一般多由于患者的正气比较充盛,抗御病邪的能力较强,或因及时得到正确的治疗,则邪气难以进一步发展,进而促使病邪对机体的作用消失或终止,机体的脏腑、经络等组织的病理性损害逐渐得到修复;精、气、血、津液等的耗伤也逐渐得到恢复,机体的阴阳两个方面在新的基础上又获得了新的相对平衡,疾病即告痊愈,是诸多疾病中最常见的一种转归形式。如六淫所致的外感疾病,邪气从皮毛或口鼻等侵入人体,若正气不虚,抗御病邪的能力较强,则不仅能延缓病情的进一步发展,使病变局限在肌表或经络,而且可在正气抗御病邪的作用下,祛邪外出,邪去则营卫和调,疾病痊愈。

邪胜正衰,疾病恶化:邪胜正衰,是在邪正消长盛衰发展过程中,疾病向恶化甚至死亡方面转归的一种结局。这是由于正气虚弱,或邪气炽盛,机体抗御病邪能力低下,不能制止邪气发展,导致病理性损害日趋严重,病情趋向恶化。若正气衰竭,邪气独盛,气血、脏腑、经络等生理功能衰惫,阴阳离决,则机体的生命活动亦告终止而死亡。例如,在外感热病过程中,"亡阴""亡阳"等证候的出现,即是正不敌邪,邪胜正衰的典型表现。

此外,在邪正消长盛衰的过程中,若邪正双方势均力敌,出现邪正相持或正虚邪恋,邪去而正气不复等情况,则常常是许多疾病由急性转为慢性,或留下某些后遗症,或慢性病持久不愈的主要原因之一。

(二) 转归的形式

疾病的转归是邪正交争趋势及其盛衰的表现。在疾病的发生、发展及其转归的过程中,邪正的消长盛衰,不是固定不变的。一般情况下,由于正气不虚,具有抗御病邪的能力,能逐渐战胜病邪,则疾病趋向好转或痊愈;如果正气抗御病邪的能力低下,或正气未能来复,邪气日益滋长,则使疾病日趋恶化,甚则导致死亡。疾病的转归除痊愈和死亡外,尚有缠绵、后遗等形式。

1. 痊愈 痊愈即病愈,是指疾病状态时的阴阳气血紊乱恢复正常,脏腑经络的病理表现消失,机体重新处于平衡状态,是疾病转归的常见结局。

2. 死亡 死亡是生命活动的结束,是机体阴阳离决,整体生理功能永久终止的状态。

3. 缠绵 缠绵是指久病不愈的一种病理状态,邪正双方势均力敌,处于邪正相持或正虚邪恋的状态。往往多见于疾病后期,是病理过程转为慢性或迁延性的表现。

4. 后遗 后遗,又称后遗症,是指疾病的病理过程结束,或病因的致病作用基本终止,只遗留原有疾病所造成的形态或功能的异常。后遗和缠绵不同,后遗症是病因、病理演变的终结,是疾病的一种转归。而缠绵则是疾病的迁延或慢性过程,为疾病的自然延续。

（师建平　李冬华　李姿慧　战丽彬　张明泉）

复习思考题

1. 何谓病机和病机学说?
2. 何谓虚与实? 虚证与实证形成的原因有哪些?
3. 试述邪正盛衰与疾病的虚实变化。
4. 何谓阴阳失调? 包括哪些病理变化?
5. 气虚成因为何? 有何临床表现?
6. 何谓气机失调? 包括哪些类型?
7. 气与血的关系失调包括哪些内容?
8. 何谓传变? 影响疾病传变的因素有哪些?

笔记栏

扫一扫,
测一测

◆◇◆ **第十章** ◆◇◆

养生与治未病

📌 **学习目标**

1. 掌握养生的基本概念和基本原则。
2. 掌握治未病的基本概念和基本原则。
3. 熟悉养生的主要方法。
4. 熟悉治未病的主要方法。
5. 了解治未病的临床应用。

养生是根据生命发展规律,采取各种方法保养身体、增强体质、预防疾病、延缓衰老的一种健身益寿活动。在长期的摄生保健实践中,中医养生学建立了顺应自然、形神兼养、保精护肾和调养脾胃的基本原则,并在这些原则指导下采用春夏养阳,秋冬养阴;动以养形,静以养神;精神养生;起居养生;饮食养生;运动养生;环境养生和针药养生等具体养生方法,增强体质,防病延年。预防,是指采取一定措施,防止疾病的发生与发展。中医学历来重视预防,早在《黄帝内经》中就提出"治未病"的预防思想,治未病是中医学的一大特色和优势,预防的基本原则源于"治未病"理论,主要包括未病先防、既病防变和病后防复 3 个方面内容。养生与预防是中医理论体系的重要组成部分,也是中医预防医学的两大基石,两者在理论上相互交融,在维护健康的实践中互为补充,相互为用。

第一节 养 生

生命是具有生长、发育活力,并按自然规律发展变化的过程。"生、长、壮、老、已"是人类生命的自然规律。机体从出生到死亡所经历的时间,称之为寿命。通常以年龄作为衡量寿命长短的尺度。"天年"是天赋之年寿,即人的自然寿命可以活到的年龄,中医学认为 120 岁左右是人类寿命的自然限度。《尚书·洪范》:"寿,百二十岁也",《养身论》:"上寿百二十,古今所同"。但是由于内外因素导致的衰老,能达到这一寿限的人为数甚少。衰老是一种生命现象,依据衰老发生原因的不同,分为生理性衰老和病理性衰老。生理性衰老是指随着年龄的增长,机体各脏腑组织器官功能全面的逐渐降低的过程。它是生命的一个动态变化过程。病理性衰老是指由于内、外因素的影响,使人体过早地出现脏腑组织器官功能衰退的现象,又称"早衰"。衰老受多种因素的影响,如社会因素、自然环境、遗传因素、情志失调及劳逸失度等。其机制与阴阳失调、脏腑虚衰、精气衰竭密切相关。中医学在长期的发展过程中,逐步形成了具有自身特色的养生理论和方法来预防疾病、延缓衰老,对于人类的健康及延年益寿起到了重要作用。

一、基本概念

养生首见于《庄子·内篇》。养生,又名摄生、道生、保生。即保养生命之谓。所谓生就是生命、生存、生长之意;所谓养,即保养、调养、护养之意。养生就是指根据生命发展规律,采取各种方法保养身体、增强体质、预防疾病、延缓衰老,以防病延衰为目的的一种健身益寿活动,它是维护生命健康最积极有效的措施。中医养生学说是根据中医理论,研究人类生命规律,探索衰老机制以及健身防病、延年益寿的理论和方法的学问,是中医学理论体系中不可分割的重要组成部分。

中医养生学的基本特点:一是以中医理论为指导,重视人体自身的完整统一性。二是以和谐适度为宗旨,维持机体"阴平阳秘"的生理状态。三是以预防为核心,强调未病先防、既病防变、病愈防复。四是以综合调摄为原则,重视形神兼养、饮食起居、针药养生等。五是适应人群广泛,包括未病之人、已病之人、病愈之人。

二、基本原则

中医养生学历史悠久,养生方法多样。上古时期,人类就开始了养生知识的积累,但尚未形成完整的理论体系。随着中医理论体系的形成,中医养生学也得到了不断的发展和完善,形成了以顺应自然、形神兼养、保精护肾、调养脾胃为主的四大基本原则。

(一)顺应自然

人与天地相参,与日月相应。人以天地之气生,四时之法成。自然界是万物赖以生存的基础,为人类提供了各种生存的物质和条件,人与之息息相通。四时气候,昼夜晨昏,日月运行,地理环境等自然界的变化也直接或间接地影响人体。人类在长期进化过程中,五脏功能盛衰的生理变化顺应天地自然规律的变化,并形成了与之同步的节律性变化及自我调适的能力。顺应自然变化规律,人体的各种生理活动才能稳定而有序,阴阳才能平衡协调,人体的健康才能维系。若违背自然规律,人体各种生理活动的节律紊乱无序,阴阳失调,适应外界变化和抵御外邪能力减弱,则易患各种疾病。顺应自然,保健养生的原则来源于中医天人相应的基本理论。顺应自然,强调了人与环境的统一性。人体生存的环境包括自然环境和社会环境,人不仅有自然属性,还有社会属性,社会因素可以通过对人的精神状态和身体素质的作用而影响人类健康。顺应自然的养生原则,不仅要求人的各种活动都应顺应自然界的变化,还包括与社会环境的协调一致,才能养生防病,延年益寿。

(二)形神兼养

形神合一,形与神俱,形神相因,是中医学的生命观。形神合一,是指形体与精神的结合,是生命存在的主要保证。所谓形,包括人体的脏腑、皮肉、筋骨、经脉以及气、血、津液等物质;所谓神,是指人的精神、意识、思维活动以及整个生命活动的外在表现。中医学认为,人的形体与精神活动密不可分。形为神之基,神为形之主,形者神之质,神者形之用;无形则神无以生,无神则形无以统。两者相辅相成,不可分离,这种"形神合一""形与神俱"的生命观,是形神兼养的理论依据。所谓形神兼养,是指不仅要注意形体的保养,还要注重精神的调摄,使形体强健,精力充沛,身体和精神得到协调发展。因此,中医养生学非常重视形体和精神的整体调摄,提倡形神兼养。

(三) 保精护肾

　　精是构成人体和促进人体生长发育的基本物质,精、气、神是人生之"三宝"。精化为气,气化生血,血养神,神御形。精足神旺形壮,五脏功能正常,气血流畅,生命活动旺盛。肾藏精,为先天之本,水火之宅,是元气、阴精的生发之源。它主持人体的生长、发育和生殖,与人的生命过程密切相关。肾中所藏之精,是一身阴液和阳气的根本,五脏六腑功能均取决于肾阴肾阳。肺气之治节,心气之运行,脾气之转输,肝气之疏泄等,莫不由于肾阳的温煦和肾阴的濡养。《黄帝内经》强调肾中精气的盛衰决定着人体生命的寿夭。肾中精气充足,则精力充沛,身体强健,寿命延长;肾中精气衰少,则精神疲惫,体质虚弱而多病,寿命缩短。肾气虚衰,肾精亏乏是衰老的最根本原因。因此,保精护肾是增强体质、保持健康的重要环节。

(四) 调养脾胃

　　脾胃为后天之本,气血生化之源,气机升降之枢纽,脾胃功能的强盛是正常生命活动的重要保证。五脏六腑,四肢百骸无不依赖脾运化所生精微物质的充养。脾胃健运,精微物质源源不断地产生,输送到全身,滋养五脏六腑、四肢百骸。若脾胃运化功能失常,精微物质不能化生和输布,脏腑失养而不能发挥正常功能活动,则会导致疾病。因此,历代医家十分重视脾胃在养生中的重要作用。明代张介宾曾提出"土气为万物之源,胃气为养生之主。胃强则强,胃弱则弱,有胃则生,无胃则死,是以养生家当以脾胃为先。"(《景岳全书·脾胃》)说明脾胃对生命活动及寿夭的重要意义。肾为先天之本,脾为后天之本,先天生后天,后天养先天,二者相互促进,相得益彰。调补脾肾是培补正气之大旨,也是全身形而防早衰的重要途径。

三、主要方法

(一) 精神养生

　　精神养生,又称摄神、养神、调神,是在"天人相应"整体观念的指导下,通过怡养心神、调摄情志、调济生活等方法,使形神高度统一,提高健康水平。精神养生主要可概括为两个方面:

　　1. 调神养生法　历代养生家把调养精神作为养生寿老之本法,防病治病之良药。《素问·上古天真论》:"精神内守,病安从来",说明"养生贵乎养神",《素问·四气调神大论》更是从四季气候的角度提出了调神之法。调神之法应注重以下四点:

　　(1) 清静养神:指人的精神情志应保持恬惔宁静的状态。此法要求人们少私寡欲、养心敛思。少私,是指减少私心杂念,寡欲是指降低对名利和物质的嗜欲。养心,即保养心神;敛思,即专心致志,志向专一,排除杂念,驱逐烦恼。

　　(2) 立志养德:即树立理想,坚定信念,充满信心,从而保持健康的心理状态。此外,中医养生学认为,道德高尚,光明磊落,豁达大度的品格有利于神志安定、气血调和、精神饱满、身体健壮,能够达到养生的效果。

　　(3) 开朗乐观:保持开朗乐观的精神状态,可使自己在面对各种不良因素刺激时,做到神愉不恼,心悦不烦。《寿世保元·老人》:"每把戏言多取笑,常含乐意莫生嗔。"笑口常开能使人精神振奋,心情舒畅,又可通利营卫,和调五脏气血。

　　(4) 保持心理平衡:要求培养竞争意识,提高自身心理承受能力,培养一个健康平衡的心理,才能保证旺盛的精力,拥有一个健康的体魄。

2. 调摄情绪法　历代养生家都非常重视七情调摄,具体方法多种多样,归纳起来可分为节制法、疏导法、转移法和情志制约法。

(1) 节制法:要做到遇事戒怒和宠辱不惊,调和、节制情感,防止七情过极,达到心理平衡。

(2) 疏导法:就是通过直接发泄法或者借助别人疏导的疏导宣散法,把抑郁在心中的不良情绪发泄出去,以尽快恢复心理平衡。

(3) 转移法:通过自我调节,将困扰不解的情绪转移到其他事物上去,主观上改变刺激的意义,变不良情绪为积极情绪。

(4) 情志制约法:又称以情胜情法。它是根据情志及五脏间存在的五行生克原理,用互相制约、互相克制的情志,来转移和干扰原来对机体有害的情志,借以达到协调情志的目的。《素问·阴阳应象大论》:"怒伤肝,悲胜怒";"喜伤心,恐胜喜";"思伤脾,怒胜思";"忧伤肺,喜胜忧";"恐伤肾,思胜恐"。这种根据"以偏纠偏"的原理创立的"以情胜情"的独特方法,充分注意了精神因素与形体内脏、情志之间,及生理病理上相互影响的辩证关系。

(二) 起居养生

起居养生主要指对日常生活中各个方面进行科学安排及采取一系列健身措施以达到祛病强身、益寿延年的目的。起居养生所包含的内容很多,现择要介绍如下:

1. 起居有常　人生活在自然界中,与之息息相关。人类的起居只有与自然界阴阳消长的变化规律相适应,才能有益于健康。例如,平旦之时阳气始生,到日中之时,则阳气最盛,黄昏时分则阳气渐虚而阴气渐长,深夜之时则阴气最为隆盛。人们应在白昼阳气隆盛之时从事日常活动,而到夜晚阳气衰微的时候安卧休息,也就是古人所说的"日出而作,日入而息",这样可以使阴阳运动保持平衡协调,有利于健康长寿。正如《素问·上古天真论》所说"饮食有节,起居有常,不妄作劳,故能形与神俱,而尽终其天年,度百岁乃去。"

2. 劳逸适度　劳和逸之间具有一种相互对立、相互协调的辩证统一关系,二者都是人体的生理需要。人们在生活中,必须有劳有逸,既不能过劳,也不能过逸,体力劳动要轻重相宜,脑力劳动要与体力活动相结合。只要安排得当,劳逸结合,既锻炼身体,又增添精神享受,则有利于健康长寿。

3. 节欲保精　中国历代养生家十分重视节欲保精在养生中的重要作用。提倡房事有度、节欲保精。"欲不可纵"是中医养生学的基本要点之一。节欲保精是抗衰防老的重要一环。如《素问·上古天真论》说:"以欲竭其精,以耗散其真……故半百而衰也。"另外,节欲保精有益于优生。张介宾指出:"凡寡欲而得之男女,贵而寿,多欲而得之男女,浊而夭。"总之,节欲保精不仅有益于健康长寿,而且是优生优育的保证。

(三) 饮食养生

饮食养生的目的,在于通过合理而适度地补充营养,以补益精气,并通过饮食调配,纠正脏腑阴阳之偏颇,从而增进机体健康、抗衰延寿。饮食养生,必须遵循一定的原则和法度。主张食饮有节,食不可偏,合理配膳,全面营养。

食饮有节,即指饮食不可饥饱无度,进餐要有规律,养成定时定量的良好习惯。《遵生八笺》:"食饮以时,饥饱得中,水谷变化,冲气融合,精血以生,荣卫以行,脏腑调平,神志安宁。"

早在两千多年前,《素问·脏气法时论》中就指出:"五谷为养,五果为助,五畜为益,五菜为充,气味合而服之,以补精益气",说明人们必须根据需要,以谷类为主食品,肉类为副食品,用蔬菜来充实,以水果为辅助,兼而取之。这样调配饮食才会供给人体需求的营养,有益于人体健康。《素问·生气通天论》说"阴之所生,本在五味,阴之五宫,伤在五味""是以谨和五味,骨正筋柔,气血以流,腠理以密,如是则骨气以精,谨道如法,长有天命"。说明饮食调配得当,五味和谐,则可使脏腑、筋骨、气血得到滋养,因而有利于健康长寿。

此外,饮食养生强调随四时气候的变化而调节饮食。《饮膳正要》:"春气温,宜食麦以凉之;夏气热,宜食菽以寒之;秋气燥,宜食麻以润其燥;冬气寒,宜食黍以热性治其寒",概括地指明了饮食四时宜忌的原则。提倡饮食调摄,还要根据不同的年龄、体质、个性、习惯等方面的差异,分别予以安排,不可一概而论。例如体胖之人,多有痰湿,故饮食宜清淡,肥甘油腻之品不宜多食;体瘦之人,多阴虚内热,故在饮食上宜多吃甘润生津的食品,辛辣燥烈之品则不宜多食。

(四) 运动养生

中医的运动养生,主要是以传统健身术养生。其基本原则主要有:形神兼炼,协调统一;循序渐进,量力而行;常劳恒炼,贵在坚持;有张有弛,劳逸适度。传统健身术包括:太极拳、五禽戏、八段锦、易筋经、各种气功和武术。然而,无论哪种功法,运用到养生方面,都讲求调息、意守、动形,都是以畅通气血经络、活动筋骨、和调脏腑,达到增强体质,益寿延年的目的。如气功是着眼于"精、气、神"进行锻炼的一种健身术,它通过调息、调身、调心等方法来达到精、气、神的和谐统一。

(五) 环境养生

生活环境,是人类生活、工作、学习的外部条件,包括自然环境、居住环境和社会人文环境。生活环境对人类的生存和健康意义重大,适宜的生活环境可促进人类的健康长寿,有利于民族的繁衍兴旺。反之,不良的生活环境不仅损害人类健康,还会产生远期的潜在危害,威胁子孙后代。所以选择适宜的生活环境可起到环境养生的作用。

(六) 针药养生

1. 针灸按摩养生　针、灸、按摩就是根据有关经络腧穴的理论,运用不同的方法调整经络气血,借以通达营卫,调和脏腑,达到增强体质,防病治病的目的。针刺养生,就是用针刺激一定的穴位,运用迎、随、补、泻的手法以激发经气,使人体新陈代谢功能旺盛起来,达到益寿延年的目的。灸法采用艾绒或其他药物,借助于药物烧灼、熏熨等温热刺激,以温通气血。它是以局部温度的刺激来达到调整机体的作用。按摩是用手指、掌或辅助按摩器械对人体的经络、腧穴、肢体、关节等处,施以按、点、揉、搓、推、拿、抓、打、压等手法,以舒筋活血,和调表里。保健按摩法多以自我按摩为主,简便易行,行之有效。上述三种方法各有特长,针刺有补有泻;灸法长于温补、温通;按摩则侧重于筋骨关节疾病的预防和治疗。在中医养生的实际应用中,三者常可配合使用。

2. 药物养生　通过服用与个体体质相适宜的药物,促使气血阴阳旺盛,脏腑功能协调,以增强抗病能力,防衰延年的养生方法,即是药物养生。尤其是身体羸弱者或中老年人,较适宜用药物进行调养。具有延年益寿作用的中药有很多,按其功用分补气、养血、滋阴、补阳四类,历代本草及医家著述均有所记载,这类药品,一般均有补益作用,同时也能疗疾。可以配方,亦可以单味服用。药物养生的重点在于益寿延年方剂的配制和药物养生原则的掌握。注意进补的目的在于调和阴阳,切不可过偏。过偏则反而成害,导致阴阳失调,使机体遭受又一次损伤。

第二节 治 未 病

中医学的预防思想,源远流长,《黄帝内经》称之为"治未病",开中医"预防为主"思想的先河。《素问·四气调神大论》:"圣人不治已病治未病,不治已乱治未乱……夫病已成而后药之,乱已成而后治之,譬犹渴而穿井,斗而铸锥,不亦晚乎!"这里明确指出"预防为主"的"治未病"思想。《难经》和其后很多医家还把能否治未病作为区分上工和中工的标准,《难经·七十七难》:"上工治未病,中工治已病者,何谓也?然:所谓治未病者,见肝之病,则知肝当传之于脾,故先实其脾气,无令得受肝之邪。故曰治未病焉。中工者,见肝之病,不晓相传,但一心治肝,故曰治已病也。"说明"上工"和"中工"的区别是"治未病"和"治已病"。此后,历代医家对中医治未病理论从不同角度进行了研究和阐发,治未病的内涵及其应用范围进一步扩大,如孙思邈提出"上医医未病之病,中医医欲病之病,下医医已病之病",将疾病分为未病、欲病、已病三类进行调理防治,这是中医学最早的三级预防思想。可见,中医学强调预防为主、防重于治。

一、基本概念

治未病,又称为预防,就是采取一定的措施,维护机体健康,防止疾病的发生和发展。中医学的治未病理论中的"未病",主要包括三层含义:一是"未病"为"无病",即机体处于没有疾病的健康状态;二是"未病"为病而未发,即健康与疾病发生的中间状态;三是"未病"为已病而未传。治未病的"治"不是单纯治疗的意思,而且含有管理、治理的内涵。

治未病是中医学基本治疗原则,是中医药学的核心理念之一,也是中医预防保健的重要理论基础和准则。中医学"治未病"的内涵包括四个方面:①未病先防,即针对未病状态,采用养生保健的方法,维护健康、防止疾病的发生;②欲病救萌,即针对欲病的状态,采取养生保健方法,阻断欲病向已病发展;③既病防变,即在病变初期积极治疗,慎防病盛、病变、病传、病逆,防止疾病进一步发展和恶化;④病愈防复,即针对慢病易复的特点,在病愈以后积极养生保健及针药调养,防止病情复发。

随着我国社会经济的发展,人民生活方式的改变,慢性非传染性疾病已成为严重威胁人类健康的公共卫生问题,亚健康状态严重影响着人们的生活质量。"治未病"的理念充分体现了预防医学和个性化干预的健康观,在慢性疾病防治及亚健康调理方面具有鲜明的特色和显著的优势。加强"治未病"研究,不断丰富发展其理论精髓及科学内涵,全面挖掘、系统总结长期以来我国劳动人民和历代医家积累的丰富"治未病"经验,通过实施"治未病"健康工程,对解决人类的疾病预防控制和卫生保健问题,促进中医药事业的更大发展都具有十分重要的战略意义。

二、主要内容

治未病的主要内容包括未病先防、欲病救萌、既病防变、愈后防复四个方面。

(一) 未病先防

未病先防,是治未病的重要原则。即指在疾病发生之前,采取综合养生措施,以防止疾病的发生。这是中医防重于治预防医学思想的突出体现。疾病的发生,关系到邪正两个方面。

正气不足是疾病发生的内在原因,邪气是疾病发生的重要条件。邪正盛衰变化决定疾病发生、发展和变化的全过程。因此,未病先防必须从提高正气抗邪能力和防止病邪侵害两方面入手:

1. 提高正气抗邪能力　正气不足,在疾病的发生中起着重要作用。《素问·遗篇·刺法论》:"正气存内,邪不可干。"说明提高正气是增强抗邪能力的关键。提高正气抗邪能力包括调摄精神、加强锻炼、顺应自然、起居有常、人工免疫等方面。

2. 防止病邪侵害　病邪是导致疾病发生的重要条件,在某些特殊情况下,邪气发挥着主导作用。故未病先防除了增强体质,提高正气抗邪能力外,还要注意防止病邪的侵害。

(二) 欲病救萌

欲病救萌是指疾病虽未发生,但已出现某些征兆,及时采取有效措施,治其征兆,防微杜渐,从而防止疾病的发生。《素问·八正神明论》:"上工救其萌芽。"《灵枢·官能》:"是故上工之取气,乃救其萌芽。""萌芽"是指中医欲病状态,邪气虽侵袭人体,但伏而未发。"救其萌芽"是通过中药、气功、针灸、推拿等多种传统方法进行早期干预,调养精神,内保真元,达到邪伏防发的目的。

(三) 既病防变

既病防变,就是指在疾病发生的初期,力求做到早期诊断,早期治疗,防止疾病发展及传变的重要方法。它包括早期诊治和防止传变两个方面:

1. 早期诊治　邪正斗争贯穿于疾病的始终。在疾病过程中,邪正消长盛衰的变化,会出现由浅入深,由轻到重,由单纯到复杂的发展变化过程。《素问·阴阳应象大论》:"故邪风之至,疾如风雨,故善治者治皮毛,其次治肌肤,其次治筋脉,其次治六腑,其次治五脏。治五脏者,半死半生也。"说明一般疾病初期,病情轻浅,正气未衰,所以比较易治。倘若不及时治疗,病邪就会由表入里,深入脏腑,正气受到严重耗损,以至病情危重。《医学源流论·防微论》:"病之始生浅,则易治;久而深入,则难治",说明早期诊治的必要性及后期治疗的危害性。可见,在疾病防治过程中,只有做到早期诊断,并且有效治疗,才能防止疾病传变。

2. 防止传变　防止传变是指在掌握疾病的发生发展及其传变规律的基础上,积极地采取各种治疗措施,防止疾病的发展或恶化。包括截断病传途径和先安未受邪之地两个方面。

(1) 截断病传途径:疾病的传变有一定的规律和途径。认识和掌握疾病的传变途径及其规律,根据疾病的传变规律,及时采取适当的防治措施,截断其传变途径。

(2) 先安未受邪之地:既病防变不仅要截断病邪的传变途径,而且又"务必先安未受邪之地"。由于人体"五脏相通,移皆有次,五脏有病,则各传其所胜"(《素问·玉机真脏论》)。因而,根据五脏之间的五行之间母子相及、乘侮传变和经络传变等规律,对尚未受邪而可能即将被传及之处,给予调养、充实,阻止病变传至该处,即所谓先安未受邪之地。如《金匮要略》所云"见肝之病,知肝传脾,当先实脾",就是根据五脏之间的五行相乘规律,得知在病理情况下,肝木受邪,则可能累及脾土。治疗时,常配以健脾和胃的方法,事先加强脾的功能,阻止肝病传脾,则可收到良好的效果。再如,在温热病发展过程中,由于热邪伤及胃阴,根据传变规律,病情进一步发展,则易耗伤肾阴。据此清代医家叶天士在甘寒以养胃阴的方药中,加入"咸寒"以养肾阴的药物,从而防止肾阴耗伤。是既病防变法则具体应用的范例,并提出了"务必先安未受邪之地"的既病防变思想。

(四) 愈后防复

愈后防复是指疾病初愈、缓解或痊愈时,要注意从整体上固护正气,调整阴阳,维持阴阳平衡状态,防止疾病复发或病情加重。愈后防复包括防止复感新邪、防止食复、防止劳复、防止药复等。

　　此外,关注气候变化,预先做好各种防护措施,保持心情舒畅,对预防疾病的复发也起到积极作用。

●（吴筱枫　马淑然）

复习思考题

1. 中医养生的基本概念和基本原则是什么?
2. 治未病的基本原则有哪些?

扫一扫,
测一测

第十一章

治则与治法

> **学习目标**
>
> 1. 掌握中医治则的基本概念。
> 2. 掌握治病求本、扶正祛邪、调整阴阳、调理脏腑、调理气血津液、三因制宜的主要内容。
> 3. 掌握治则与治法的概念及二者之间的关系。
> 4. 了解八法的基本概念。

中医学在长期的医疗实践过程中,经过历代医家丰富的临床经验积累和总结,在深入认识疾病发生发展规律的基础上,建立了一套具有中医特色的完整的辨证论治理论体系。在通过望、闻、问、切四诊收集临床资料并做出正确辨证诊断之后,确定相应的治疗原则,采用适当的治疗方法,或处方遣药,或选取穴位等以祛除疾病。在对疾病论治过程中,只有遵循中医治则理论,体现治法要求,才有助于提高临床疗效。

中医论治理论源远流长,早在《黄帝内经》中就有"治之要极,无失色脉,用之不惑,治之大则,逆从倒行,标本不得,亡神失国"(《素问·移精变气论》)的论述,强调了正确论治的重要性。并在多个篇章中论述了治病求本、异法方宜、标本缓急、扶正祛邪、正治反治、脏腑补泻等治则内容,且提出了汗、吐、下、温、清、补等治法以及药物、针刺、推拿、按摩、艾灸等治疗手段。因此,《黄帝内经》的成书,标志着中医治则治法理论已初步形成。

东汉张机在继承《黄帝内经》治则治法理论基础上,建立起以六经辨外感、以脏腑辨内伤的治疗体系,创立了理论与实践相统一的中医治则治法基础,促进了汉以后治疗学理论的发展。

隋代杨上善在《黄帝内经太素》中提出,设方要"知古今""知要道""知地方""知形志所宜"等治疗理论,丰富了因时、因人、因地制宜治则。唐·王冰阐发《黄帝内经》治疗理论,注解《素问·至真要大论》中的"诸寒之而热者取之阴,热之而寒者取之阳"时,提出了"壮水之主,以制阳光;益火之源,以消阴翳"等理论,丰富了调整阴阳治则。

唐代以后,随着临床各科的发展,中医治则治法理论也在不断扩展、细化。宋代许叔微分析寒热真假病机,充实了正治、反治理论;金元时期刘完素发挥《黄帝内经》中天人相应观念,研究了三因制宜、虚则补之、实则泻之等治则如何统一的问题,充实了虚实、标本治则理论;李杲则运用脏腑五行生克、脾胃升降等理论,丰富了补泻兼施、标本同治等治则治法理论。

明代李中梓首先在《内经知要》中明确提出了"治则"一词,并专设"治则"一节,深入研究了阴阳、虚实之真假证候的治疗,丰富了正治与反治的内容。清代张志聪倡扬五运六气之说,在《侣山堂类辩·四气逆从论》提出了"春气温,宜用凉;夏气热,宜用寒;秋气凉,宜用温;冬气寒,宜用热,此用气之宜逆四时者也,而百病亦如之",发展了因时制宜治则。同时,随着温病学派的形成,温病治则治法理论也大大地丰富起来。清代程国彭在《医学心悟》中,针对八纲辨证以及方药的主要作用,提出"八法",并对其基本概念、适用范围及使用禁忌等进行了详细的阐述,为中医治法理论的丰富和发展做出重大贡献。

近些年来,专家们对中医重要的治则治法进行了深入的研究,从理论文献、临床和实验等不同角度阐明其概念内涵和作用机制等,把中医治疗学推向了新的高度。

第一节 基本治则

治则,是在整体观念和辨证论治精神指导下制定的,治疗疾病时必须遵循的基本原则,对临床立法、处方、用药等具有普遍的指导意义。治则的确定,以辨证为前提和基础,通过辨证,掌握了疾病的病因、病位、病性和邪正关系后,才能确立治疗疾病时所必须遵循的基本原则。中医治则的核心是"以平为期"(《素问·至真要大论》),恢复机体阴阳协调的平衡状态。

中医治则的基本内容主要包括治病求本(正治与反治、治标与治本)、扶正祛邪、调整阴阳、调理脏腑、调理气血津液、三因制宜等。治病求本既是中医学治病的主导思想,又是最高层次的治则。正治与反治,体现了治病求本的原则性,表明治疗疾病必须针对证候本质而治;治标与治本,体现了治病求本的灵活性,表明在特殊病理情况下,根据需要对治疗标本的先后进行取舍。扶正与祛邪,分别针对虚实的病理变化给予补虚泻实的治疗。调整阴阳,强调纠正阴阳的偏盛偏衰,使其恢复平衡状态。调理气血津液,是针对气血津液失调而设的治疗原则,旨在补充人体物质匮乏,调节其运行。调理脏腑,应根据脏腑的生理病理特性及相互关系协调其功能。三因制宜强调针对疾病本质治疗的同时,不可忽视时间、地域和个体因素的影响。任何一种治则都不是孤立的,相互之间存在着有机的联系。临证应用时需灵活掌握,尤其是复杂的病证,往往采取多种治则联合应用的办法,方能收效显著。

中医治则不仅内容丰富,而且是一个多层次的整体结构。根据其抽象程度的高低、适用范围的大小,可分为不同的层次。高层次的治则可统领低层次的治则,呈现出纵向的主从关系。治病求本,属于最高层次的治则,贯穿整个疾病治疗过程,包括正治反治、治标与治本。三因制宜,强调针对天、地、人作具体分析,是对治病求本的补充,因此与治病求本同属第一层次。扶正与祛邪,是基于疾病过程中邪正斗争这一基本矛盾而设的治则,是治病求本的具体化,故属治则的第二层次。调整阴阳、调理脏腑、调理气血津液是在扶正祛邪原则指导下,采用实则泻之、虚则补之对阴阳的偏盛偏衰、气血津液的虚实进行调整,因此,共属治则的第三层次。治则的多层次整体结构体系,体现了中医对治疗疾病规律认识的逐层深入,它既高度概括了中医治则特色,又适应了千变万化的临床病症,发挥着指导治疗方向,支配治疗过程,规范治疗活动的重要作用。

一、治病求本

治病求本,是指在治疗疾病时,必须辨析出疾病的病因病机,抓住疾病的本质,并针对疾病的本质进行治疗的指导思想,这是辨证论治的根本原则。"治病求本"首见于《素问·阴阳应象大论》:"阴阳者,天地之道也,万物之纲纪,变化之父母,生杀之本始,神明之府也,治病必求于本。"历代医家对"治病求本"之"本"的认识,大概有三种不同的理解:一"本"为阴阳规律。"阴阳"是自然界万事万物生长、变化、衰亡的根本原因,是"天地之道"。人的生命过程及疾病变化亦遵循阴阳变化规律,认识和治疗疾病必须掌握阴阳这一普遍规律,才能抓住疾病的关键。二"本"为疾病的本质。在疾病过程中,正邪斗争剧烈,病机复杂多变,证候表现多样,病程有轻重缓急,因此,必须从纷繁复杂的临床表现中,抓住疾病本质,掌握其本质,才能治愈疾病。三"本"为疾病的主要矛盾。在疾病的发展过程中,处于不同病理变化阶段的主要矛盾是不一样的,因此,要善于抓住其主要矛盾进行治疗,以期从根本上治愈疾病。

治病求本在临床应用过程中,要正确处理好正治与反治、治标与治本的关系。

(一) 正治与反治

在疾病过程中,有疾病本质与临床征象一致者,有疾病本质与临床征象不完全一致者。正治与反治,即是在治病求本治疗思想指导下,针对病证的性质和有无假象而制定的两种治疗原则。《素问·至真要大论》提出"逆者正治,从者反治""微者逆治,甚者从治"。

1. 正治　即逆其病证性质而治,亦称"逆治"。适用于疾病病机与临床表现相一致的病证。如寒性病证见寒象,热性病证见热象,虚性病证见虚象,实性病证见实象,即本质与征象相一致的病证。此时,治疗用药的性质或采用治疗技术的作用趋向与疾病的本质及其表象皆相反,是临床上最常用的治疗原则。具体应用如下:

寒者热之:寒,是指病证的属性;热,是指治法和方药的性质。寒性病证表现为寒象,采用温热性质的方药进行治疗。具体运用时,需分清寒证的表、里、虚、实属性,表寒证多为表实证,宜用辛温解表法;里寒证则根据具体病证分别采用温经散寒、温中祛寒、回阳救逆等治法。

热者寒之:热,是指病证的属性;寒,是指治法和方药的性质。热性病证表现为热象,采用寒凉性质的方药进行治疗。具体运用时,亦应分清热证的表、里、虚、实属性,表热证多为表实证,宜用辛凉解表法;里热证则根据具体病证分别采用清气分热、清营凉血、清热解毒、清脏腑热等治法。

虚则补之:虚,是指病证的属性;补,是指治法和方药的性质。虚性病证表现为虚象,采用补益性质的方药进行治疗。具体运用此原则时,应根据气虚、血虚、阴虚、阳虚等不同证候,分别给予补气、补血、补阴、补阳等治法。

实则泻之:实,是指病证的属性;泻,是指治法和方药的性质。实性病证表现为实象,采用攻泻性质的方药进行治疗。具体运用,应分清邪气的性质以及所在的部位,如瘀阻经脉用化瘀通经法,痰热蕴肺用清肺化痰法,里热积滞则用寒下法,宿食壅滞胸脘用涌吐法等。

2. 反治　即顺从病证表现出的假象而治,亦称"从治"。适用于疾病病机与临床表现不完全一致的病证。某些比较严重、复杂的病证,有时会出现寒热或虚实的真假之象混杂并存的情况,如寒性病证反见热象,热性病证反见寒象,虚性病证反见实象,实性病证反见虚象,即本质与征象不相一致的病证。此时,治疗用药的性质或采用治疗技术的作用趋向与疾病表象相顺从。究其实质,仍是针对疾病本质而治。其具体应用如下:

热因热用:即以热治热,是指采用温热性质的方药治疗具有假热征象的寒盛病证。适用于阴寒内盛,格阳于外的真寒假热的病证。病人出现四肢厥冷、下利稀薄、小便清长、精神萎靡、舌淡苔白的真寒之象,同时可见身热、口渴、面赤、脉大的假热表现,所以用温热的方药治其真寒,假热便会随之消失。"热因热用"的反治,本质上也属"寒者热之"的正治。

寒因寒用:即以寒治寒,是指寒因寒用是采用寒凉性质的方药治疗具有假寒征象的热盛病证。适用于阳热盛极,格阴于外的真热假寒的病证。病人出现口渴喜冷饮、烦躁不安、大便干结、小便短赤、舌红苔黄的真热之象,同时可见四肢厥冷、脉沉的假寒现象,所以用寒凉的药物治其真热,假寒便会随之消失。"寒因寒用"的反治,本质上也属于"热者寒之"的正治。

塞因塞用:即以塞治塞,是指采用补益功效的方药治疗闭塞不通现象的虚证,达到以补开塞之效。适用于因正虚而致闭阻不通的真虚假实的病证。此时出现的闭塞不通是由于正气虚弱,运化无力所致,而非实邪阻滞气机,故称之为虚闭。如脾虚病人,可见少气懒言、神疲乏力、肢体倦怠、舌淡脉弱的气虚症状,同时还可出现腹胀,食后尤甚现象,临床上采用益气健脾法治疗脾虚的本质,脾气健运则腹胀自消。又如,久病精血不足导致的便秘、血枯冲任亏损所致的闭经等病证,由于其本质皆为虚,"闭"的表现乃由虚所致,故采取补益法治疗。"塞因塞用"的反治,对于"真虚"本质来说,仍属于"虚则补之"的正治。

通因通用:即以通治通,是指采用通利功效的方药来治疗具有通泄下利现象的实证。适用于因邪实所致通泄下利的真实假虚的病证。此时出现的通利症状是由于实邪阻滞气机,气化传导失司所致,而不是正气虚弱,无力固摄所致。如饮食积滞导致的腹泻、瘀血内停导致的崩漏、膀胱湿热导致的尿频等,出现泻痢、出血、小便次数多等通泄症状,可采用通利泻下法。"通因通用"的反治,对于"真实"本质来说,仍属于"实则泻之"的正治。

总之,正治与反治的本质都是"治病求本",在临床具体应用时,若病变性质与其征象相符,采用正治治则;若病情较复杂,某些病证表现的症状与疾病的本质不相一致而出现假象时,则需透过假象,抓住本质,采用反治治则。

病案分析

热结旁流
(流行性乙型脑炎)

病案实例:梁某,男,28岁,住某医院。诊断为流行性乙型脑炎。住院检查摘要:(略)。

病程与治疗:病已6日,曾连服中药清热、解毒、养阴之剂,病势有增无减。会诊时,体温高40.3℃,脉象沉数有力,腹满微硬,哕声连续,目赤不闭,无汗,手足妄动,烦躁不宁,有欲狂之势,神昏谵语,四肢微厥,昨日下利纯青黑水,此虽病邪羁踞阳明、热结旁流之象,但未至大实满,而且舌苔秽腻,色不老黄,未可与大承气汤,乃用小承气汤法微和之。服药后,哕止便通,汗出厥回,神清热退,诸证豁然,再以养阴和胃之剂调理而愈。(中国中医研究院.蒲辅周医案[M].北京:人民卫生出版社,2005.)

分析:此患者虽下利纯青黑水,但证见腹满微硬,烦躁欲狂,谵语肢厥,身热无汗,脉沉数有力,乃里闭表郁之征,虽屡用清热、解毒、养阴之剂,而表不解,必须下之。下之则里通而表自和。因此,疾病本质为实热壅结肠道而致的热利之证,应采用下法以去实热,实热一去,泄泻自止。本病案正是"反治"中"通因通用"的典型体现。

（二）治标与治本

标本之说，首先见于《素问·标本病传论》。本和标是一个相对的概念，本是本质，标是现象，主要用来概括疾病过程中矛盾的主次先后关系。"本"代表着疾病过程中占主导地位和起主导作用的方面，而"标"则是疾病中由"本"相应产生的，或属次要地位的方面。以邪正关系来说，正气为本，邪气为标；以疾病发生的先后来说，原发病（旧病）为本，继发病（新病）为标；以疾病的病位来说，病在内为本，病在外为标。因此，在辨证时必须通过标本的分析归纳，分清矛盾的主次关系，根据标本主次的不同，考虑治标治本的缓急先后，分别为"急则治标""缓则治本"和"标本同治"。

1. 急则治标　是与缓则治本相对而言。当标病急重，成为主要矛盾时，若不立即救治，可能危及生命或影响疾病的治疗，此时必须先治其标，待危重的标症缓解之后，再依据其病因病机之本予以调治。如在疾病过程中出现大出血、暴泻、剧痛、中满、大小便不利、昏迷、喘促、虚脱、高热等标症甚急的情况下，应及时救治标病，采用止血、止泻、止痛、开窍、固脱、清热等法，然后再治其本病。再如，对某些素有宿疾，复又新感外邪，治疗则首先除其新感之标急，然后顾其旧病之本。

2. 缓则治本　是与急则治标相对而言。当标病不急，即病势比较缓和或病程较长时，必须针对病因病机及疾病的根本进行治疗。即找出疾病的本质，针对主要病因、病机进行治疗，解除病证的根本，则标症自愈。缓则治本对慢性疾病或急性疾病的恢复期有重要的指导意义。如肺阴虚所致的咳嗽，肺阴虚为本，咳嗽为标，治疗用滋阴润肺之法，肺阴充足，则咳嗽随之而愈。

3. 标本兼治　是指针对病证出现的标本并重的情况，采用治标与治本相结合的治疗原则。即当单独治本病不顾其标病，或单独治标病不顾其本病，都不能适应病证治疗要求时，必须标本兼顾同治，方能取得较好的治疗效果。如虚人感冒，患者素体气虚或血虚为本，又复感外邪为标，其外感病虽不重，但因其正虚无力抗邪，故外邪不易祛除。因此，必须采用益气解表、养血解表等治法，益气、养血是扶正治本，解表是祛邪治标。这样标本同治，才能使正盛邪退而病愈。又如燥热不解，阴液大伤，可出现身热、腹满硬痛、干渴、舌燥苔焦黄等症，此时燥热不解为邪盛，阴液大伤为正虚，标本均急，治疗时须标本兼顾，泻下实热以存阴液，滋阴润燥以利通下。标本兼治的原则，运用非常广泛，在实际应用时，又当根据标病与本病的主次，在治疗用药时有所侧重。

总之，病有轻重缓急、先后主次之不同，标本的治则运用亦有先后与缓急、单用或兼用的区别，要善于区分主次，抓住主要矛盾，以确定治疗的先后缓急，或先治本，或先治标，或标本同治。

二、扶正祛邪

在疾病过程中，邪正双方斗争及力量上的盛衰变化，不仅形成了证候上的虚证与实证，还决定着疾病的发展和转归。扶正和祛邪，就是依据邪正相互消长盛衰变化而确立的解决邪正矛盾的基本原则。

扶正，即扶助正气，增强体质，提高抗病能力，达到战胜疾病，恢复健康的目的。扶正多用补虚方法，包括药物、针灸、气功、体育锻炼等，而注重饮食营养和精神调摄，对于扶正也有重要意义。

祛邪，即祛除邪气，使邪去正安。祛邪多用泻实方法，使用祛除邪气的药物或其他疗法以祛除病邪,达到邪去病愈的目的。临床运用时,要注意根据病邪性质和侵犯部位的不同,采用不同的治法。

扶正与祛邪两者相互为用、相辅相成。扶正使正气增强,提高机体抵抗和祛除病邪的能力,有利于祛邪,即所谓"正胜邪自祛";祛邪可减轻和中止病邪对正气的损害和干扰,有利于恢复正气,即所谓"邪去正自安"。因此,扶正与祛邪的关系是扶正即所以祛邪,祛邪即所以扶正。只要运用得当,扶正与祛邪就会相互促进,使疾病早日好转。

扶正祛邪临床运用时要掌握好以下原则:一是攻补应用合理,扶正用于虚证,祛邪用于实证;二是针对虚实错杂证,应根据主次与缓急,决定扶正祛邪运用的先后与主次;三是扶正不留邪,祛邪不伤正。具体运用如下:

(一) 扶正与祛邪单独运用

扶正,适用于以正气虚弱为主要矛盾,而邪气不盛的虚证或真虚假实证。此时,正气虚弱为主要矛盾,给予扶助正气,以增强体质,提高机体的抗病能力。正虚主要分为气虚、血虚、阴虚、阳虚四种类型,气虚、血虚者,宜益气、养血;阴虚、阳虚者,宜滋阴、助阳;气血两亏或阴阳两虚者,当气血双补或阴阳双补。

祛邪,适用于以邪气亢盛为主要矛盾,而正气未衰的实证或真实假虚证。此时,邪气亢盛为主要矛盾,给予祛除邪气之法。临床上所用的解表、清热、解毒、泻下、利水、化湿、祛痰、行气、活血、消食等皆属于祛邪的方法,可根据不同病证分别选用。

(二) 扶正与祛邪兼用

扶正与祛邪同时使用,即攻补兼施。适用于虚实错杂病证。在实际应用时,必须辨别正虚和邪实的主次。

扶正兼祛邪,对于以正虚为主、邪盛为次的虚实错杂病证,应以扶正为主,兼顾祛邪。如肾阳虚所致水饮内停,治当以温补肾阳为主,兼利水湿之邪。

祛邪兼扶正,对于以邪盛为主、正虚为次的虚实错杂病证,应以祛邪为主,兼顾扶正。如夏季感受暑热之邪而伤津耗气,治当以清解暑热为主,兼以益气生津。需要注意的是,使用扶正药物的时机不当或药量过大,常有留邪之虞;使用祛邪药物的时间过长或药量过猛,常有伤正之弊。扶正与祛邪兼用时,必须做到"扶正不留邪,祛邪不伤正"。

(三) 扶正与祛邪先后运用

1. 先扶正后祛邪　即先补后攻,适用于正虚为主,机体不能耐受攻伐者,此时兼顾祛邪反能更伤正气,故当先扶正以助正气,正气能耐受攻伐时再予以祛邪,以达到既不伤正,又不碍邪,使邪去正复的目的。如某些虫积患者,因正气太虚弱,不宜先行驱虫,应先健脾扶正,恢复正气,再驱虫消积。

2. 先祛邪后扶正　即先攻后补,适用于以下两种情况:一是邪盛为主,兼扶正反会助邪;二是正虚不甚,邪势方张,正气尚能耐攻者。此时先行祛邪,邪气速去则正亦易复,再补虚以收全功。如瘀血所致的崩漏,瘀血不去,崩漏难止,治当先活血化瘀,后补血扶正。

三、调整阴阳

疾病的发生,从根本上说是阴阳的相对平衡遭到破坏,出现偏盛偏衰的病理变化。调整阴阳,就是指调整阴阳的偏盛偏衰,恢复阴阳的相对平衡,达到疾病痊愈的目的。具体包括损其有余和补其不足两个方面。

（一）损其有余

损其有余，指针对阴阳偏盛的病理变化，祛除偏盛有余之邪气，使过盛的阴或阳恢复到正常状态，又称"损其偏盛"。阴阳一方偏盛属于"邪气盛则实"，因此要"实则泻之"。

泻其阳盛：阳偏盛，"阳胜则热"，是指阳热之邪亢盛而形成的实热证，治需苦寒以泻其有余，使阳邪祛除而热退，即"热者寒之"。如外感热病中阳明热盛，症见身大热，面红赤，汗出多，口烦渴，脉洪大，治以清泻阳明之热。由于"阳胜则阴病"，易导致阴气的亏减，在清热的同时，配以滋阴之品，即祛邪为主兼以扶正。

损其阴盛：阴偏盛，"阴胜则寒"，是指阴寒之邪亢盛而形成实寒证，治当用辛温（热）以温散阴寒，即"寒者热之"。如《金匮要略》所记载的寒疝，内外俱受寒邪，寒凝气滞，症见腹中痛，逆冷，手足不仁，身体疼痛，治以温散内外寒邪。由于"阴胜则阳病"，易导致阳气受损，在散寒的同时，配以扶阳之品，同样是祛邪为主兼以扶正。

（二）补其不足

补其不足，指针对阴阳偏衰的病理状态而补其不足之正气，使衰弱的阴或阳恢复到正常状态，又称"补其偏衰"。阴阳一方偏衰属于"精气夺则虚"，要"虚则补之"。临床运用主要包括阳病治阴，阴病治阳；阳中求阴，阴中求阳；阴阳双补；回阳救阴四种情况。

1. 阳病治阴，阴病治阳　根据阴阳互制原理，当阴偏衰，阴虚无以制阳而致阳气相对偏亢的虚热证时，滋阴则可制约阳亢，即唐代王冰所谓"壮水之主，以制阳光"，也就是"阳病治阴"。此处的"阳病"指的是阴虚则阳气相对偏亢，治阴即补阴之意。当阳偏衰，阳虚无以制阴而致阴气相对偏盛的虚寒证时，助阳则可胜阴寒，亦即王冰所谓"益火之源，以消阴翳"，也就是"阴病治阳"。此处的"阴病"指的是阳虚则阴气相对偏盛，治阳即补阳之意。

2. 阳中求阴，阴中求阳　根据阴阳互根互用原理，在治疗阴偏衰时，可在滋阴剂中适当佐入温阳药，即"阳中求阴"；在治疗阳偏衰时，可在温阳药中适当加入滋阴药，即"阴中求阳"。正如《景岳全书·新方八阵》所言："善补阳者，必于阴中求阳，则阳得阴助而生化无穷；善补阴者，必于阳中求阴，则阴得阳升而泉源不竭。"需要指出的是，这里的滋阴药加入温阳之品、温阳药中加入滋阴之品，并不是因为有阴虚或阳虚存在，而是在于加入温阳药可鼓舞阳气以生阴液，加入滋阴药可充养阴液以助阳气。

3. 阴阳并补　阴阳互损，初则阴损及阳，阳损及阴，终则阴阳俱虚，但有先后、主次轻重之别。阴损及阳，其阴亏为主为重，当以滋阴为先为主，酌配温润助阳之品，以求其阴阳并补。阳损及阴，其阳虚为主为重，当以温阳为先为主，配合滋阴之物。应当指出，阴阳双补法，虽然用药上都是滋阴、补阳并用，但用药主次不同，且适应的证候有别。

4. 回阳救阴　对于阴阳亡失者的治疗，重在固脱。亡阳者，当回阳以固脱；亡阴者，当救阴以固脱。由于亡阳与亡阴是一身之气的突然大量脱失，伴随大汗出的症状，因此治疗时都要采用补气和敛汗之品。

此外，对于阴阳格拒的治疗，应先分清寒热的真假。阳盛格阴所致的真热假寒证，因其本质是实热证，治宜清泻阳热，即寒因寒用；阴盛格阳所致的真寒假热证，因其本质是寒盛阳虚，治宜温阳散寒，即热因热用。

四、调理脏腑

调理脏腑，是在整体观念指导下，针对脏腑功能失常而制定的治疗原则。人体是一个有机的整体，五脏六腑的功能活动不是孤立的。脏与脏、脏与腑、腑与腑之间，在生理上相互协调,在病理上相互影响。所以,治疗脏腑疾病,既要考虑病变的脏腑,又要注意各脏腑之间的关系,通过整体调节,促进各脏腑功能及相互关系恢复到正常协调的状态。

(一)运用五行学说指导调节五脏

1. 补母泻子 根据五行母子补泻理论和五脏相关学说,医家多宗"虚则补其母,实则泻其子"之说。当五脏中的任何一脏发生病变时,通过补其母或泻其子的方法,达到间接补泻本脏的目的。对五脏虚证,根据"虚则补其母"的原则,主要用于相生不及,确立的治法主要有"滋水涵木""益火补土""培土生金""金水相生"等;对五脏实证,根据"实则泻其子"的原则,主要用于相生太过,确立的治法主要有肝实泻心法、心实泻胃法等。

2. 抑强扶弱 根据五行相克理论和五脏相关学说,确立的治则为抑强扶弱,既可用于相克不及,又可用于相克太过。抑强即泻其乘侮之太过,扶弱即补其乘侮之不及。由其确立的治法主要有"抑木扶土""培土制水""佐金平木""泻南补北"等。

(二)调理脏腑之间的关系

由于脏腑之间互为表里,在生理上相互协调,在病理上常互为影响和传变,因而,在治疗上应注意调理脏腑之间的关系。常采用的方法有脏病治腑、腑病治脏、脏腑同治等。

脏病治腑:是指通过治腑而达到治脏。脏与腑互为表里,当五脏出现病变时,脏与腑之间也会相互影响。如心与小肠相表里,心火上炎之时,可通利小肠,使心经之热从下而出,心火自降。

腑病治脏:是指通过治脏而达到治腑。脏与腑互为表里,当六腑出现病变时,脏与腑之间也会相互影响。如肺与大肠相合,当腑气不通引起的大便秘结,通过宣降肺气,使腑气得通,大便自畅。

脏腑同治:治脏病时兼顾治腑,治腑病时兼顾治脏,脏腑兼治。如脾与胃,脾主运化,胃主受纳,纳运相得;脾主升清,胃主降浊,升降相因;脾喜燥恶湿,胃喜润恶燥,燥湿相济。所以,脾病常伤及胃,胃病常伤及脾,临床上当脾胃同治。

虚则补脏:五脏藏精气而不泻,以藏为主。五脏六腑皆可表现为虚证,五脏之虚自当补脏,如脾气虚证以四君子汤补脾益气;六腑之虚亦可借补脏以扶正。如膀胱气化功能失常而致的小便频数,甚则遗尿,虽病在膀胱之腑,但肾合膀胱,运用补肾固涩之法,加强膀胱的气化功能,尿频自愈,这就是腑虚补脏的道理。

实则泻腑:六腑传化物而不藏,以通为用,以降为和。五脏六腑可表现为实证,六腑之实证,可泻腑以祛邪,五脏之实证亦可借泻腑以祛邪。如阳明热结可用承气汤以荡涤胃肠之实热;肝胆湿热可清泻肠道,渗利小便,使湿热从二便而出。前者是腑实泻腑,后者为脏实泻腑。

(三)根据脏腑的特性进行调理

调理脏腑气机:应顺从脏腑气机的升降规律。肺气宣发而宜降。外感病邪,或内伤所致的诸疾,皆可导致肺失宣降而出现咳喘、胸闷,治宜宣肺散邪、降气宽胸。再如脾宜升则健,胃宜降则和,病变多易出现脾气不升,胃气不降。因而,在临床上,脾气下陷者治之以益气升提,胃气上逆者治之以降逆和胃。

顺应脏腑的喜恶(苦欲)特性:古代医家喜欢用"苦欲"或"喜恶"来概括脏腑的生理特性。心为阳脏而恶热,心之阳气的充沛与否,关系到心脏正常行血的功能,因而,治疗心病时,要注意顾及心之阳气。"心恶热",在临床上易感受火热、暑邪而发生火热病证、暑病,因而,治疗时宜注意清心泻火、清暑以安其神。肝属木,性喜条达而恶抑郁,情志之伤易致肝郁,每以疏肝行气之法以解其郁结,亦是顺应其生理特性。脾喜燥而恶湿,对脾虚湿阻之证,常宜用甘温燥湿之剂,而阴柔滋腻之品宜慎用。胃喜润而恶燥,当胃阴虚或燥热时,宜用甘寒生津或清热润燥之剂,忌滥投温燥之品,以免复伤其阴液等。

五、调理气血津液

调理气血津液,是在整体观念指导下,针对气血津液不足和功能失常,以及相互关系失调而制定的治疗原则。因此,"有余泻之,不足补之"(《素问·调经论》),恢复其协调平衡的状态。

(一)治气

1. 气虚宜补　是指用具有补气作用的方药治疗气虚证。由于肾为气之根,肾所藏先天之精化生先天之气;肺为气之主,肺吸入自然界的清气;脾胃为生气之源,脾运化的水谷之精为气生成的来源。因此,补气多应补肺、脾、肾三脏之气,使其生理功能正常,保证气的生成充足。由于"脾胃为气血生化之源",故调补脾胃尤为补气之关键。

2. 调理气机　是指用具有舒畅气机,调理脏腑作用的方药治疗气机阻滞或逆乱病证。气机失调,是指气的运行失常。主要有气滞、气闭、气逆、气陷、气脱等,宜适当调理,如气滞者宜行气,气逆者宜降气,气闭者宜开窍通闭,气陷者宜益气举陷,气脱者宜固脱。

(二)理血

1. 血虚宜补　是指用具有补血作用的方药治疗血虚证。血液主要由营气和津液组成,水谷精微和肾精是血液化生的基础,它们在脾胃、心、肺、肾等脏腑的共同作用下,经过一系列气化作用而生成血液。因此,临床治疗血虚时,首先要调理脾胃,助其运化功能,还要注意调补心肺功能,有时需采用补肾益精方法,增强肾精及肾气的作用,促进脾胃的功能及精血之间的互生互化。

2. 调理血运　是指用具有调畅血行、散除瘀血,以及止血作用的方药,治疗血瘀或出血证。血运失常主要有血瘀、出血两种病理状态。对于血瘀证的治疗,当在活血祛瘀的基础上,根据不同的病因,分别配以补气、理气、温经、清热等治法。对于出血病证的治疗,应针对出血病因病机的不同,而予以祛瘀止血、温经止血、滋阴止血、益气摄血、收涩止血、凉血止血等治法。

(三)调理津液

1. 津液不足宜滋补　是指用具有滋补津液作用的方药治疗津液不足之证。津液来源于饮食水谷,依赖于脾胃的运化及有关脏腑的生理功能而共同生成。若脾气的运化及胃肠的吸收功能亏虚或失调,均影响津液的生成,导致津液不足的病变。治疗时一方面从健运脾胃入手,采用滋阴生津、滋补阴液、敛液救阴等,同时针对造成津液亏虚的原因采取相应的治法,如清热止呕、固表止泻等。

2. 水湿痰饮宜祛除　是指用具有祛除水湿痰饮作用的方药治疗水湿痰饮内停之证。人体内水液代谢和肺、脾、肾、肝、三焦等脏腑的生理功能密切相关,如果它们的功能失调,则会引起水液代谢障碍,产生水湿痰饮的病理改变。因此,水湿痰饮的调治,多从肺、脾、肾、肝等脏腑入手,采用发汗、化湿、利湿、逐水、利水、化痰等治法。

(四)调理气血津液的关系

气血津液在生理上相互资生相互转化,在病理上相互影响,临床治疗气血津液关系失常时,应重在调理双方关系。

1. 调理气血　气为血之帅,血为气之母。当气和血发生病变时,均可影响对方,出现气病及血和血病及气的病理变化。由于有着因果、先后及主次的不同,因而,调理气血关系的具体方法也多样。①补气生血:由于气能生血,若气虚,血液生化不足,导致血虚或气血两虚,治疗应以补气为主,兼顾补血养血,而不能单纯补血;②调气行血:由于气能行血,气虚推动无力,则血行缓慢而成血瘀;气滞则血液运行不利,亦可导致血瘀。故气虚血瘀治宜益气活血,气滞血瘀治当理气活血。气机逆乱,血亦随之逆乱;③益气摄血:气能摄血,气虚血失统摄,可导致血离经脉而出血,治宜益气摄血;④养血益气:血为气母,血对气具有生气、养气的作用,血虚气亦虚而致气血两虚时,治宜养血为主,佐以益气;⑤益气固脱,止血补血:血脱时,气随血脱,应以益气固脱为主。因"有形之血不能速生,无形之气所当急固"(《医学心悟·医门八法》),故应先益气固脱以止血,待病势缓和后再进补血之品。

2. 调理气津　气与津液在生理上相互为用,病理上互相影响,临床治疗就要调理两者关系的失常。气虚而致津液不足者,宜补气生津;气不行津者,宜补气、行气以行津;气不摄津者,宜补气摄津;气随津脱者,宜补气以固脱,辅以补津;津停而致气滞者,宜在治疗水湿痰饮的同时辅以行气之法。

3. 调理津血　血和津液也可相互化生,称为"津血同源"。在临床上,常有津血同病而见津血亏少或津枯血燥,治疗应采取补血养津或养血润燥的方法。

六、三因制宜

三因制宜,是因时制宜、因地制宜、因人制宜的统称,是指临床治病要根据时令、地理、病人等具体情况,制定适宜方药的治疗原则。疾病的发生和发展变化是受到时令气候、地理环境,以及人的体质差异影响的,因此,临床治疗疾病时,不可孤立地看待病证,必须结合时、地、人的特性和差异对疾病的影响,制定出最适宜的治疗方法,这也是治疗疾病所必须遵循的一个基本原则。

(一) 因时制宜

因时制宜,是根据时令气候寒热燥湿的不同变化而选择适宜的治法、方药的治疗原则。自然界存在一年四季交替、月亮盈亏运动、昼夜晨昏更替等变化。这种年、月、日的时间节律和表现出的不同的时令气候特点,对人体的生理功能、病机变化和临床治疗都将产生一定的影响。

一年之中,春夏秋冬的时序变化,寒来暑往,对人体的生理活动与病理变化带来一定的影响,因而在治疗时是有所宜忌的。如炎夏季节,阳盛之时,人体腠理疏松开泄,易于汗出,若感受暑邪,则宜清暑益气生津,即使外感风寒而致病,辛温发散之品亦不宜过用,免致伤津耗气;若夏日阴雨潮湿,或暑邪影响脾胃功能而致湿阻,可佐用芳香化浊或淡渗利湿之品。寒冬时节,阴寒大盛,人体阳气内敛,腠理致密,如感受风寒,辛温发表或助阳发表之剂用之无碍;若非大热之证,寒凉之品应当慎用,以防损伤阳气。正如《素问·六元正纪大论》所言:"用热远热,用温远温,用寒远寒,用凉远凉,食宜同法。"

一月之中,人的气血盈亏也存在变化,《素问·八正神明论》:"月始生,则血气始精,卫气始行;月郭满,则血气实,肌肉坚;月郭空,则肌肉减,经络虚,卫气虚,形独居。"进而提出:"月生无泻,月满无补,月郭空无治,是谓得时而调之。"这提示了治疗疾病时须考虑每月的月相盈亏圆缺变化规律,这在针灸及妇科的月经病治疗中较为常用。

一日当中,昼夜阴阳之气的变化影响着人体生理功能、病理变化,所以治疗时顺应这种阴阳消长的节律,结合人体正气消长和病理变化规律择时选方服药,就能取得较好的疗效。

如金元时期李杲曾归纳一日的服药时间有食前服、食后服、食远服、空心服、五更服、上午服、巳午间服、临卧服和不拘时服九种。针灸学中根据人体气血一日周流出入皆有定时而创立的"子午流注针法",就是择时治疗的最好体现。

(二) 因地制宜

因地制宜是指根据地域环境的不同而选择适宜的治法、方药的治疗原则。不同的地域,地势有高下,气候、水质、土质等各异,因而在不同地域长期生活的人们,其生活、工作环境,生活习惯与方式各不相同,其生理活动与病理变化亦各有特点,在治疗疾病时要因地制宜。即使是同一种疾病,地域不同,亦可采用不同的治法。《医学源流论·五方异治论》:"人禀天地之气以生,故其气随地不同。西北之人,气深而厚,凡受风寒,难于透出,宜用疏通重剂;东南之人,气浮而薄,凡遇风寒,易于疏泄,宜用疏通轻剂。"从临床实际看,江南及两广一带,温暖潮湿,人们腠理疏松,感受风邪而致感冒,以风热为多,常采用桑叶、菊花、薄荷之类辛凉解表;而西北地区,天寒地燥,人们腠理闭塞,感受外邪而致感冒,则以风寒居多,常采用麻黄、桂枝、羌活之类辛温发汗以解表。

(三) 因人制宜

因人制宜,是指根据病人的体质、性别、年龄、生活习惯以及过去病史等个体差异性而选择适宜的治法、方药的治疗原则。

因为疾病是发生在人体的,所以人的年龄、性别不同,体质差异等因素,常常影响着疾病的发生和发展变化,甚至决定着疾病的预后转归。因此,临床治病时,必须注重病人年龄、性别、体质差异对疾病的影响,根据这些因素导致的病理特点,制定出最适宜病情的治法和方药。

年龄不同,则生理状况和气血盈亏等情况不同,因而,不同年龄段,其病理变化的特点也各不相同,治疗用药应该有所区别。小儿在生理上气血未充,脏腑娇嫩,稚阴稚阳,病理上易寒易热,易虚易实,病情变化较快,所以治疗小儿疾患,既要少用补益,亦应忌投峻攻之剂。中年人处于生机由盛渐衰的转折时期,其精血暗耗,阴阳渐亏,故容易出现脏腑功能失调的病理特点,所以治疗中年疾患,要及时补益精血阴阳,注意调理脏腑功能,使之重归协调状态,以延缓衰老的发生。老年人生机减退,气血阴阳亏虚,脏腑功能衰弱,发生病变后,多为虚证或虚实夹杂证,所以治疗老年疾患,对虚证宜用补法,且病程多较长;对实证以攻法祛邪时,要注意中病即止,防止攻邪过度而损伤原已亏虚的正气。

性别不同,男女各有生理病理特点,治疗时应加以考虑。临床具体运用时,要注意男女各自生理特点所导致的疾病差异,以给予相应的治疗。女子生理上以肝为先天,以血为本。在给女性治病时要考虑到经、带、胎、产的生理特点,掌握用药的宜忌。如月经期间,应慎用破血逐瘀之品,以免造成出血不止;妊娠期间,当禁用慎用峻下、破血、滑利、走窜伤胎或有毒的药物,以防伤胎;产褥期间,应考虑气血亏虚、恶露不尽的特殊情况,在治疗时兼顾补益、化瘀等。男子生理上以肾为先天,以精气为本,故男性则易患精室以及性功能障碍等病症,如阳痿、早泄、遗精、精液异常等。

体质不同,由于先天禀赋与后天环境的影响,人的体质存在着阴阳、强弱等多方面的差异。一般而言,体质强者,病证多实,其体耐受攻伐,故治疗宜攻,用药量宜重;体质弱者,病证多虚或虚实夹杂,其体不耐攻伐,故治疗宜补,用攻则药量宜轻。偏于阳盛或阴虚体质者,病证多从体质而"热化",故治疗用药宜寒凉而慎用温热;偏于阴盛或阳虚体质者,病证多从体质而"寒化",故治疗用药宜温热而慎用寒凉。

第二节　基本治法

　　治则是治疗疾病所遵循的基本原则或法则,具有较强的原则性和抽象性,相对较稳定和规范,对防病治病具有较普遍的指导意义;治法是指在一定的治疗原则指导下,针对各种不同病证所采用的治疗大法、具体治法和治疗措施;治则与治法既有区别又有联系。其联系在于:一是治则能指导治法的选择与应用,治法是治则理论在临床实践中的具体运用;二是治则为治法的升华。每种具体的治法,总归属一定的治则。三是治则的确立是否正确,需通过治法在实施的过程中受到检验,并不断被修正与完善。其区别在于:治则是治疗疾病所遵循的基本原则或法则,具有较强的原则性和抽象性,相对较稳定和规范,对防病治病具有较普遍的指导意义;而治法是在一定治则指导下制定的针对证候的具体治疗措施和方法,是临床遣方用药的主要依据。

　　治疗大法,即基本治法,具体治法是在治疗大法限定范围之内,针对各具体病证所确立的具体治疗方法,属个性化的、且各具自己特定应用范围的治疗方法,如黄疸病之阳黄证与阴黄证的治疗等,均属在治法指导下对病证进行治疗的具体技术、方式与途径。本节重点介绍属于共性的基本治法,即汗法、吐法、下法、和法、温法、清法、消法与补法八法。

一、汗法

　　汗法,即解表法,是运用具有发汗解表作用的方药,开泄腠理,调和气血及营卫,宣发卫气等法,使邪随汗解,消除表证的一种治疗大法。如《素问·阴阳应象大论》:"其在皮者,汗而发之"。汗法主要是通过出汗,使腠理开泄、营卫和调、肺气宣发、血脉通畅,从而祛邪外出,正气调和。适用于一切外感疾病的初期、水肿病腰以上肿甚、疮疡病的初起、麻疹将透未透等有表证者。临床常用于解表、透邪、祛湿和消肿。

　　解表:就是通过发散、发汗,以祛除表邪。适用于外感风寒、风热初起之证。辛温解表适用于外感风寒,恶寒重、发热轻的表寒证;辛凉解表适用于外感风热,发热重、恶寒轻的表热证。如果病人正气素虚,则应根据其阴虚、阳虚、气虚、血虚等的具体症状,在解表剂中适当配伍滋阴、助阳、益气、养血等药物,以达到扶正祛邪的目的。此即滋阴解表、助阳解表、益气解表、养血解表等方法。

　　透邪:是指通过发散,将某种邪气透达于外。虽此类疾病非表邪所致,但其邪有外出倾向,故用汗法可因势利导,缓解病势。如麻疹初起,疹未透发,或难出而透发不畅时,均可采用汗法透之,使疹毒随汗而透散于体外,通过透发疹毒以缓解病势。汗法用于透疹,常选用有透疹功能的辛凉解表药组成,少用辛温解表。

　　祛湿:通过发汗,以祛风除湿。故外感风寒而兼有湿邪,以及风湿痹证,均可酌用汗法。如素有脾虚蕴湿,又感风寒湿邪,内外相会,风湿相搏,症见身体烦疼,恶寒发热无汗、脉浮紧等表证,选用发汗以祛风湿,兼以燥湿健脾。若有湿郁化热之象,症见一身尽疼、发热、日晡加剧者,则予以宣肺祛风、渗湿除痹。

　　消肿:指通过发散,逐水消肿。即宣肺利水以消肿。如《素问·汤液醪醴论》所言"去宛陈莝""开鬼门,洁净府"的治法,"开鬼门"即发汗也。对于水肿实证而兼有表证,或水肿腰以上肿甚者为宜。如风水夹热,症见风水恶风、脉浮、一身悉肿、口渴、不断出汗等,应发汗退肿,兼以清热。而少阴虚寒而兼表证,症见身面浮肿、恶寒无汗、脉沉小等,应当发汗退肿,兼以温阳。

汗法的应用,宜汗出邪去为度,避免伤津耗气。体质虚者,宜缓汗,用药宜轻;体质壮实,可峻汗,用药宜重。暑天汗之宜轻;冬令汗之宜重。对于表邪已解、麻疹已透、疮疡已溃,以及自汗、盗汗、失血、吐泻、热病后期津亏者,均不宜用。凡服用发汗剂时,药后应避风寒,忌食油腻厚味及辛辣食物。

二、吐法

吐法,即催吐法,是用有涌吐作用的方药,引导痰涎、宿食和毒物等有形实邪从口中吐出的一种治疗方法。《素问·阴阳应象大论》:"其高者,因而越之。"通过涌吐,可使停留于咽喉、胸膈、胃脘的痰涎、宿食和毒物从口中吐出,消除外邪对人体的侵害。适用于食积停滞胃脘、顽痰留滞胸膈、中风痰壅、痰涎阻塞于气道而病邪有上涌之势者,或误食毒物尚在胃中,痰涎壅盛之癫狂、喉痹,以及干霍乱吐泻不得等病证,属病位居上病势急迫内蓄实邪之证。临床有峻吐、缓吐与外探吐之别。

峻吐:用于体壮邪实,痰食留在胸膈、咽喉之间的病证。其症多见胸中痞硬、心中烦躁或懊恼、气上冲咽喉不得息、寸脉浮且按之紧者,多因痰涎壅滞胸中,或宿食停于上脘之证,宜涌吐痰食。如浊痰壅塞胸中的癫痫,以及误食毒物尚在胃脘者,宜涌吐风痰。如中风实证之闭证,痰涎壅塞,内窍闭阻,不省人事,不能言语,或喉痹紧急,宜斩关开闭。

缓吐:适用于虚证催吐。邪实正虚,病在上焦,痰涎壅塞非吐难以祛除,用缓和的吐法,兼顾邪正以吐之。

外探吐:以鹅翎或指探喉以催吐,或助吐势。用于开提肺气而通癃闭,或助催吐方药迅速达到致吐目的。

吐法以一吐为快,极易损伤正气,故不宜反复使用。但凡病势危笃、年老体弱、失血证、喘证、幼儿、妇人产后气血虚弱者,均慎用吐法。凡给予催吐剂时,需保护调理胃气,糜粥自养,禁食辛辣、硬性食物,以免更伤胃气。

三、下法

下法,即泻下法,是指通过泻下、荡涤、攻逐等法,使停留于胃肠的宿食、燥屎、冷积、瘀血、结痰、停水等从大便排出的一类治法。适用于邪在肠道而致大便不通、燥屎内结,或热结旁流,以及水结、宿食、蓄血、痰滞、虫积等里实证。是用具有泻下作用的药物通泻大便,攻逐体内实热结滞和积水,是以祛除实邪蕴结的一种治疗大法。《素问·至真要大论》:"留者攻之。"通过泻下,达到祛邪外出。因积滞有寒热,正气有盛衰,邪气有兼杂,故临床有寒下、温下、润下及逐水之不同。

寒下:适用于里实热证之大便不通、热结旁流以及肠垢结滞之痢疾等病证,症见大便燥结、腹满疼痛、高热烦渴;或积滞生热,腹胀而痛;或肠痈为患,腑气不通。或湿热下痢,里急后重;或血热妄行、吐血衄血;或风火眼病等。

温下:适用于寒痰结滞、胃肠冷积、寒实结胸及大便不通之病证,症见脐下硬结、大便不通、腹隐痛、四肢冷、脉沉迟;或阴寒内结,见腹胀水肿、大便不畅等。

润下:适用于肠道津液不足、阴亏血少的大便不通之病证。由于热盛伤津,或病后津亏,或年老津涸,或产后血虚所致。

逐水:适用于水饮停聚体内证。凡胸胁有水气,或腹肿胀满,或水饮内停且腑气不通,脉症俱实者,皆可用。

下法有缓急之分,峻下适用于病势急迫,病人体质尚强;缓下适用于病势轻缓,或病人体质较弱的情况。而通瘀、攻痰、驱虫等法亦属下法,但均有其对症的主药,而下法仅为佐也。临床应用下法,应根据病情和病人的体质状况,适当掌握用药剂量,以邪去为度,不可过量或久用,以防正气受损。若邪在表者、邪在半表半里者、阳明病腑未实者均不可使用下法;高龄津枯便秘或素体虚弱,阳气衰微者,以及新产后营血不足而大便难下者,皆不宜用峻下法;妇人行经期、妊娠期及脾胃虚弱者,均应慎用或禁用下法。

四、和法

和法,亦称和解法,是通过和解或调和等作用,使居于半表半里之邪,或脏腑、阴阳、表里失和诸证得以解除,又可调整机体,扶助正气的一种治疗大法。通过和法,可以消除半表半里之邪,调和脏腑、阴阳、表里,适用于外感病中邪在少阳半表半里的往来寒热之少阳证和内伤病中的肝脾不和、肝胃不和、肠胃不和、肝气郁结的月经不调及肝木乘脾土之痛泻等脏腑不和病证。临床常用于和解表里、调和肝脾、调和胆胃以及调和胃肠等。

和解表里:适用于邪气在半表半里之间的少阳证,症见往来寒热,胸胁苦满,心烦喜呕,口苦咽干,苔薄脉弦等。

调和肝脾:适用于肝脾不调之证。如情志抑郁,肝脾失调,症见两胁作痛,寒热往来,头痛目眩,口燥咽干,神疲食少,月经不调,乳房作胀,脉弦而细者,宜疏肝解郁、健脾和中。而阳气内郁,致手足厥逆;或脘腹疼痛,或泻痢下重者,又宜疏肝健脾,和解表里。若因肝木乘脾,症见肠鸣腹痛,痛则泄泻,脉弦而缓者,宜泻肝补脾。

调和胆胃:适用于胆胃不和之证。胆气犯胃,胃失和降,症见胸胁胀满,恶心呕吐,心下痞满,时或发热,心烦少寐,或寒热如疟,寒轻热重,胸胁胀痛,口苦吐酸,舌红苔白,脉弦而数者。

调和胃肠:多用于胃肠不和之证。邪在胃肠,寒热失调,腹痛欲呕,心下痞硬等症,治宜寒温并用、调和胃肠。胃气不调,心下痞硬,但满不痛,或干呕、或呕吐、肠鸣下利者,宜和胃降逆,开结除痞。伤寒胸中有热,胃中有寒,升降失常,腹中痛,欲呕吐者,宜平调寒热,和胃降逆。

和法虽属较缓和的治法,若使用不当,亦能引起助邪或伤正。因此,凡病邪在表而尚未入少阳者,邪气入里、阳明热盛之实证者,症见三阴寒证者,均不宜使用和法。

五、温法

温法,即温阳法,是指运用温热的方药,祛除寒邪和补益阳气的一种治疗大法。《素问·阴阳应象大论》:"形不足者,温之以气。"《素问·至真要大论》:"清者温之""劳者温之"。通过回阳救逆,温中散寒,可以消除沉寒痼冷,补益阳气。适用于寒实证和虚寒证。临床应用时,根据寒邪所犯部位及正气强弱的不同,可分为温中散寒、温经散寒、温暖肝肾回阳救逆等法。

温里散寒:适用于里寒证。多由寒邪直中脏腑,或阳虚内寒,症见身寒肢凉、脘腹冷痛、呕吐泄泻、舌淡苔润、脉沉迟弱等,宜温中散寒。若见腰痛水肿、夜尿频频等症,则属脾肾虚寒,阳不化水,水湿泛滥,宜温肾祛寒,温阳利水。

温经散寒:适用于寒滞经脉之寒痹证。多因寒邪凝滞于经络,血脉不畅,症见四肢冷痛,肤色紫黯,面青舌瘀,脉细而涩等,法当温经散寒,养血通脉。如寒湿浸淫,四肢拘急,发为痛痹,亦宜温经散寒,通络止痛。

回阳救逆:适用于阳气虚脱,阴寒内盛之证,症见四肢厥逆,畏寒蜷卧,下利清谷,冷汗淋漓,气短难续,口鼻气冷,面色青灰,苔黑而润,脉微欲绝等,急宜回阳救逆,并辅以益气固脱。

另外,临床上常用的温肺化饮、温化寒痰、温肾利水、温经暖肝、温胃理气等治法,亦都属于温法的范围。临证宜分别论治。因温法所用方药多具燥热之特性,故易耗伤阴血。因此,凡素体阴虚、血虚以及血热妄行的出血证,内热火炽、夹热下痢、神昏、津液欲绝脱者以及孕妇,均应慎用或禁用温法。

六、清法

清法,指通过清热、泻火、解毒、凉血等法,使里热之邪得以消散的一类治法。适用于里热证、实火证、热毒证及虚热证等里热病证等。清热法,是采用性质寒凉泻热的方药,使热邪外泻,消除里热的治法。《素问·至真要大论》:"温者清之"。因里热证有热在气分、热入营血、气血俱热及热在某一脏腑之别,运用清法,应根据热病发展阶段和火热所伤脏腑的不同,主要分为清营凉血、清热解毒、清热生津、清热养阴、清热解暑和清泻脏腑等治法。

清营凉血:适用于热入营血证,症见高热烦躁、谵语神昏、全身发斑、舌绛少苔、脉细而数,或因血热妄行,引起咳血、鼻衄及皮下出血等,均宜清热凉血。

清热解毒:适用于热毒炽盛诸证,如丹毒、疔疮、痈肿、喉痹、痄腮,以及各种疫证、内痈等。

清热生津:适用于热盛津伤之证。温病出现高热烦躁、汗出蒸蒸、渴喜冷饮、舌红苔黄、脉洪大等症,是热入气分,法当清热生津;温病后期,余热未尽,津液已伤,胃气未复,宜清热生津、益气和胃。

清热养阴:适用于温病后期,伤津阴虚之证。症见夜热早凉,热退无汗;或肺痨阴虚,午后潮热,盗汗咳血等。

清热解暑:适用于暑热证。症见发热、多汗、心烦口渴、气短倦怠,舌红脉虚;或小儿疰夏,久热不退,均宜清热解暑,或兼益气生津。

清泻脏腑:适用于脏腑诸火,均宜清热泻火。如肺热咳嗽,宜清肺泻火;心火炽盛,见烦躁失眠、口舌糜烂、大便秘结,甚则吐衄者,宜清心降火;心移热于小肠,兼见尿赤涩痛者,宜清心降火兼清小肠热;肝胆火旺,见面目红赤、头痛失眠、烦躁、易怒、胸胁疼痛、便结尿黄者,宜清肝泻胆;胃火牙痛,见口唇溃痛,宜清泻胃火;肾虚火亢,见潮热、盗汗、遗精者,宜清泻肾火等。

清法应用,所用方药多具寒凉的特性,易损伤脾胃阳气,一般不宜久用。凡体质素虚、脏腑本寒者,表邪未解、阳气被郁而发热者,因气虚或血虚引致虚热证者,皆禁用本法。

七、消法

消法,有消导、消散、消磨、消除之义,其理论依据于《素问·至真要大论》中的:"坚者消之""结者散之""逸者行之"。是运用消食导滞、行气活血、化痰祛湿利水、驱虫等方药,使积滞的实邪逐步消导或消散的一种治疗大法。通过消食导滞、行气活血、化痰利水以及驱虫,能够使气、血、食、痰、湿(水)、虫等渐积形成的有形之邪逐渐消散。适用于饮食停滞、气滞血瘀、癥瘕积聚、水湿内停、痰饮不化、疳积虫积以及疮疡痈肿等病证。其临床应用主要分消食导滞、消坚化积、消痰化饮、消水散肿等。

消食导滞：即消食法，指用消食化滞的方药以消导积滞。适用于食积停滞之病证。症见纳差厌食、上腹胀闷、嗳腐呕吐、舌苔厚腻等。如病情较重，腹痛泄泻、泻下不畅、苔厚黄腻、多因食滞湿热兼有，宜消积导滞、清利湿热；若因脾虚而兼食滞者，则宜健脾消导。

消坚化积：适用于痰湿积滞，气血相结，形成痞块、积聚癥瘕、瘰疬痰核等病证。如气积的治疗，用行气破气的方法；血积的治疗，则应根据血瘀之程度分别选用活血、行血和破血的方法。此外，针对虫积、内外痈肿等病证，亦可采用消法治疗。因积聚癥瘕病有初、中、末之别，治疗应据正气的强弱，采用消散、消和、消补等不同治法。

消痰化饮：适用于痰饮蓄积的病证。因肺为贮痰之器，故祛痰则以治肺为主。而脾为生痰之源，故化痰常兼健脾。风寒犯肺，痰湿停滞，宜祛风化痰；痰热相结，壅滞于肺，又宜清热化痰；痰湿内滞，肺气上逆，则宜祛痰平喘；脾虚而水湿运化失权，聚而生痰，痰湿较显者用燥湿化痰理气。

消水散肿：适用于气不化水，水气外溢的病证。临证需区别水停之部位，又须辨明其性质。如水饮内蓄，其在中焦者，为渴，为呕，为下利，为心腹痛，症状多端，一般可用健脾利水；其在下焦者，虚冷则温而导之；湿热则清而泻之。水饮外溢者，必为浮肿，轻则淡渗利湿，重则从其虚实而施剂。阴水宜温利之方，阳水宜清利之剂。

消法应用，根据病邪郁滞在脏、在腑、在气、在血、在经络等不同，用药亦须使其快速直达病所，且不致诛伐无辜。消法虽不比下法峻猛，但用之不当，亦能损伤人体正气。凡气滞中满之鼓胀及土衰不能制水之肿满，见阴虚热病或脾虚而腹胀、便泻、完谷不化，妇人血枯经闭者，均应禁用消法。消法乃为祛邪而设，故凡正气虚而邪实者，还应在祛邪的同时兼以扶正。

八、补法

补法，即补益法，是运用具有补养作用的方药，以主治各种虚弱证候的一种治疗大法。《素问·阴阳应象大论》："精不足者，补之以味"，通过补益阴阳气血，使人体气血阴阳或脏腑之间的失调状态得到纠正，复归于平衡。此外，在正虚不能祛邪外出时，又可以借助补法扶助正气，并配合其他治法，达到扶正祛邪的目的。适用于各种原因造成的脏腑气、血、阴、阳虚弱，或某一脏腑虚损之证。临床主要有补气、补血、气血双补、补阴、补阳、阴阳并补及补脏等。还可以根据不同的病情，选用平补、峻补、温补、清补等治法。

平补法：指选择药物气味甘淡、其性平和、不热不燥、补而不滞、滋而不腻作用平和轻缓之品治疗虚证的方法，主要适用于病势较缓病程较长的虚弱证。

峻补法：主要针对极度虚衰、病情垂危的患者进行救治的方法。其效强而速，具急救之功。主要适用于病势较急，病情危重者，如心力衰竭、心肌梗死、产后、大失血后、极度劳累或大汗亡阳等。

温补法：主要针对阳气虚衰不能制阴而致阳虚阴盛的虚寒证（即阴病），即阳虚之人以及冬季的进补，治疗上当温补阳气（即治阳），以制阴寒的一种治法。即王冰"益火之源，以消阴翳"之意。其主要适用于阴虚体质、病后邪热未清之症。

清补法：清补法主要适用于阴虚体质、病后邪热未清以及夏季、秋季的进补。其用药的原则是清而不凉，以免阴阳俱伤；又要滋而不腻，以免妨碍脾胃的消化吸收。

综上所述，临床运用补法时，多以气、血、阴、阳分补为纲，五脏分补为目。又根据病情需要平补、峻补、温补、清补，则更显全面。当然除"药补"外。尚有"食补""精补""神补"等。

同时运用补法时，还须分清真实假虚，如"大实有羸状"者，应绝对禁补，以免因误补而加重病情。对邪实正虚而以邪气盛为主者，亦当慎用，防止"闭门留寇"。不要妄补，对于无虚之证，不仅无益，反而有害。

上述八法，仅仅针对八纲辨证和方药的主要功效而归纳起来的基本治疗大法。而临床运用时，可因病情复杂多变，单用一法难以适应，常需两法或多法配合运用，方能兼顾全面。八法配合运用的常见方式有以下几种：一是汗下并用。病邪在表者宜汗，病邪入里者当下。如既有表证，又有里证，一般当先解表而后攻里。二是攻补兼施。虚证用补，实证用攻。但病有邪实正虚者，攻邪则正气更虚，补正则邪实愈盛，先攻后补或先补后攻亦非所宜，则应攻补兼施并用。三是温清结合。寒证当温，热证宜清。但病有寒热错杂者，或上寒下热，或上热下寒，单用温不能祛其寒，单用清不能去其热，必须温清并用。四是消补同用。单纯积滞宜消，单纯虚证宜补。但如积聚与痰湿交阻，而又脾虚不运者，则宜消补并用。《医学心悟》："一法之中，八法备焉，八法之中，百法备焉。"所以临证处方，须结合具体病情，合理巧妙运用八法，最终方能获得良效。

（袁卫玲　贺晓慧）

复习思考题

1. 何谓正治与反治？各包括哪些内容？
2. 试述扶正与祛邪的临床运用。
3. 何谓调整阴阳？其根本法则和具体内容有哪些？
4. 根据五行相克规律确立的调和脏腑的治则治法有哪些？
5. 何谓三因制宜？包括哪些内容？

1. 印会河 . 中医基础理论［M］. 上海 : 上海科学技术出版社 , 1984.
2. 印会河 , 张伯讷 . 中医基础理论［M］. 北京 : 人民卫生出版社 , 1989.
3. 吴敦序 . 中医基础理论［M］. 上海 : 上海科学技术出版社 , 1995.
4. 李德新 , 刘燕池 . 中医基础理论［M］. 2 版 . 北京 : 人民卫生出版社 , 2001.
5. 王新华 . 中医基础理论［M］. 北京 : 中国中医药出版社 , 2001.
6. 刘燕池 , 雷顺群 . 中医基础理论［M］. 北京 : 学苑出版社 , 2005.
7. 孙广仁 . 中医基础理论［M］. 2 版 . 北京 : 中国中医药出版社 , 2009.
8. 高思华 . 中医基础理论［M］. 北京 : 高等教育出版社 , 2009.
9. 王新华 . 中医基础理论［M］. 北京 : 人民卫生出版社 , 2001.
10. 何裕民 , 刘文龙 . 新编中医基础理论［M］. 北京 : 北京医科大学中国协和医科大学联合出版社 , 1996.
11. 南京中医学院 . 难经校释［M］. 北京 : 人民卫生出版社 , 1979.
12. 唐 · 王冰 . 重广补注黄帝内经素问［M］. 北京 : 人民卫生出版社 , 1979.
13. 金 · 刘完素 . 素问病机气宜保命集［M］. 陈擎文 , 校注 . 北京 : 中国中医药出版社 , 2008.
14. 金 · 李东垣 . 脾胃论［M］. 张年顺 , 校注 . 北京 : 中国中医药出版社 , 2007.
15. 明 · 赵献可 . 医贯［M］. 北京 : 人民卫生出版社 , 1959.
16. 吴敦序 . 中医病因病机学［M］. 上海 : 上海中医学院出版社 , 1987.
17. 胡冬裴 . 中医病因病机学［M］. 北京 : 中国协和医科大学出版社 , 2004.
18. 印会河 , 童瑶 . 中医基础理论［M］. 北京 : 人民卫生出版社 , 1989.
19. 石学敏 . 针灸学［M］. 北京 : 中国中医药出版社 , 2005.
20. 张光霁 , 严灿 . 中医基础理论［M］. 北京 : 科学出版社 , 2017.

复习思考题
答案要点

模拟试卷